南安
市民保健指南

健康南安发展促进会　编纂

周建宣　主编

厦门大学出版社　国家一级出版社

XIAMEN UNIVERSITY PRESS　全国百佳图书出版单位

图书在版编目（CIP）数据

南安市民保健指南 / 周建宣主编. -- 2 版. -- 厦门：
厦门大学出版社，2023.4
ISBN 978-7-5615-8753-9

Ⅰ．①南… Ⅱ．①周… Ⅲ．①市民－医疗保健－南安
－指南 Ⅳ．①R197.1－62

中国版本图书馆CIP数据核字(2022)第183054号

出 版 人　郑文礼
责任编辑　眭　蔚　黄雅君
封面设计　赖日成
美术编辑　李嘉彬
技术编辑　许克华

出版发行　厦门大学出版社
社　　址　厦门市软件园二期望海路 39 号
邮政编码　361008
总 编 办　0592-2182177　0592-2181253(传真)
营销中心　0592-2184458　0592-2181365
网　　址　http://www.xmupress.com
邮　　箱　xmupress@126.com
印　　刷　厦门市明亮彩印有限公司

开本　787 mm×1 092 mm　1/16
印张　19.5
字数　350 千字
版次　2020 年 11 月第 1 版　2023 年 4 月第 2 版
印次　2023 年 4 月第 1 次印刷
定价　68.00 元

厦门大学出版社
微信二维码

厦门大学出版社
微博二维码

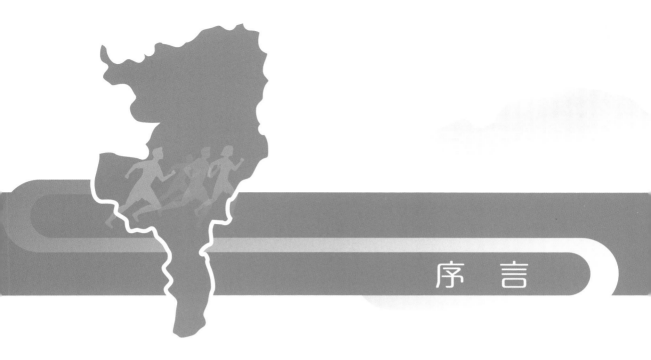

序 言

党的二十大报告指出：现代化最重要的指标还是人民健康，这是人民幸福生活的基础。国家推进健康中国建设，把保障人民健康放在优先发展的战略位置，完善人民健康促进政策，深入开展健康中国行动和爱国卫生运动，倡导文明健康生活方式。

南安市委市政府大力推进健康南安建设，深入开展"共建共享"的全民健康行动，积极推动医药卫生事业从以治病为中心向以人民健康为中心的转变，高度重视宣传倡导文明健康生活方式。市委市政府统筹支持本书编写，市卫健局具体指导，健康南安发展促进会组织相关专家、学者出于公益，同心协力，攻坚克难，编撰了本书。

南安，地处东南沿海之滨，历史悠久，风景秀美，人杰地灵，养生保健民俗源远流长。由于注重自然环境保护与健康保健养生，市民对文明健康知识的传承吸纳、推陈出新有着较高要求，因而本书编撰起点是高的，在既往已出版的市民健康读本上又有了新要求、新内容、新提升。

本书立足南安市情及民俗保健文化的继承弘扬与守正创新，融入现代医药卫生保健新进展、新理念和博大精深的中医药养生保健知识，力求绘就突出南安保健特色，贴近以人为本生活实际，倡导文明健康生活方式的新图景。本书包括健康文化、公共卫生事件应急、急诊救援、健康生活、验方偏方、合理用药、慢病防控、养生民俗、就医指导等篇章。本书图文并茂，深入浅出，娓娓道来，在保健知识与人文小故事的交汇中，宣传普及保健知识。

本书编写过程中，编委会多方听取各级领导、医药卫生专家及市民朋友的建议与意见，充分吸纳他们的真知灼见。福建省黄仲咸教育基金会热心健康公益，大力支持本书的编撰出版。

本书力图做到图文精美，保健知识实用，特色传承鲜明，阅后让人深有感触，颇有获益。本书的出版，希望对倡导市民文明健康生活是真有益，真有趣，真有效的。

是为序。

《南安市民保健指南》编委会

2023年1月

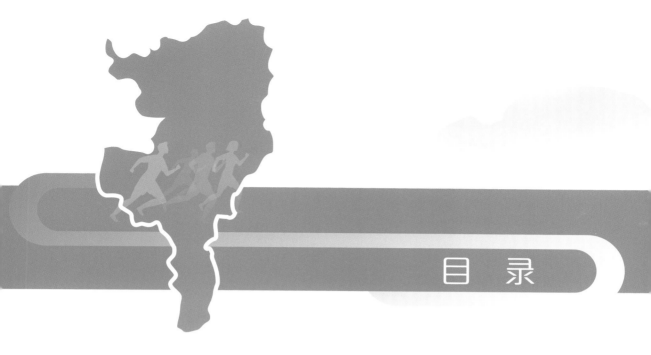

目 录

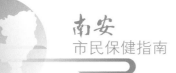

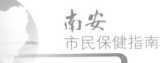

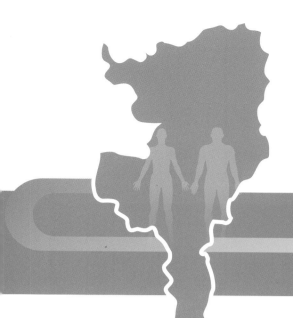

第一篇

健康文化源远流长

　　南安市位于福建省东南沿海城市泉州的中南部，地处晋江中游。东与晋江市、鲤城区、丰泽区、洛江区接壤；西与安溪县，厦门市翔安区、同安区毗邻；南临围头湾；北与永春县和莆田市仙游县交界。

　　南安历史悠久，是福建省五大文明古邑之一，早在新石器时期就有先民在此繁衍生息。

一、地理环境宜居

（一）地理位置

　　南安地处戴云山脉东南麓，地势西北高、东南低，呈明显的阶状倾斜。西北山峦连绵，东部为花岗岩丘陵，以中生代火山岩构成陡峻山体，系戴云山脉向东南蜿蜒的山地丘陵。其基底层属于华夏古陆、闽东南新华夏系火山岩基底隆起带的一部分。南安河道总长400多千米，主要有东、西两条河流。南安拥有丰富的金属与花岗岩矿产，森林覆盖率达51.6%。

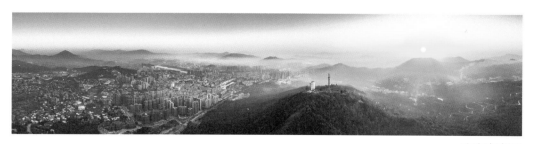

南安市市区

1

（二）环境特征

南安地处南亚热带，属亚热带海洋气候，依山傍海，山清水秀，气候温润，四季如春，雨量充沛，享有"四序有花常见雨，一冬无雪却闻雷"的盛誉。

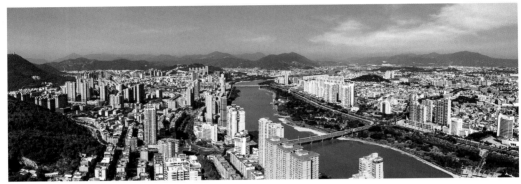

南安市区西溪

（三）宜居要素

南安的自然环境宜居，极端天气少见，气温常年均值在20℃左右。此外，南安山清水秀，资源丰富。耕地面积超35 000公顷（1公顷=0.01平方千米），林地面积超113 000公顷，滩涂面积1 850公顷，适合农耕文明繁衍。

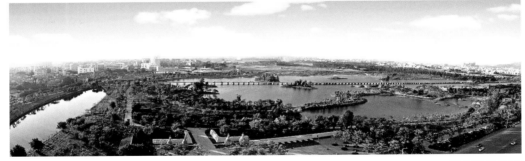

五里桥风景区

二、人文社会和谐

（一）区划现状

全市总面积2 036平方千米，辖26个乡镇、办事处，416个村委会、社区居委会。全市常住总人口150多万，海外华人、华侨和港澳台同胞近400万人，通行闽南方言。南安市政府驻地设在溪美街道。

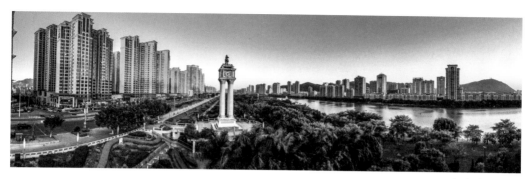
南安武荣公园

南安是我国海上丝绸之路的起点和全国著名侨乡，是福建沿海经济开放区的新兴活力城市。

（二）群居分布

南安开发较早，早在新石器时代，就有原始氏族先民在此聚居。经过漫长的历史沿革，形成了一个以移民为主体的群居区域。其中95%以上的居民是不同历史时期从中原地带的汉民族迁徙而来；另一小部分包括回族，及元、明、清时期流寓的蒙、满等族。

（三）海外迁徙

南安是全国著名侨乡。以明清时代为主，大批以务农为生的南安人迫于战争、生计、政治等，求生存，图发展，一人先行，成批跟进，漂洋过海到东南亚及港澳台等异域谋生求财。据不完全统计，海外华人华侨超450万人。他们人在异域，根在家乡，返祖归宗，情倾桑梓，这一传统在一代代华侨中根深蒂固。放眼南安，侨建侨捐医疗卫生机构比比皆是，侨亲热心公益慈善义举，极大提高了南安民众的健康指数。

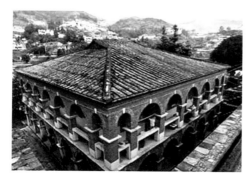 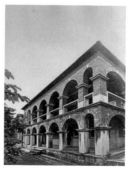
眉山番仔楼

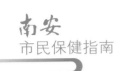

（四）生活习俗

南安是移民社会，文化大多源于外来文化的融合，因而生活习俗不因循守旧，以整合变新提升生活品质。历史上移民主体来自中原，是从上层走向基层，从宫廷贵族走向民间百姓。尽管迁徙地的日常劳作充满艰辛与痛苦，但南安民众养成的习惯仍是高阶的，生活是充实的，情绪是稳定的。热爱生活，向往幸福，追求理想，乐观向上和善良的品质一脉相承。这些体现在日常简单、卫生、有序的生活习惯上，体现在性格中的平和乐观、豁达慷慨和文化上的均衡、和谐、圆满上。

（五）和谐繁衍

历史上的南安，除了土著外，汉族的先民是最早进入的，但汉人并未设疆立圈。宋、元时代，南安接纳了回族同胞，还有元、明、清时代流寓的蒙、满等族。各族人民在这片热土上和睦相处，共同发展，繁衍生息。因此，在通行的以闽南语为主的方言中，出现了大量的马来语、达家乐语，乃至英语。

三、文化历史悠久

（一）文化厚重

南安文化厚重，源于其能兼收各种文化，汲取精华，丰富自己。其中，儒家文化积淀最为丰富。南安俗称"海滨邹鲁"，即海滨的孔孟之乡。佛教文化、道教文化、伊斯兰文化、基督教文化，甚至罕见的摩尼教文化等都在这方热土上兼容并蓄。丰富的文物与人文景观是文化最为直观的表现，如境内的全国重点文物九日山摩崖石刻、郑成功陵园、五里桥、蔡氏古民居群等。

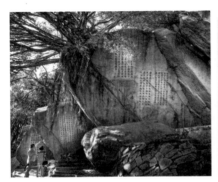

九日山石刻

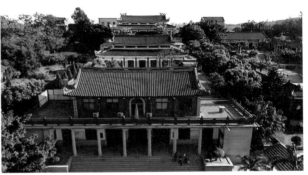

郑成功纪念馆

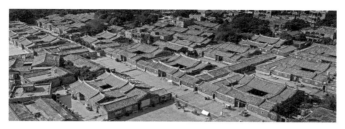

蔡氏古民居

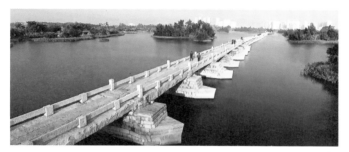

五里桥

（二）郡县久远

南安历史悠久，三国东吴永安三年（公元260年）设立东安县，后改称"晋安""梁安""南安""丰州""武荣"等州、县，迄今已有1 700多年。因唐朝置武荣州，故南安又称"武荣"，历史上因区域经济社会高度繁荣，一度成为闽南政治、经济、文化中心，管辖今漳、莆、厦、泉四个地市。

（三）人杰地灵

南安英才辈出，曾孕育出唐代开八闽文化之先河的文学家欧阳詹，宋代杰出科学家苏颂、改革家吕惠卿，明代杰出思想家李贽，明清军政重臣洪承畴、举世闻名的民族英雄郑成功，当代著名侨领李光前、革命家叶飞、诺贝尔奖获得者李远哲等名人俊杰。历代文人墨客在南安留下众多千古咏诵的名篇佳作。

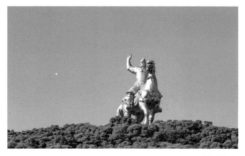
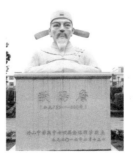

郑成功

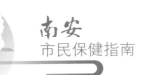
（四）养生益寿

南安民居养生首先要建构的是民俗的精神层面，即以儒家文化作为基础，人与自然、人与神和谐统一，"天人合一"，"先敬神，后敬人"。在民众的心灵深处和潜意识的文化构建上，只要能给予精神慰藉的神，他们都不排斥，自然在生活习俗上就追求融洽、和谐、圆满。其实健康是一个整体概念，除了躯体健康外，心理健康、心灵安乐、道德高尚都是身心安康的重要组成部分。

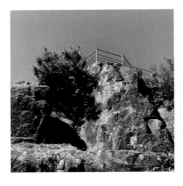
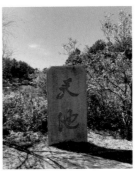

眉山天柱山

南安没接受过近代工业浪潮洗礼，传统文化氛围浓厚，乡风淳朴，社会结构相对稳定。民众劳作艰辛，生活不易，但生活充实，情绪稳定，表现在文化上则少有悲观颓废，追求安慰与乐趣，因而心理平衡、精神稳定。南安社会结构中的商工现象特殊，民众文化程度大多不高，但经商做生意风生水起。他们也追逐利润，但重道思义，以信接物，诚信经营。当经营获利后，他们并不看重个人享受，而是乐善好施，造福桑梓。向上的乐观情绪、经商的诚信友善、社会的有序运行、环境的山清水秀构成了一幅全方位、全要素，包括身、心、社、德各方面的"大健康"文化极洽图。

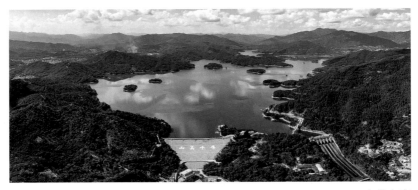

山美水库

在生活习俗方面，南安民众对身心保健有很多独到的养生方式，并代代相传。在生命轮回保健上，人生的每个年岁节点上都有相应的身心养护习俗及饮食保健，如"做月内""做十六岁""做寿"等。在四季轮回保健上，四时节气有不同的适时食品及相应礼俗活动，如过年的辞旧迎新敬天公，端午的辟邪避瘴、肉粽、龙舟，七月的普度酬神，中秋的春祈秋报、再敬土地，立冬的适时进补、储备寒冬活力等。此外，在民间信仰上，南安人认为心神保健重在天人合一，追求人与神在精神维系上的和谐统一，心安神明，正气存内，邪不可干。在生活保健上，南安民间至今还完整保存并应用着大量极具确切效力和生活烟火味的中医药偏验方、药膳食疗方式，成为生活中不可或缺的健康文化。

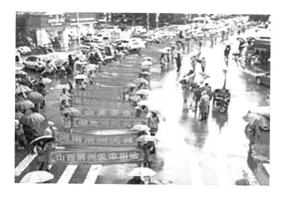

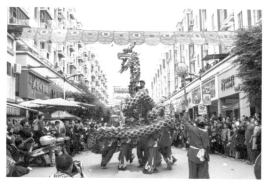

此外，南安是侨乡，历朝历代漂洋过海者诸多，早在唐朝就成为"市井十洲人"的社会。对外的经济文化交流频繁，也为本地文化习俗注入活力。西式养生保健相关成分，经过时间检验，其精华逐渐融入生活民俗。

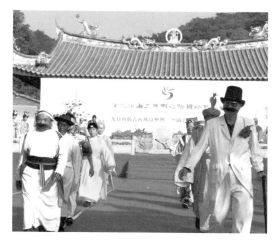

四、构建大健康观

南安是长寿之乡，城乡人均期望寿命接近80岁。居民主要健康指标水平与中高收入国家总体持平。如今，健康文化正与时俱进地被发扬光大。不管是大健康观的形成与拓展，还是从"卫生城市"拓展为"健康城市"的理念付诸行动，在"政府主导、部门协作、社会参与"机制下推进的健康文化在南安方兴未艾。

大健康观认为，健康是由文化和生态、社会经济、政治文明决定的，健康水平是反映文化自然生态发展的主要指标。大健康观强调健康是资本，健康权是基本人权，公民健康是政府责任，个体健康是公民社会责任，以人为本，人民健康优先，小康社会必须是健康社会。

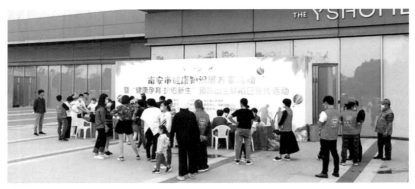

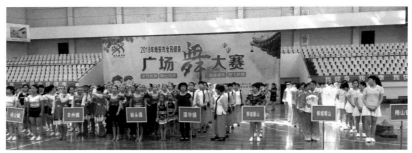

在南安市委、市政府全力推动下，全市健康意识空前提升，健康投入不断加大，健康教育持续推进，城乡生态环境明显改善，社会运行和谐稳定。按照《"健康中国2030"规划纲要》要求，南安制定了短期、中期健康城市发展规划具体行动指南，明确健康城市工作的重点，因地制宜，完善机制，全面推进。整体、全面的大健康观已在南安落地生根，全民参与的健康南安建设聚焦实现世界卫生组织对健康的定义：健康是一个人在身体、精神和社会等方面都处于良好的状态。在建设大健康观的健康城市推进中，南安的健康文化也将在一脉相承、拓展创新中得到发扬光大。

南安是泉州市辖下的县级市，南安的健康文化是大泉州健康文化的重要组成部分。同根同源使得南安健康文化溯源中有很多表象，就是大泉州民众生活知识、信仰、艺术、习俗等大同小异之现状。因此，南安的健康文化就是大泉州健康文化的缩影版。在健康泉州、健康南安建设中，南安健康文化的史实与现状将得到更加充分的梳理、总结、发扬与提升，并润物细无声地融入千家万户的身心、精神和社会生活中。由文化与生态、社会与经济、政治与文明组成的大健康观在共建共享、全民健康、提升生命质量中释放出更大的正能量。

南安健康文化保健典故与历史名医选编

保健典故选编一——石亭茶史话

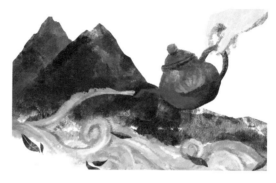

莲花峰石亭，在南安一都，现丰州镇所在地西北二里。"石亭茶"以亭为名，早已闻名遐迩。据名胜志云："巅开八石莲花，故名莲花峰。其亭皆为石建，故称'石亭'，因此地产绿茶，畅销国内外，便将茶叶命名为'石亭茶'或'石亭绿'。"

相传宋末莲花石间有茶丛，僧净业、胜因开始繁衍种植。当时此处称莲花岩，到明正德改为石亭。宋以来，茶产是僧家供佛、款客和自奉的珍品，数量不多。据传说，清道光辛丑有复本禅师携带"石亭茶"上京，进奉道光皇帝，御赐"上品莲花"荣誉美号。到了道光以后，"石亭茶"因具有特殊优点，吸引许多嗜茶者，可惜仅限于寺内生产，出品有限，供不应求，茶价不断上升，超过其他农作物的收获利益。上述情况激发了莲花峰下桃源村农民种茶的积极性，先是私有山地范围、石道、闲道零星种植，进而在山上一丘丘开垦，用石砌岸，井然成序，成为茶园。光绪年间，"石亭茶"即已远销南洋群岛。由于对外畅销，几十年来，莲花峰桃源村山上山下，遍种茶林，全村男女老少锻炼出一套较好的种茶、采茶、制茶技艺。现在石亭茶销路大增，种植范围也相应地扩展。从此，以莲

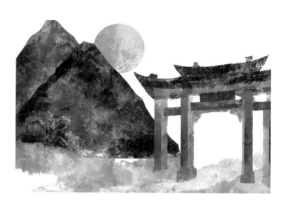

花峰石亭寺为中心，贪山、乌石山、西坑，路北的石马山、法君山、五虎山等几十个山都有茶园。每年清明节后，在风和日暖的下午，桃源村到处飘荡着制茶的香喷喷气味。

"石亭茶"驰誉国内外，并非偶然。首先是因为它出产期为全省最早，在清明前节可制成"明前茶"，即海外驰名的"石亭首春茶"，使马来西亚、印尼、缅甸、泰国的人都可以在谷雨前喝到石亭新茶。其次，石亭茶具有三绿三香的特点：精茶银灰绿色，泡水绿色，泡后繁叶还呈绿色；三香：杏仁香味、绿豆香味、菊花香味。

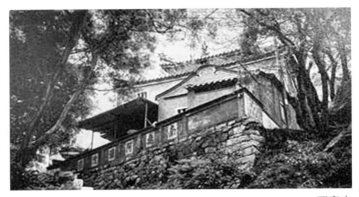

石亭寺

历史名医选编一 —— 杨肃

杨肃，字救贫，号清叟。唐咸通十三年（872年），出生于河南光州固始县河尾村，父亲杨安，系民间医生。唐光启三年（887年），开闽王王审知率三千难民从河南入福建，杨安应募为随军医生，携眷同行，后住于福建南安石井巅髻山麓。杨肃随父学医。15岁时已将四书五经、诸子百家和医学论著学习殆尽。后杨安一家迁居郊尾村（现水头镇朴里）继续行医。杨肃医术尤胜其父，村民称赞他为"岐伯回春手"，又称之为"杨仙公"。唐景福年间（892—893年）他上京医好皇太后的病，唐昭宗即赐他为进士出身，在太医院修录医篇。后皇后欠安，众医均束手无策，还是杨肃将皇后的病治好。他的医术在当时驾于真人（好比现在的医学博士）之上，因此天子敕封他为"太乙真人"。

杨肃受封为太乙真人后，为民筑坝开圳，即现在水头的仙公坝和仙公圳。杨肃逝世后，朴里等乡群众为纪念其功德，特雕塑其神像，供奉于郊尾杨氏祠堂，称为"太乙真人"，俗称"杨仙公"。

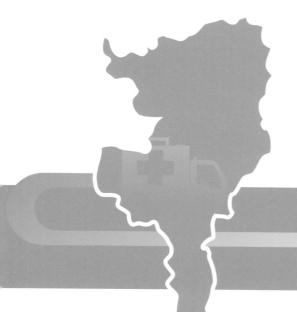

第二篇

公共卫生事件应急

2019年底开始的新型冠状病毒肺炎（简称"新冠肺炎"）疫情暴发，不仅给我国及世界各国带来从所未有的公共卫生应急危机及巨大经济损失，也直接影响到人民群众的生命安全。因此也给普通群众带来几点思考：此类突发公共卫生事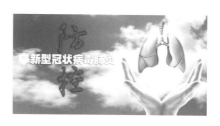件发生时，我们该如何做才能更好应对以保护好自己及家人？危机过后，如何及时总结经验教训，以便下次危机到来之际，能够及时发现、报告、诊断、预防及处理类似突发事件呢？

一、什么是突发公共卫生事件

突发公共卫生事件是指突然发生，造成或者可能造成社会公众健康严重损害的重大传染病疫情、群体性不明原因疾病、重大食物和职业中毒以及其他严重影响公众健康的事件。包括：

（1）呼吸系统传染病（新冠肺炎、非典、禽流感、甲流、鼠疫等）。

（2）消化系统传染病（霍乱、甲型戊型肝炎、肉毒、诺如病毒、中毒性菌痢等）。

（3）神经系统传染病（流脑、乙脑等）。

（4）类似物理（如核污染）、化学（各种重金属、毒雾等）、药物中毒（投毒、农药泄漏）等群体性事件。

（5）地震、大楼坍塌、水灾、火灾、海啸、核泄漏等天灾人祸引起的次生灾害。

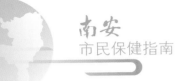

如1998年洪灾、2006年印尼海啸、2008年汶川大地震均容易引起传染病发生。

二、有关单位与个人的责任和义务

我国《传染病防治法》规定，单位和个人违反本法规定，导致传染病传播、流行，给他人人身、财产造成损害的，应当依法承担民事责任。

同时我国《突发公共卫生事件应急条例》第51条、第52条规定明确指出：在突发事件应急处理工作中，有关单位和个人未依照本条例的规定履行报告职责，隐瞒、缓报或者谎报，阻碍突发事件应急处理工作人员执行职务，拒绝国务院卫生行政主管部门或者其他有关部门指定的专业技术机构进入突发事件现场，或者不配合调查、采样、技术分析和检验的，对有关责任人员依法给予行政处分或者纪律处分；触犯《中华人民共和国治安管理处罚法》，构成违反治安管理行为的，由公安机关依法予以处罚；构成犯罪的，依法追究刑事责任。

在突发事件发生期间，散布谣言、哄抬物价、欺骗消费者，扰乱社会秩序、市场秩序的，由公安机关或者工商行政管理部门依法给予行政处罚；构成犯罪的，依法追究刑事责任。

三、如何及时发现问题

一般来说，如果短时间内比如几小时、几天，甚至个人记忆中在小范围内（小区、村庄、单位等）出现几个相类似情况，比如同时有人发热、咳嗽、头痛、腹泻、昏迷、瘫痪、精神异常或不明原因生病住院、死亡等，就该引起警惕，如这次新冠肺炎刚开始就是发现海鲜市场关联者聚集发病，有发热、肺炎等表现，就考虑是否为突发公共卫生事件。我们群众有责任和义务及时如实地向相关机构反馈。

四、相关机构发现问题后，如何及时报告并进一步上报

我国《突发公共卫生事件应急条例》第19条、20条规定，突发事件监测机构、医疗卫生机构和有关单位发现有以下情形之一：

（1）发生或者可能发生传染病暴发、流行的；

（2）发生或者发现不明原因的群体性疾病的；

（3）发生传染病菌种、毒种丢失的；

（4）发生或者可能发生重大食物和职业中毒事件的，应当在2小时内向所在地县级人民政府卫生行政主管部门报告；接到报告的卫生行政主管部门应当在2小时内向本级人民政府报告，并同时向上级人民政府卫生行政主管部门和国务院卫生行政主管部门报告。

县级人民政府应当在接到报告后2小时内向设区的市级人民政府或者上一级人民政府报告；设区的市级人民政府应当在接到报告后2小时内向省、自治区、直辖市人民政府报告。省、自治区、直辖市人民政府应当在接到报告1小时内，向国务院卫生行政主管部门报告；国务院卫生行政主管部门对可能造成重大社会影响的突发事件，应当立即向国务院报告。

特此强调，我国《突发公共卫生事件应急条例》第21条规定，任何单位和个人对突发事件，不得隐瞒、缓报、谎报或者授意他人隐瞒、缓报、谎报。

五、突发公共卫生事件群众要如何监督与举报

《突发公共卫生事件应急条例》第24条指出，国家建立突发事件举报制度，公布统一的突发事件报告、举报电话。

任何单位和个人有权向人民政府及其有关部门报告突发事件隐患，有权向上级人民政府及其有关部门举报地方人民政府及其有关部门不履行突发事件应急处理职责，或者不按照规定履行职责的情况。接到报告、举报的有关人民政府及其有关部门，应当立即组织对突发事件隐患、不履行或者不按照规定履行突发事件应急处理职责的情况进行调查处理。

对举报突发事件有功的单位和个人，县级以上各级人民政府及其有关部门应当予以奖励。

六、普通群众如何预防

碰到此类突发事件如呼吸系统、消化系统、神经系统等传染病，物理、化学、药物中毒等群体性事件发生后，群众不必惊慌，应由上级部门指导，正确面对，针对不同病因采取不同预防措施，比如此次新冠肺炎，则要注意：

（1）尽量减少外出活动，尤其是要远离人群聚集的地方。

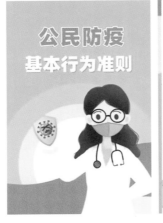

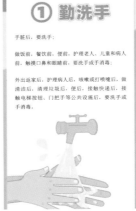

① 勤洗手

手脏后，要洗手；

做饭前、餐饮前、便前、护理老人、儿童和病人前、触摸口鼻和眼睛前，要洗手或清毒；

外出返家后、护理病人后、咳嗽或打喷嚏后、做清洁后、清理垃圾后、便后、接触快递后、接触电梯按钮、门把手等公共设施后，要洗手或手清毒。

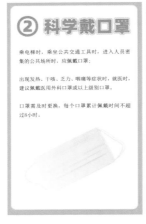

② 科学戴口罩

乘电梯时、乘坐公共交通工具时、进入人员密集的公共场所时，应佩戴口罩；

出现发热、干咳、乏力、咽痛等症状时，就医时，建议佩戴医用外科口罩或以上级别口罩。

口罩需及时更换，每个口罩累计佩戴时间不超过8小时。

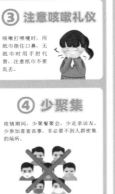

③ 注意咳嗽礼仪

咳嗽打喷嚏时，用纸巾捂住口鼻，无纸巾时用手肘代替，注意纸巾不要乱丢。

④ 少聚集

疫情期间，少聚餐聚会，少走亲访友，少参加喜宴丧事，非必要不到人群密集的场所。

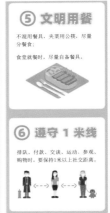

⑤ 文明用餐

不混用餐具，夹菜用公筷，尽量分餐食。

食堂就餐时，尽量自备餐具。

⑥ 遵守1米线

排队、付款、交谈、运动、参观、购物时，要保持1米以上社交距离。

（2）做好个人防护和手卫生，外出佩戴口罩（医用外科口罩或者N95），从公共场所返回、咳嗽手捂之后、饭前便后勤洗手，不确定手是否清洁时，避免用手接触口、鼻、眼。

（3）主动做好个人与家庭成员的健康监测，自觉发热时要主动测量体温。若出现疑似症状，应主动戴上口罩及时就近就医。

（4）保持良好卫生和健康习惯。居室勤开窗，经常通风；家庭成员不共用毛巾，保持家居、餐具清洁，勤晒衣被；不随地吐

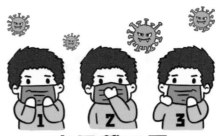

出门戴口罩

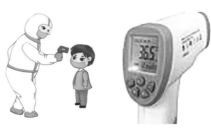

痰，口鼻分泌物用纸巾包好，弃置于有盖垃圾箱内；注意营养，适度运动；不要接触、购买和食用野生动物等。

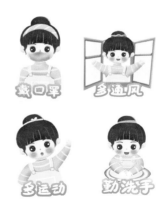

戴口罩　多通风
多运动　勤洗手

七、新冠肺炎相关知识科普

（一）病原学和流行病学特征

新型冠状病毒（2019-nCoV，以下简称新冠病毒）属于β属冠状病毒，对紫外线和热敏感，乙醚、75%乙醇、含氯消毒剂、过氧乙酸和氯仿等脂溶剂均可有效灭活病毒。人群普遍易感。传染源主要是新冠肺炎确诊病例和无症状感染者；主要传播途径为经呼吸道飞沫和密切接触传播，在相对封闭的环境中经气溶胶传播，接触被病毒污染的物品后也可能造成感染。目前，奥密克戎变异株已成为我国境外输入和本土疫情的优势流行株。现有研究提示，奥密克戎变异株平均潜伏期缩短，多为2～4天，传播能力更强，传播速度更快，感染剂量更低，致病力减弱，具有更强的免疫逃逸能力，现有疫苗对预防该变异株所致的重症和死亡仍有效。

（二）新冠疫苗知识点

1. 是否必须接种新冠疫苗？

接种新冠疫苗是防抗新冠疫情的有效手段，可以有效保护您和他人的安全，我们十分建议您接种新冠疫苗。

2. 接种新冠疫苗防护效果如何？会有什么不良反应吗？

我国使用的新冠疫苗，其保护率超过80%，由于疫苗问世不久，保护时长还需进一步观察。至于不良反应问题，从我国目前为止接种新冠疫苗的情况来看，其不良反应不超过流感疫苗，所以大可不必为此担心。

3. 新冠疫苗的免疫程序是怎样的？

目前我市接种的新冠疫苗为灭活疫苗，2针间隔28天。如果已经完成两剂次接种满6个月的，要尽快进行加强接种。

4. 有无特殊情况不宜接种新冠疫苗的？

具有以下几种情况的，不宜接种：

（1）对疫苗或疫苗成分过敏者；

（2）患急性疾病者；

（3）处于慢性疾病的急性发作期者；

（4）正在发热者；

（5）妊娠期妇女。

接种前如有身体不适或其他疑问，请咨询现场医务人员后，再接种疫苗。

（三）居家隔离医学观察者管理要求

1.健康监测

居家隔离医学观察者应当每天早、晚各进行一次体温测量和自我健康监测，并将监测结果主动报告至社区医学观察管理人员。医学观察期间，如出现发热、干咳、乏力、咽痛、嗅（味）觉减退、腹泻等症状时，社区管理人员应当及时向当地卫生健康行政部门和辖区疾控机构报告。

2.禁止外出

居家隔离医学观察期间不得外出，拒绝一切探访。对因就医等确需外出人员，经所在社区医学观察管理人员批准后方可，安排专人专车，全程做好个人防护，落实闭环管理。

3.个人防护

非单独居住者，其日常生活、用餐尽量限制在隔离房间内，其他人员尽量不进入隔离房间。隔离房间内活动可不戴口罩，离开隔离房间时要戴口罩。尽量减少与其他家庭成员接触，必须接触时保持1米以上距离，规范佩戴医用外科口罩。如居家隔离医学观察者为哺乳期母亲，在做好个人防护的基础上可继续母乳喂养婴儿。

4.核酸检测和抗原自测

居家隔离医学观察人员需根据相关防控要求配合工作人员完成核酸检测、抗原自测和结果上报。

5.卫生防疫要求

（1）保持家居通风，每天尽量开门窗通风，不能自然通风的用排气扇等机械通风。

（2）做好卫生间、浴室等共享区域的通风和消毒。

（3）自己准备食物、饭前便后、戴口罩前后，均应当洗手或手消毒。擦手时，最好使用一次性擦手纸。

（4）讲究咳嗽礼仪，咳嗽或打喷嚏时用纸巾遮盖口鼻或用手肘内侧遮挡口鼻，将用过的纸巾丢至垃圾桶，如接触呼吸道分泌物立即洗手或手消毒。

（5）不与家庭内其他成员共用生活用品，餐具使用后应当清洗和消毒。餐具首选煮沸消毒15分钟，也可用250～500 mg/L含氯消毒液溶液浸泡15分钟后再用清水洗净。

（6）台面、门把手、电话机、开关、热水壶、洗手盆、坐便器等日常可能接触使用的物品表面，用含有效氯250～500 mg/L的含氯消毒剂擦拭，后用清水洗净，每天至少一次。每天用250～500 mg/L的含氯消毒剂进行湿式拖地。

（7）居家隔离医学观察者的毛巾、衣物、被罩等需清洗时，要单独放置，用250～500 mg/L的含氯消毒剂浸泡30分钟，或采用煮沸15分钟消毒后用清水漂洗干净。

（8）如家庭共用卫生间，居家隔离医学观察者每次用完厕所应当消毒一次；若居家隔离医学观察者使用单独卫生间，厕所可每天消毒一次。便池及周边可用2000 mg/L的含氯消毒液擦拭消毒，作用30分钟。厕所门把手、水龙头等手经常接触的部位，可用有效氯500 mg/L的含氯消毒液或其他可用于表面消毒的消毒剂擦拭消毒，作用30分钟后清水擦净。

（9）用过的纸巾、口罩、一次性手套以及其他生活垃圾装入塑料袋，放置到专用垃圾桶，每天清理，清理前用含有效氯500～1000 mg/L的含氯消毒液或75%酒精喷洒消毒至完全湿润，然后扎紧塑料口袋，再和家里其他垃圾一起丢弃。

（10）被唾液、痰液等污染的物品随时消毒，消毒时用有效氯500～1000 mg/L含氯消毒液、75%酒精或其他可用于表面消毒的消毒剂擦拭消毒，作用30分钟后清水擦净。大量污染物，应当使用一次性吸水材料（干毛巾）完全覆盖后用足量的5000～10000 mg/L含氯消毒剂浇在吸水材料上消毒，作用30分钟以上，小心清除干净。再用500～1000 mg/L含氯消毒剂擦（拖）被污染表面及其周围2米。处理污染物应当戴手套与口罩，处理完毕后应沐浴、更换衣服。

6. 居家隔离医学观察解除

居家隔离医学观察期满，核酸检测结果阴性，且无任何异常症状者，经社区核实，并收到居家隔离医学观察解除通知单，可解除居家隔离医学观察。

7. 共同居住者或陪护人员要求

（1）陪护人员与居家隔离医学观察者接触时，处理其污染物及污染物体表面时，应当做好自我防护，穿戴一次性工作帽、医用外科口罩、工作服、一次性手套，与

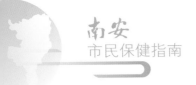

其保持1米以上距离。

（2）与居家隔离医学观察者任何直接接触，或离开其居住空间后，准备食物、饭前便后、戴手套前、脱手套后要进行双手清洁及消毒。

（3）有基础疾病的人员和老年人不能作为儿童、孕产妇、半自理及无自理能力等人员的陪护人员。

（4）共同居住者或陪护人员一并遵守居家隔离医学观察管理要求。

（四）重点场所、重点机构和重点人群新冠肺炎疫情防控技术指南

1. 术语和定义

（1）重点场所

人员密集、空间密闭，容易发生聚集性疫情的场所，如车站、口岸、机场、码头、公共交通工具（汽车、火车、飞机和地铁）、物流园区、核酸检测点、农贸（集贸）市场、宾馆、商场超市、健身娱乐场所、理发洗浴场所、影剧院、体育场馆、图书馆、博物馆、美术馆、棋牌室、封闭游船、剧本杀店、月子中心、商品展销与售后服务场所、会议中心、宗教活动场所等。

（2）重点机构

维持社会正常运转或容易发生聚集性疫情的机构，包括党政机关、企业和事业单位、医疗机构、儿童福利领域服务机构、养老院、护理院、监管场所、高等学校、中小学校、托幼机构、培训机构、劳动密集型企业和工地等。

（3）重点人群

重点场所和重点机构的工作人员、感染风险较高或抵抗力较低的人群，包括医务人员，移民、海关、市场监管系统一线人员，警察、环卫工人、保安、保洁员，口岸交通运输从业人员、快递外卖人员、水电煤气等工作人员、居家隔离医学观察或居家健康监测人员、有本土疫情区域的援建人员、疫情防控工作人员、流浪乞讨人员、零散装修与建设施工人员，老年人、慢性基础性疾病患者、孕妇、儿童、伤残人士等人群。

2. 常态化疫情防控要求

（1）重点场所

在采取人员健康监测、清洁消毒、通风换气、个人防护等防控措施前提下，各类重点场所正常营业或开放。

①落实场所主体责任，制定应急工作预案，开展应急演练，做好口罩、洗手液、

消毒剂和非接触式温度计等防疫物资储备。

②建立健康监测制度,做好工作人员健康状况登记,对进入场所的工作人员和顾客进行体温检测和核验健康码,体温、健康码正常者方可进入。

③严格根据所在地区疫情风险等级和场所实际情况控制人流密度,在等待区域设置"1米线",提醒人员保持安全距离,避免出现人员聚集。

④确保有效通风换气。温度适宜时,尽量选择自然通风。每日开窗通风2～3次,每次20～30分钟。空调通风系统使用时,其卫生质量、运行管理、卫生学评价和清洗消毒等应符合《公共场所集中空调通风系统卫生规范》(WS 394)、《新冠肺炎疫情期间办公场所和公共场所空调通风系统运行管理》(WS 696)、《公共场所集中空调通风系统卫生学评价规范》(WS/T 395)和《公共场所集中空调通风系统清洗消毒规范》(WS/T 396)的要求。

⑤增加电梯、公共卫生间等公用设备设施和门把手、扶梯扶手等高频接触物体表面的清洁消毒频次。保持公共区域和办公区域环境整洁,及时清理垃圾。

⑥公共卫生间应配备足够的洗手液,保证水龙头等供水设施正常工作。定期向地漏加水,每次加水350 mL。有条件时可在电梯口、咨询台、收款台等处配备速干手消毒剂或感应式手消毒设备。

⑦改善工作人员宿舍或临时居所的居住环境和卫生设施。宜按照使用面积不低于4 m²/人的标准进行配置。

⑧加强工作人员健康培训,做好个人防护,注意个人卫生习惯,工作时保持工作服整齐干净,加强手卫生,保持手部清洁,或者佩戴手套。

⑨工作人员工作期间全程戴医用外科口罩、N95/KN95颗粒物防护口罩或以上级别口罩,戴一次性手套。乘客或顾客戴一次性医用口罩、医用外科口罩或以上级别口罩。

⑩推进无禁忌证、符合接种条件的工作人员接种新冠病毒疫苗。对于符合条件的18岁以上目标人群进行1剂次同源加强免疫或序贯加强免疫接种,不可同时接受同源加强免疫和序贯加强免疫接种。

⑪加强健康宣教,通过海报、电子屏和宣传栏等加强新冠肺炎防控知识宣传。

⑫宾馆、商场和超市以及公共交通工具等公共场所卫生管理和卫生质量应符合《公共场所卫生管理规范》(GB 37487)和《公共场所卫生指标及限值要求》(GB 37488)的要求。公共交通工具还应符合《新冠肺炎疫情期间公共交通工具消毒与个人防护技术要求》(WS 695)的要求。

⑬车站、口岸、机场、码头、公共交通工具、健身娱乐场所、理发洗浴场所、农贸(集贸)市场、商场超市、影剧院、体育场馆、图书馆、博物馆、美术馆等室内场馆应符合《新冠肺炎疫情期间重点场所和单位卫生防护指南》(WS/T 698)附录A的要求。

(2)重点机构

在采取加强内部管控、清洁消毒、通风换气和个人防护等防控措施前提下,各类重点机构保持正常运转。

①落实单位主体责任,制定应急工作预案,开展应急演练,做好口罩、洗手液、消毒剂、非接触式温度计等防疫物资储备。

②建立健康监测制度。每日对工作人员进行健康监测,建立健康台账,如出现发热、干咳、乏力、咽痛等症状,须及时就医。

③在单位入口处对工作人员进行体温检测,对来访人员进行体温检测,核验健康码并进行登记,正常者方可进入。

④加强办公室、食堂和卫生间通风换气,保持空气流通。每日开窗通风2～3次,每次20～30分钟。空调通风系统使用时,其卫生质量、运行管理、卫生学评价和清洗消毒应符合现行国家标准的要求。

⑤加强对食堂、宿舍、卫生间、电梯间等重点区域和电梯按钮、门把手等高频接触物体表面的清洁消毒。加强垃圾分类收集、及时清运,并做好垃圾盛装容器的清洁消毒。定期向地漏加水,每次加水350 mL。

⑥在办公室、食堂和卫生间等场所配备足够的洗手液,保证水龙头等供水设施正常工作,有条件时可配备速干手消毒剂或感应式手消毒设备。

⑦倡导食堂分餐、错峰用餐,减少堂食和交流。食品等原料从正规渠道采购,保证来源可追溯。

⑧倡导采用无纸化办公,减少人员之间的直接接触;尽可能减少大型会议、培训以及人员聚集的活动,人员之间保持安全距离。

⑨改善工作人员宿舍或临时居所的居住环境和卫生设施。宜按照使用面积不低于4 m²/人的标准进行配置。

⑩工作人员结合自身的工作岗位性质、风险等级全程戴医用外科口罩、N95/KN95颗粒物防护口罩或以上级别口罩,戴一次性手套。

⑪推进无禁忌证、符合接种条件的工作人员接种新冠病毒疫苗。对于符合条件的18岁以上目标人群进行1剂次同源加强免疫或序贯加强免疫接种,不可同时接受

同源加强免疫和序贯加强免疫接种。

⑫提醒人员注意个人卫生。打喷嚏时用纸巾遮住或肘臂遮挡口鼻，将使用过的纸巾放入有盖的垃圾桶内，打喷嚏和咳嗽后应用洗手液（或肥皂）彻底清洗双手。

⑬加强人员健康培训，通过海报、电子屏和宣传栏等加强新冠肺炎防控知识宣传。

⑭党政机关、企业和事业单位等重点机构还应符合《新冠肺炎疫情期间重点场所和单位卫生防护指南》（WS/T 698）附录B的要求。

（3）重点人群

做好健康监测，科学佩戴口罩，做好手卫生，保持生活规律和充足睡眠，注意咳嗽礼仪，强化个人是自己健康的第一责任人意识，提升重点人群的健康防护技能。

①应做好自我健康监测。如出现发热、干咳、乏力、咽痛等症状时，须及时就医，不带病上班、上学。

②科学佩戴口罩。工作期间按要求佩戴口罩、手套等防护用品，做好个人防护。口罩出现脏污、变形、损坏、异味时需及时更换，每个口罩累计佩戴时间不超过8小时。

③做好手卫生。尽量避免直接用手触摸公共区域的门把手、电梯按键、挂号机、取款机等物体表面，接触后及时洗手或用速干手消毒剂揉搓双手。

④注意个人卫生。个人生活用品单独使用，不可共用。

⑤加强家庭、宿舍和工作区域等通风换气和清洁消毒，物品保持干净整洁，及时清理垃圾。

⑥注意厕所卫生，冲水时需关闭坐便器的马桶盖。定期向地漏、洗手盆和厨房水槽中加水，每次加水350 mL或打开水龙头放水8～10秒。

⑦注意咳嗽礼仪。咳嗽打喷嚏时，用纸巾捂住口鼻，无纸巾时用手肘代替，注意纸巾不要乱丢。

⑧外出时与他人保持安全距离，不去人员密集、通风不良的场所，尽量减少参加聚会、聚餐等聚集性活动。患有呼吸道疾病期间，尽量减少外出。

⑨鼓励3岁以上适龄、无接种禁忌证、符合接种条件的重点人群接种新冠病毒疫苗。

⑩保持正常生活规律，保证充足睡眠，清淡饮食，均衡营养。

3. 出现本土疫情后的防控要求

一旦所在县（区）发生本土疫情，根据流行病学调查结果、疫情形势及扩散风险进行综合研判，重点场所、重点机构和重点人群应严格配合执行当地疫情应急处置要求，同时根据防控需要可采取以下防控措施。

（1）重点场所

①严格做好固定工作人员和临时聘用人员健康监测，执行"日报告""零报告"制度，如有出现可疑症状，须及时就医，不得带病上岗。

②严格控制进入场所人员数量，可按照正常客流量50%的标准控制人流密度。办公场所应安排工作人员隔位，分散就座，有条件的应采取居家办公、分散办公等措施。

③严格对进入场所的工作人员和顾客的体温、健康码和核酸检测结果进行查验，无异常者方可进入。

④商场和超市、银行、农贸（集贸）市场等营业场所可缩短营业时间，停止促销等人员聚集活动。

⑤疫情防控和民生相关的保供场所按照属地政府要求加强通风换气、清洁消毒，加密工作人员核酸检测频次。

⑥公共交通工具应采取控制乘客数量、分散就座等措施，严格做好清洁消毒。

⑦人员密集、空间密闭场所，如棋牌室、剧本杀店、无外窗或自然通风条件的办公室和客房，处于地下室的商场、超市、食堂、健身房，封闭游船、洗浴场所、宗教活动场所和商品展销场所等应暂停营业或举办。

⑧增加宿舍、公共卫生间等小型密闭公共空间的通风换气和清洁消毒频次。每日对公共卫生间至少进行两次全面清洁消毒，火车站、市场等人流密集场所周边的公共卫生间适当增加清洁消毒频次，可按照每4～6小时清洁消毒一次。

⑨当出现新冠肺炎确诊病例、疑似病例和无症状感染者时，应在当地疾控机构的指导下，对场所进行终末消毒，对空调通风系统进行消毒和清洗处理，经卫生学评价合格后方可重新启用。

（2）重点机构

①严格做好固定工作人员和临时聘用人员健康监测，执行"日报告""零报告"制度，如有出现可疑症状，须及时就医，不得带病上岗。

②严格对进入机构的工作人员体温、健康码和核酸检测结果进行查验，无异常者方可进入。

③医疗机构应加强发热门诊管理，严格预检分诊，通过预约等方式控制就诊人数，住院区实行封闭管理。

④养老院、护理院、儿童福利领域服务机构和监管场所应实行封闭管理、视频

探访等措施，不举办聚集性活动。

⑤高等学校应采取封闭管理，加强各类聚集性活动的审批管理，非必要不组织大型聚集性活动，限制堂食，加强教室和宿舍的通风，合理设置快递收发点。中小学校和托幼机构可停止线下授课。

⑥党政机关、企业和事业单位等宜采取错时上下班、弹性工作制或居家办公方式，不提供堂食等措施。

⑦增加宿舍、公共卫生间等小型密闭公共空间的通风换气和清洁消毒频次。每日对公共卫生间至少进行两次全面清洁消毒。

⑧当出现新冠肺炎确诊病例、疑似病例和无症状感染者时，应在当地疾控机构的指导下，对机构进行终末消毒。同时，对空调通风系统进行消毒和清洗处理，经卫生学评价合格后方可重新启用。

（3）重点人群

①做好自我健康监测，如出现发热、干咳、乏力、咽痛等症状，须及时就医，不带病上班、上课。

②做好个人防护，加强手卫生，规范佩戴口罩，避免参加聚会、聚餐、婚丧嫁娶等聚集性活动。

③抵抗力较差、患有基础性疾病的人群减少外出，不去人员密集尤其是通风不良的场所。

（五）"中医中药"疫情防控

突如其来的新冠奥密克戎疫情，让南安市民倍感生命重于泰山，倍感"你我如平安，南安就平安"！在南安市委、市政府坚强领导下，市民们自觉地、全身心投

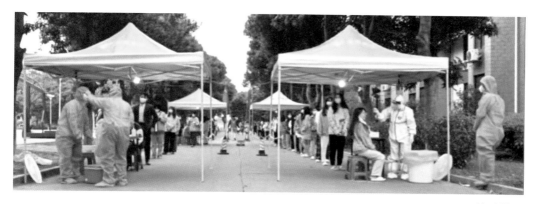

核酸检测

入战"疫"，危难时刻显担当。此时此刻，尽力与奉献、投身与流汗是每个市民对南安这个共同家园的最好守护、感恩与珍惜；坚毅面对疫情，服从命令，执行战时纪律与任务，是我们大家的共同责任与使命。

面对来势汹汹的疫情，健康南安发展促进会成员在战"疫"一线队伍集结，在疫情防控信息传输、卫生科普宣传、中医药防控等方面竭尽全力，坚守阵地。

中医防控，"武荣益气方"汤包成为一线战"疫"人员的保健饮品。疫情发生后，广大党员干部职工、医务人员、公安干警积极响应市委、市政府号令，服从调度，冲锋在前。他们坚守方舱医院、隔离点，一丝不苟，核酸采样检测分秒必争，封管控卡口、交通检测点从严从实，24小时紧急待命。这种连续高强度作战，全靠"人民至上，生命至上"信念支撑。市领导看在眼里，急在心头，市委统战部牵头市同心阳光行动，迅速汇集健促会名老中医组成专家组，在福建中医药大学支援泉州专家医疗队及泉州中医院专家支持下，在"泉州清新方"基础上，研究推出中药预防感染新冠奥密克戎病毒的验方"武荣益气方"。

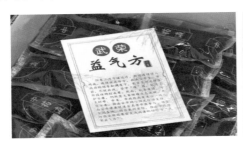 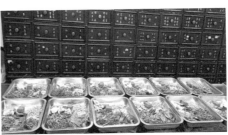

该方由黄芪、桂枝、太子参、马鞭草等八味中药组成，具益气扶正、温通化湿、清热排毒等功效，旨在为一线防控工作人员保驾护航。

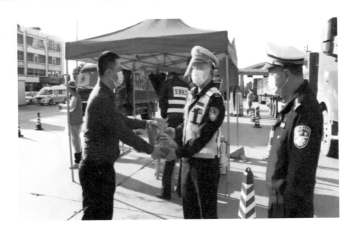

八、流行性感冒相关知识点

（一）流感与普通感冒的区别

普通感冒的症状一般是打喷嚏、鼻塞、流鼻涕、咳嗽、喉咙痛，可能是由呼吸道合胞病毒、鼻病毒、腺病毒、冠状病毒等引起的，一般一周内就能自愈。

作为一种由流感病毒引起的呼吸道传染病，流感主要通过空气中的飞沫、人与人之间的接触或与被污染物品的接触传播，是一种传染性强、传播速度快的疾病。

	病原体	症状	并发症
普通感冒	多种病毒（如鼻病毒、呼吸道合胞病毒、副流感病毒、腺病毒等）、细菌、支原体	局部症状（如鼻塞、流鼻涕、打喷嚏、咳嗽）重，全身症状（如高热、头痛、寒战、肌肉关节疼痛、食欲不振、呕吐、腹泻等）轻	一般很少发生严重并发症，偶尔可引起鼻窦炎、中耳炎或支气管炎等
流感	甲、乙、丙三型流感病毒	起病更急，全身症状重，多出现高热 39～40 ℃，局部症状相对轻	严重时会合并发肺炎、脑炎或脑病、多器官损害等，可诱发哮喘加重

有研究表明，流感患者一个喷嚏产生的液滴最远可达8米，可能包含约26万个流感病毒。流感对全人群普遍易感，感染后获得对同型病毒免疫力，但持续时间短，各型及亚型之间无交叉免疫，可反复发病。在学校、托幼机构和养老机构等人群密集的场所易发生聚集性疫情。

相比普通感冒，流感全身症状比较重，典型的临床症状是起病急，会出现以高热（39～40 ℃）为主的全身症状。一般来说，健康的人患上流感后，大多是轻症的，一般3～7天就会缓解。但流感可能会引发肺炎、心肌炎、脑膜炎等并发症，合并严重并发症的预后差，甚至有可能导致死亡。

（二）关于流感疫苗的常见疑问

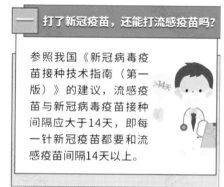

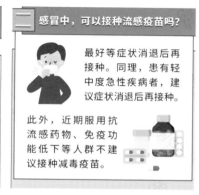

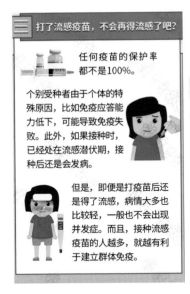

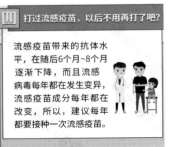

（三）患上流感，该怎么处理

出现流感症状后，要及时就诊。抗流感病毒药物治疗在早期（起病1～2天内）使用，能取得最佳疗效。此外，患者要注意自我隔离保护，开窗通风，咳嗽、打喷嚏用纸巾、毛巾等遮住口鼻，并经常用肥皂水或洗手液洗手，及时对被流感病毒污染物品进行消毒。尽量避免出入公共场所，减少与周围人近距离接触，如有出现严重病情，要及时到医院就诊，不要错过规范治疗时间。

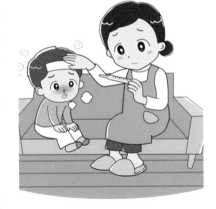

孩子被确诊流感后，病情较轻的可以回家服药观察，而病情较重的则需要住院治疗。家长在看护孩子时，首先要做到及时隔离。隔离后，应将孩子的生活用品、玩具等与其他家庭成员的物品分开，可以煮沸30分钟以上或用乙醇、碘伏、碘酊等消毒剂进行消毒。房间要保持通风。

孩子发热期间要充分休息，适当多饮水，饮食要易消化和有营养，及时退热。值得一提的是，有二胎的家庭，预防交叉感染有难度。如果有条件可以分开居住，一般需要体温正常，咳嗽、流鼻涕这些症状消失后48小时再一起住。

此外，家长不要因为着急而盲目使用抗生素（也就是大家常说的"消炎药"），因为抗生素并不能治疗病毒感染，不合理使用还可能导致孩子肝、肾功能损害，或因耐药出现"超级细菌"感染。

如果孩子持续高热、呼吸粗重或突然出现新的症状，如精神状态差、频繁呕吐或腹泻等，家长应该带其及时就医。

（四）预防流感，有哪些有效的方法

要怎么预防流感呢？南安疾控中心的专家表示，接种流感疫苗是预防流感最有效的手段，疫苗可降低感染流感病毒和发生严重并发症的风险。专家建议6月龄及以上有意愿接种流感疫苗并且没有禁忌证的人，在每年流感季来临之前预约接种流感疫苗。

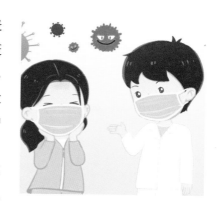

尽管疫苗接种是预防流感最好的方法，但在流感暴发时，有些特殊情况，如有流感疫苗禁忌证或接种疫苗2周内并未获得最佳免疫效果的高危儿童，在接触流感病人后可以通过服用药物来紧急临时预防。特别注意的是，家长不要轻易给小于3个月的孩子进行药物预防，一定要听取医师的建议。

同时，平时生活要养成良好卫生习惯，保持环境清洁，勤洗手，居家勤通风，出门戴口罩等，尽量避免到人群密集场所活动。咳嗽或打喷嚏时，用上臂或纸巾、毛巾等遮掩口鼻，咳嗽或打喷嚏后及时洗手，尽量避免触摸眼、口、鼻。合理膳食，适当运动，规律作息，增强体质和免疫力。

（五）流感疫苗有哪些禁忌

对疫苗中所含任何成分过敏者禁止接种。患轻中度急性疾病者，建议症状消退后再接种。

以下人群不建议接种流感减毒活疫苗：接种前48小时服用过抗流感病毒药物者；2～4岁患有哮喘的儿童；因使用药物、HIV感染等原因造成免疫功能低下者；需要与严重免疫功能低下者进行密切接触的人群；孕妇和使用阿司匹林或含有水杨酸成分药物治疗的儿童及青少年；有脑脊液渗漏（经口咽部、鼻咽部、鼻腔、外耳道等部位）风险的人群（如人工耳蜗植入史等）。

（六）流感疫苗接种的重点人群

原则上，6月龄及以上所有愿意接种流感疫苗并且没有禁忌证的人都可以接种流感疫苗。

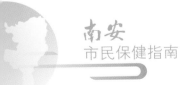
推荐按照优先顺序对重点和高风险人群进行接种，包括：

（1）医务人员；

（2）大型活动参加人员和保障人员；

（3）养老机构、长期护理机构、福利院等人群聚集场所脆弱人群及员工；

（4）托幼机构、中小学校的教师和学生，监所机构的在押人员及工作人员等重点场所人群；

（5）60岁及以上的居家老年人、6月龄至5岁儿童、特定慢性病患者、6月龄以下婴儿的家庭成员和看护人员、孕妇或准备在流感季节怀孕的女性。

九、总结与反思

面对如此严重的群体性事件，作为普通人，我们可能短时间无法面对，甚至陷入焦虑与恐惧。这时候就需要冷静下来，不要把情绪扩大！

首先，注意落实无论是来自网上还是亲朋好友信息的真实性，做到不造谣、不信谣、不传谣。

其次，服从政府指挥，包括停工、停课、停止聚会等。每次面对大规模公共卫生灾难，都是一线医护人员为我们抵挡风险，守护生命。安放好自己与家人的情绪，配合政府隔离措施，不添乱就是给他们最大的帮助。

最后，在危机解除后，要及时总结经验，养成良好生活习惯，锻炼身体，适当练习中医健身操以提高身体素质。

十、机构信息

（一）南安市疾病预防控制中心

南安市疾病预防控制中心职责：全市传染病、寄生虫病、地方病与慢性病的预防控制，突发公共卫生事件和灾害疫情的应急处置，食源性、职业性、放射性、环境性健康相关因素监测与干预，致病病原生物检测、鉴定和物理化学因子的检测与评价，健康教育与技术管理等。

南安市疾病预防控制中心是福建省唯一的国家级鼠疫监测点，福建省技术监督局批准的计量认证单位，南安市唯一的食品检验机构认证单位、职业健康体检资质单位，职业危害因素、放射卫生防护检测与评价单位，是福建省卫生厅批准的艾滋病初筛实验室，被联合国儿童基金会、中国疾控中心授予碘缺乏病检测实验室。

应急值班电话：0595-86382410

微信公众号二维码：

（二）定点医院

新冠肺炎救治定点医院是专门用于收治隔离新冠患者及无症状感染者的定点医院，国家设立新冠肺炎定点医院的初衷是防止收治的新冠肺炎患者继续传播病情，进行更加有针对性的医疗防护，不会导致新冠肺炎在医院内传播。

对于新冠肺炎定点医院的选择是有要求的，通常会选择综合能力强，院感防控能力强的医院，同时还要在定点医院设置独立隔离病房，满足该地区患者的治疗与隔离。

南安市医院是南安市目前唯一的新冠肺炎救治定点医院。

（三）方舱医院

方舱医院是由公共建筑，如体育场馆、展览中心等改建的、规模庞大的临时医院，将轻、中度感染者和家庭、社区隔离开来，给予医疗照顾、疾病检测、食物、住所及社会活动。方舱医院具备的基本功能为：隔离、分流、提供基本医疗服务、频繁监测和迅速转诊以及提供基本的生活和社会交往等。

泉州市南安曜光医院是2022年3月底建成投入使用的方舱医院，位于南安市会展中心，用于集中收治泉州市各县市区发现的新冠病毒无症状感染者。配备800张床位，各种分区功能定位清楚，方舱指挥部位于隔离病区上风约300米地方的独立玻璃房，后勤保障人员在指挥部上班，疫情期间各类人员均严格实行闭环管理。

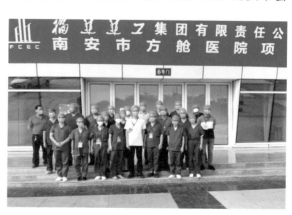

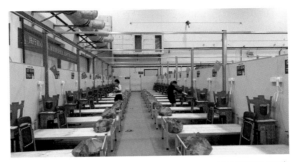

南安曙光医院

（四）健康驿站

南安市健康驿站位于南安市柳城街道榕桥黄龙地块，紧邻南安南高速收费站，项目建设用地面积近90亩，建筑4万多平方米，用于对密接人员进行集中隔离。

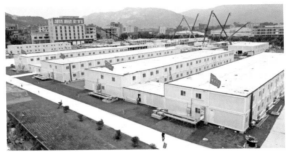

南安健康驿站

（五）南安市城市核酸检测基地

该基地依托市医院新院区传染病院区实验室，包括样本分析室、扩增室、标本制备室、标本接收室、高压灭菌室、试剂准备区、污物缓存区、淋浴房、洁具室、污水处理间、污洗室、配电间UPS等工作区室；设置一个医护出入口、一个污物出口、

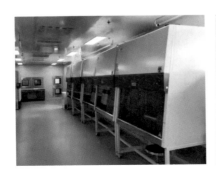
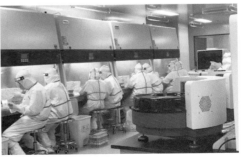

核酸检测基地

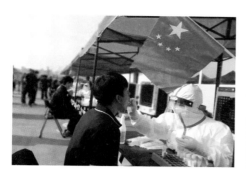
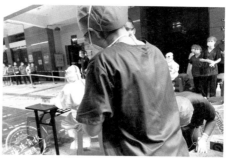

一条洁净走廊，同时配置具有相应检测能力的核酸检测设备，总面积约750平方米，单日检测3万管。

（六）固定方舱核酸检测实验室

南安市固定方舱核酸检测实验室位于南安市医院新院区，核酸检测工作区总面积800平方米，总投资2000万元，最大检测能力3万管/日。2022年4月初，固定方舱核酸检测实验室动工，并于6月通过福建省微生物实验室备案及泉州市临床检验质量控制中心技术审核并正式投入使用。固定方舱核酸检测实验室分为接样区、拆包区、扩增分析区、标本制备区、试剂准备区、高压灭菌室、污物暂存室及耗材试剂物资库等工作区域，实验室配备10台核酸提取仪、40台荧光定量PCR扩增仪及其他设备系统。

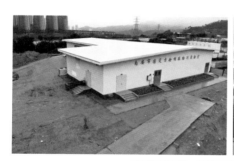
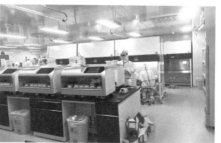
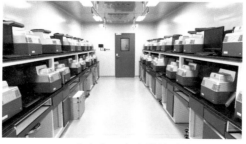

南安市固定方舱核酸检测实验室

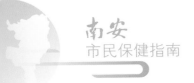
南安健康文化保健典故与历史名医选编

保健典故选编二——石井双奶山

"阳紫山"和"圆钱山"在南安沿海拔地而起，山峰危耸，面对台湾海峡，成为往返台湾客商航行的标志。它有着一段风趣的民间传说：那是很早很早以前，孙悟空偷了太上老君的两个炼丹炉，用扁担挑起，走到这里扁担折了，扔下来，成了这两座高山。两山间还有一条折断了的扁担山横卧着。

圆钱山有个千人洞，洞里黝黑，阴森可怕，至今很少有人敢闯进去。据说，明朝倭寇侵扰时，上千沿海居民逃入此洞避难，不幸的是，逃难人的家犬跑出洞口狂吠，而被倭寇发现，于是倭寇叠柴生烟，数千居民闷死在洞中，山洞也由此得名。

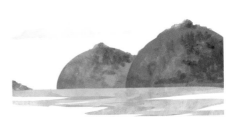

从远处看去，这两座山与女人的乳峰状极相似，因而人们给它起个别名，叫"双奶山"。

年纪大一点的船工这么说：以前跑台湾时，船朝着一望无际的汪洋大海航行，回头看海面上涌起两座高耸的山峰，随着船只的远去，两座山峰慢慢地往海底下沉，直到两个乳峰看不

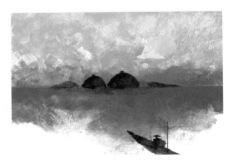

见，他们称这是"双奶入水"。船由台湾回头时，慢慢向大陆移近，双奶山的两个乳峰又慢慢地从水里显露，他们说这是"双奶出水"。

历史名医选编二——苏璇

苏璇，明代南安县人，幼秉庭训，研习岐道，颇有心得，为人好学，不厌其烦，平易近人。遵经方，虽师古而不泥古，蹊径独辟，家传有秘方，屡试屡验，远近闻名。有求医者，皆欣然承诺，乐善好施，从不收费。虽素不相识，亦慷慨相助，义诊施药，不分贫贱。人皆称其医德可风，美名传颂。

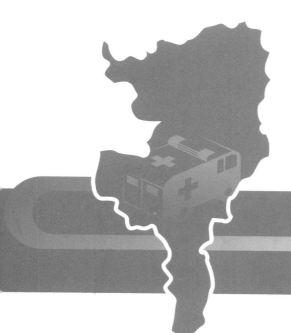

一、冻疮的预防和治疗

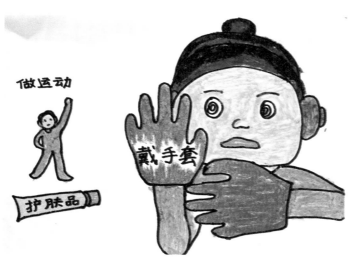

做运动

护肤品

戴手套

呀！冻疮了！

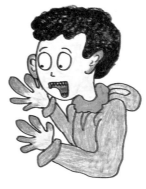

（1）冬季在野外劳动、执勤时，应有御寒、防水服装。患过冻疮者，特别是儿童，在寒冷季节应注意手、足、耳等部位的保暖，并可涂擦防冻疮霜剂。

（2）发生冻疮后，局部表皮未糜烂者可涂冻疮膏，每日湿敷数次。有糜烂或溃疡者，可用含抗菌药和皮质甾体激素的软膏，也可用冻疮膏。

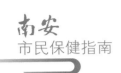
二、蜂蜇伤、虫咬伤应急处理

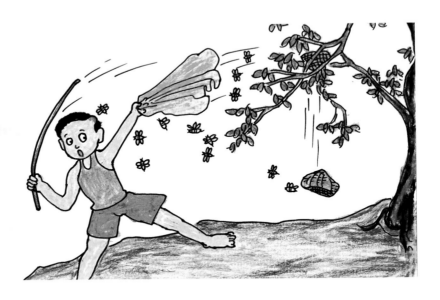

（一）局部处理

立即拔出或用针挑出伤口残留的毒刺，如为蜜蜂蜇伤，因其毒液为酸性，可用肥皂水涂敷蜇伤局部；黄蜂蜂毒为弱碱性，所以可用食醋擦洗伤处局部。虫咬伤一般应以局部治疗为主。如被虫蜇处有奇痒感，可涂以清凉油等止痒药。如为蜈蚣咬伤，可用雄黄、明矾等量研成粉末，凉水冲和后涂在患处。

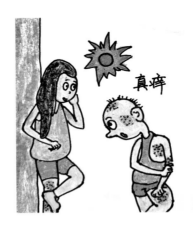

（二）止痛

蜇伤局部疼痛剧烈时可口服止痛药处理。

（三）全身症状处理

轻者可口服抗组胺药；重者可皮下注射或肌注肾上腺素或地塞米松，并及时就医。

三、猫、犬等动物咬伤急救措施

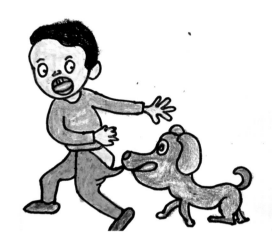

（1）伤口的处理：冲洗，止血，包扎，固定，就医。

（2）到当地疾病预防控制中心进一步诊治：

①注射狂犬病免疫血清。

②狂犬病疫苗的使用：凡被未注射疫苗的犬科、猫科及翼手目动物咬伤或抓伤者均应立即接种人用狂犬病疫苗，再于第3、7、14、28天各注射一针。

（3）到医院处理伤口，注射破伤风抗毒素。

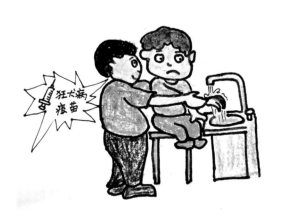

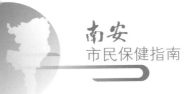

四、蛇咬伤现场处理

（一）如何鉴别无毒蛇和有毒蛇

类别	无毒蛇	有毒蛇
伤口形状	较细的成排牙痕	顶端有两个特别粗大且深的痕迹
躯干特征	细、长，体表条纹不太鲜艳	短、粗，一般体表条纹较鲜艳
头部特征	小，多呈椭圆形	大，多呈三角形。
尾部特征	长	短
神态特征	动作敏捷	动作缓慢，常盘成团
有无毒腺	无毒液管	有毒液管
有无毒牙	无毒牙	有毒牙，位于上颌骨无毒牙的前方或后方，比无毒牙大

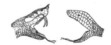

毒蛇口腔内有一对毒牙（左）；无毒蛇口腔内无毒牙

毒蛇咬伤的牙痕　　　无毒蛇咬伤的细小牙痕

（二）毒蛇咬伤现场处理

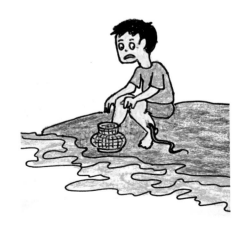

（1）保持镇静，避免奔跑。迅速用布条等物在伤肢近心端绑扎，松紧度以能够使被绑扎的下部肢体动脉搏动稍微减弱为宜，并注意每隔30分钟放松1～2分钟，直至应用有效蛇药30分钟后，或注射抗蛇毒血清后方可去除。

（2）用手挤压伤口周围，将毒液排出。立即用清水、肥皂水冲洗伤口，去除其周围黏附的毒液。

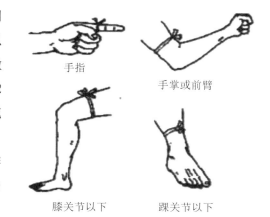

手指

手掌或前臂

膝关节以下

踝关节以下

自救的步骤

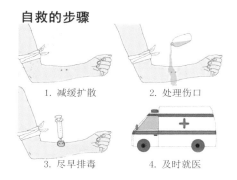

1. 减缓扩散　　2. 处理伤口

3. 尽早排毒　　4. 及时就医

（3）用消过毒的刀在两个牙痕之间划开一个长1厘米、深0.5厘米左右的刀口，将毒液挤出，并注意将残留的毒牙取出，再用南通蛇药片加水调成糊状敷在伤口。但被蝰蛇和腹蛇咬伤时不应切皮排毒，防止出血不止。

（4）及时就医。

五、烧烫伤应急处置

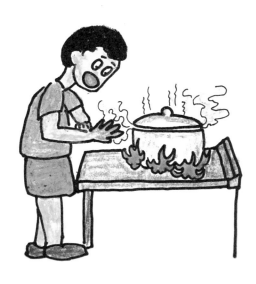

（一）去除热源

注意确认周围环境是否安全，衣服应用剪刀小心剪掉。

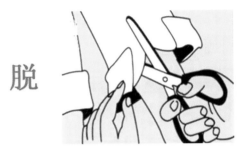

脱

（二）冷水冲洗

尽快用活动的冷水冲洗，持续20～30分钟，这样降温可以降低烧伤程度，减轻疼痛，是烫伤后最关键的急救措施。注意冲洗的水压不宜过大，以免造成烫伤创面皮肤撕脱。

（三）覆盖创面

应使用干净的无菌敷料，如果没有的话可以用干净的毛巾、衣服，尽量不要用纸巾覆盖。

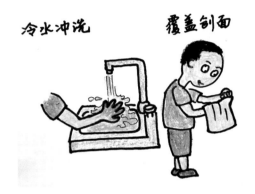

冷水冲洗　　覆盖创面

（四）及时就医

初步处理后应及时就医诊治，切不可自行涂用各种药水或偏方。

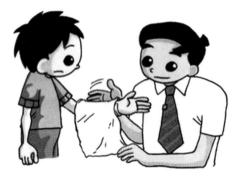

（五）注意事项

下述不当行为，应注意避免：

（1）看到孩子烫伤后惊慌失措，未经任何处理马上送医院。

（2）使用牙膏、酱油、盐巴涂抹患处。这样会对伤口造成二次伤害。

（3）采用冰敷。温度太低会导致创面下血管强烈收缩，反而不利于恢复。

（4）随意使用民间号称对治疗烧烫伤有奇效的偏方。乱抹东西会增大清创难度，增大皮肤损害的风险。

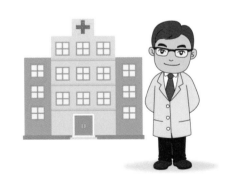

六、过敏

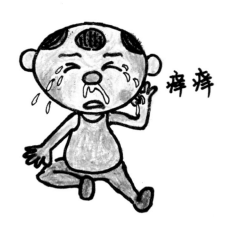

过敏常见的诱因为食品、药物。

（一）常见症状

皮肤瘙痒，出现红色斑疹、风团，甚至发生休克等。

（二）如何处理

（1）轻微过敏：远离引起过敏的物质，可至凉爽的环境，保持身体干爽，必要时可在过敏处适当涂擦炉甘石洗剂。

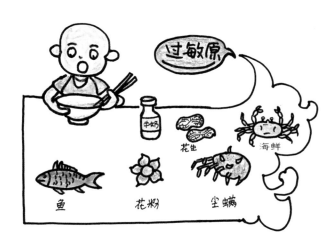

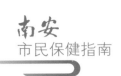

（2）严重过敏：出现头晕、喉咙阻塞感、胸闷，应立即就医，不可拖延。

无论哪种过敏，切记两点：不可用热水冲洗，不可挠抓。

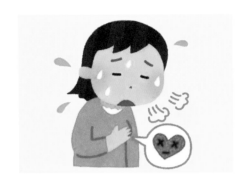

七、食物中毒应急处理

食物中毒3！

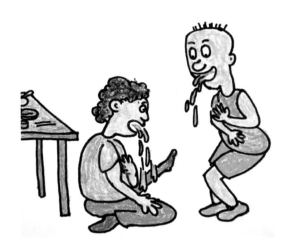

食物中毒通常是由误食被细菌污染或含有毒素的食物而引起的中毒性疾病。

通常会出现腹痛、恶心、呕吐、腹泻等症状，餐后半小时至48小时均可发病。严重者可因腹泻造成的脱水而发生休克，甚至死亡。

发现食物中毒后应立即报警、拨打"120"急救电话，立即终止接触毒物，可保存剩余食物以便查找原因。

对于症状较重的食物中毒，应根据情况及时采取催吐、洗胃、导泻、灌肠等方法，以迅速排出尚未吸收的毒物。呕吐、腹泻较严重者，可口服补液盐进行补液，严重者给予静脉补液，维持水、电解质平衡。

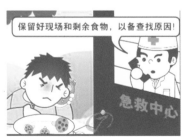

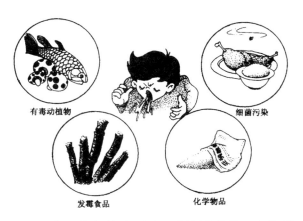

有毒动植物　　细菌污染

发霉食品　　化学物品

预防食物中毒的关键在于搞好饮食卫生，严把"病从口入"关。

以上内容概括起来，可汇成一首歌诀：

　　　食物中毒不要慌，有效处理是保障；恶心无力或腹痛，尽快吐出胃中物；不吐采取催吐法，医院治疗别耽误；剩余食物不要扔，留着检验找病因。

八、骨折应急处置

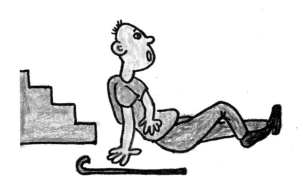

（一）抢救生命

　　抢救生命是急救的首要原则。对昏迷患者，应保证其呼吸道通畅，及时清除口咽异物；对急性大出血患者，必须尽快确定诊断，采取有效措施，防止失血性休克导致死亡；对有生命危险的骨折患者，应尽快运往医院救治。

（二）止血、包扎

（1）若为轻度无伤口的骨折，尚未肿胀时，在有条件的情况下，应先进行冷敷处理，使用冰水、冰块或者冷冻剂冷敷骨折部位，防止肿胀。冰袋和皮肤之间要隔毛巾或布，禁止冰袋直接与皮肤接触，以免发生冻伤。冰敷的时间不要超过20分钟。

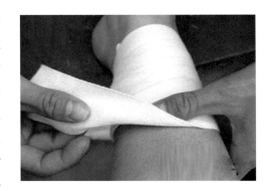

（2）对有伤口的开放性骨折患者，可用干净的消毒纱布压迫，压迫止不住血时可用止血带环扎伤口的近心端止血。必须记录扎带的时间，每隔40～60分钟放松一次，每次1～2分钟，以免扎带时间过长导致肢体缺血坏死。

（3）若遇到骨折端外露的情况，应继续保持外露，不要将骨折端放回原处，以免将细菌带入伤口深部引起深部感染。

（三）固定

（1）应及时、正确地固定断肢，迅速使用夹板固定患处，固定不宜过紧。木板和肢体之间垫松软物品，夹板的长度要超过受伤部位，并能够超过或支撑伤口上方和下方的关节。如果没有木板，也可用树枝、擀面杖、雨伞、硬纸板等物品代替。

骨折应急处理

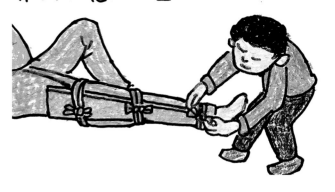

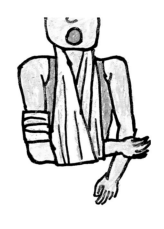

（2）若找不到固定的硬物，也可用布带将伤肢绑在身上。可将骨折的上肢固定在胸壁上，使前臂悬于胸前，骨折的下肢可同健肢固定在一起。

（四）转运

脊柱、腰部及下肢骨折的患者必须用担架运送。在搬运伤者前，需确认伤者的情况，不能搬动或者挪动伤者患处，以免造成二次伤害。

（1）对颈椎损伤的患者，搬运时要有专人扶住伤者的头部。

（2）对脊柱骨折的患者，搬运时至少需要3个人，一人托住肩胛骨，一人扶住腰部，另一人托住双下肢，三人同时行动把患者搬到担架上。最好用硬担架，患者仰卧。若用帆布软担架搬运，患者应采取俯卧位。

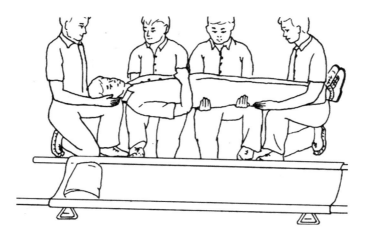

（五）注意事项

（1）不能用手揉捏或按摩受伤部位，也不能随意活动患处。

（2）对胸腰部脊柱骨折患者，不恰当的搬运可能损伤其胸腰椎脊髓神经，导致下肢瘫痪。

（3）对颈椎部位的骨折，急救操作不当可使颈部脊髓受损，导致高位截瘫。严重时可导致呼吸抑制，危及生命。

九、中暑

（一）什么是中暑

中暑就是在高温环境下出现头晕、头痛、多汗、全身乏力、发热甚至抽搐、昏迷等表现，分为先兆中暑、轻症中暑、重症中暑。

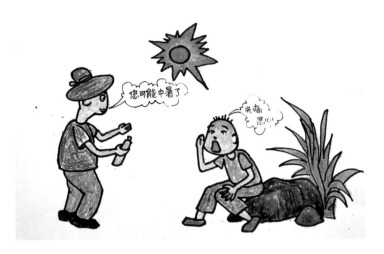

（二）出现中暑怎么办

立即将患者转移到阴凉通风处或电风扇下，最好移至空调房，松解衣物，并给予清凉含盐饮料，对体温高者可给予冷敷。如患者出现抽搐、昏迷等，应立即送医院治疗。

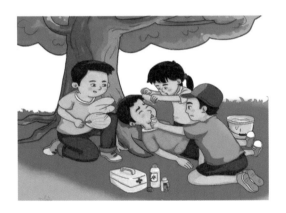

南安健康文化保健典故与历史名医选编

保健典故选编三 —— 蓬华芥菜古今谈

芥菜是南安市蓬华侨乡的特产之一，素有蓬华珍品之称。

芥菜这个品种，别的地区也有。但由于蓬华地势高，早晚多雾，中午晴，夜寒日暖，又加上雨水充沛，构成独特的天时地利，所以芥菜茎丝细嫩，质地甘脆，色泽润绿，味香可口，是其他地方的芥菜所不能比拟的。

蓬华种植的芥菜，据考证已有六七百年历史。现在群众仍然流传着"蓬华芥菜胜过洪浦解元"的传说。明初年间（约公元1400年），诗山洪浦解元在正月时乘鸿到天柱山游玩，中午住蓬岛小街用餐，当时他吃的是芥菜饭和香菇汤。他初次尝到这种饭菜，觉得清甜可口，味道芳香，赞不绝口，便吩咐轿夫买了一百多斤芥菜装在轿里，自己走路回家。

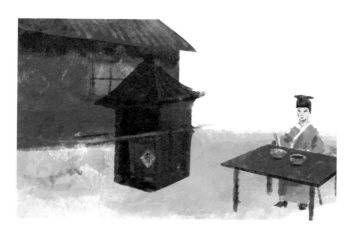

每年农历的十、十一月间是芥菜的种植季节，这里的人们家家户户都种，只是多少不同。芥菜可以鲜吃，腌成咸菜，还能晒菜干，切菜米。以腌成咸菜最有文章可做，这种咸菜有的称曰"盎缸菜"，收成时，需有晴朗天气进行翻晒，还要有质量好的菜缸。菜腌好了，严密封闭，可以保存好几年甚至几十年。群众中有三五年"盎缸菜"的很普遍，据说有的保存了二十多年，其味道、质地如何可想而知了。

"盎缸菜"还可作为赠送亲戚朋友的珍贵礼物，尤其是东南亚回乡省亲探友的华侨，临走之时都要带上一点，让侨居国外的亲人也能尝到家乡特产的风味。

这种"盎缸菜"还有养肝、祛湿祛风的药用价值，而且保存时间越长效果越佳。

古时蓬华芥菜胜解元，成为佳话；如今蓬华芥菜渡重洋，传为美谈。

历史名医选编三——沈佺期

沈佺期，字云祐（一作"云又"），号鹤斋（一作"复斋"），南安雄山候源乡（今水头后园村）人，生于明万历三十六年（1608年）。少年时期在家苦读，当过塾师，明崇祯十五年（1642年）乡试中举，十六年登进士，授吏部郎中。明亡，他弃官南归。隆武元年（1645年），郑芝龙拥唐王朱聿键于福州，擢沈佺期为都察院右副都御史兼

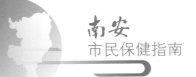
福建巡按使。翌年八月，隆武汀州被俘，佺期南下，闭门谢客，后为避清廷征召，先后隐居于同安大帽山甘露寺、本山虎洞及水头鹄岭白莲寺。

清顺治四年（南明永历元年，1647年）八月，郑成功义师进攻泉州，晋南一带民众纷起响应。佺期率九溪十八坝数千乡民起义，于桃花山与郑成功义军会合，从此，成为郑成功幕府上客。

顺治九年（永历六年，1652年），原明监国鲁王自舟山来皈依郑军，郑成功安置鲁王于金门。佺期与鲁王有旧，随侍鲁王于金门。

顺治十二年（永历九年，1655年）二月，郑成功整顿厦门吏治，设六官及察言、承宣、知客诸司，又设储贤、育胄二馆。佺期遂与徐孚远、卢若腾、王忠孝、洪初辟、阮旻锡等居储贤馆，论诗会文，其影响渐著。

顺治十八年（永历十五年，1661年）初，郑成功议取台湾，诸将面有难色，而佺期却尽心赞同。是年三月下旬，成功誓师东征，佺期即随军东渡。登陆以后，佺期见台湾葭荒，将士多不服水土，病者十之八九，台地缺医少药，死亡颇多，便以救死扶伤为己任，凭过去所学医书，详察病理，亲自上山采药，熬制汤膏，施送救治，不计报酬。从此，佺期居台二十余年，行医济世，带授生徒，为传播祖国医药学、发展台湾医疗卫生事业建树良多，被台湾尊为"医祖"。

康熙二十一年（1682年）秋，佺期病逝于台湾，享寿75岁。

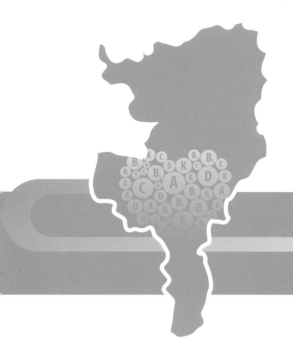

第四篇

健康生活恰到好处

一、饮食合理

平衡很重要，品种要丰富；

国标可指南，图谱来问路。

荤素要编排，水果可防癌；

油盐要控制，做菜有窍门。

男女有差异，食品来调理；

老幼不一般，选择要合理。

食品保质期，烹调应关注；

饮食与健康，实施有文章。

古语云"民以食为天"，我国的饮食可以说是"食"遍天下。

（一）平衡很重要，品种要丰富

食物根据来源分为植物性食物和动物性食物。植物类食物包括谷类、豆类、蔬菜、水果等，主要提供能量、蛋白质、碳水化合物、脂类、大部分维生素和矿物质；动物类食物包括肉类、蛋类、乳类等，主要提供优质蛋白质、脂类、脂溶性维生素、矿物质等。

不同食物的营养价值有高低之分。所含营养素种类齐全、数量及相互比例适宜、易被人体消化吸收利用的食物，营养价值相对较高；所含营养素种类不齐，或数量欠缺，或相互比例不适当，或不易被人体消化吸收利用的食物，营养价值相对较低。

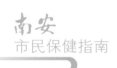

日常饮食应多样化，以谷类为主，多吃蔬果、奶类、豆类及豆制品，适当进食鱼、蛋、肉。

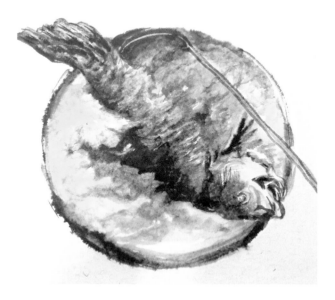

（二）荤素要编排，水果可防癌

植物性食物提供碳水化合物、蛋白质、膳食纤维、微量元素，能避免摄入过多的动物性油脂，有利于冠心病、肥胖和高脂血症的预防。

动物性食物提供蛋白质、脂肪、矿物质、维生素，可提供人体足够的能量。

我国膳食结构中以植物性食物为主，动物性食物为辅。

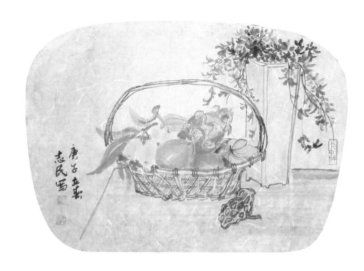

（三）油盐要控制，做菜有窍门

摄入过多动物性食物或油炸、烟熏食物，易致动脉硬化相关性疾病，而摄入过多食盐易引起高血压病，故饮食应以清淡为主。

世界卫生组织建议每人每日食盐摄入量不宜超过6克。

（四）男女有差异，食品来调理

男女在生理结构、活动量上均有差别，男性的热量摄入应比女性高。

（五）老幼不一般，选择要合理

老年人生理功能下降，营养成分吸收功能下降，应以易消化、吸收食物为主；应粗细搭配，同时食物加工不宜过精。

幼儿生理功能发育不完善，营养成分摄入、吸收不佳，应以易消化、吸收，营养丰富的食物为主。

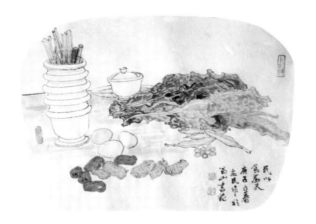

（六）食品保质期，烹调应关注

食品均有一定的保质期，可以用低温（如冰箱保存）、高温灭菌、脱水和干燥、提高渗透压（盐腌法、糖渍法）、提高氢离子浓度（醋渍法）、适当添加防腐剂、辐照等方法保存。

合理烹饪可以使食物成为易于吸收、益人健康、强人体质的饭食菜品。

（七）饮食与健康，实施有文章

食疗可以强健体魄、延年益寿。

合理选择食物既可保证人体获得全面、丰富的营养物质，又可预防及治疗疾病。

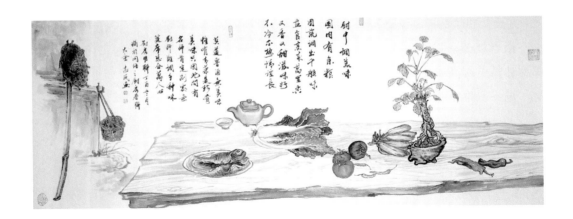

二、生命在于运动

（一）生命在于运动的真谛

"阳光、空气、水和运动是生命和健康的源泉。""生命在于营养，健康在于运动。"
这些是人人都懂的生活真谛。体育锻炼对健康具有极重要的意义。一方面，适度的
运动可以促进血液循环和新陈代谢，调节和兴奋大脑的神经中枢，提高免疫力；另
一方面，运动还可以提高食欲和睡眠质量。因此，合理的运动就显得尤为重要。

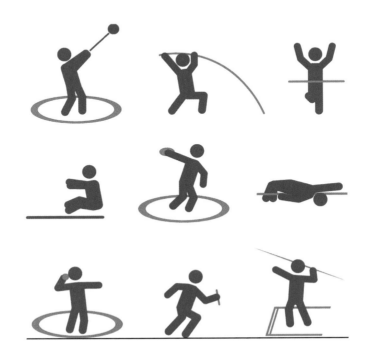

（二）合理运动

1. 早上运动

如果习惯早起，可以在早上进行运动。不宜吃完早餐马上运动，但运动前可适当补充一些能量。早起后先喝一杯蜂蜜水或者吃一片面包再去运动较好。在运动后1～1.5小时再吃早餐，也可以在运动结束的半小时后进食少量早餐。同时，上午加餐的时间可以提前一点，数量适当增加。

早上温度比较低，不宜在很早的时间段进行室外运动；要注意热身，防止运动损伤，同时也要注意保持一定的强度，中等强度的运动（微喘，但还能比较顺利地说话）保持30分钟以上，才能达到比较好的减肥效果。

2. 中午运动

中午是不太推荐的运动时间段。而午餐于减肥来说是至关重要的。

如果其他时间段不方便安排运动，可以这样安排中午的饮食和运动：上下午的两次加餐增加分量，午餐减少分量，以清淡的饮食为主；尽量遵守"正餐至少2小时后再运动，运动后1小时再补充较多的能量"的原则。

3. 晚上运动

傍晚6：00左右吃饭，晚上8：30左右运动是最好的选择。太晚则易影响睡眠。

如果需要在晚上7：00至8：00运动，则可以把晚餐的一部分转移到下午的加餐（或在运动前2小时吃晚餐），运动结束1小时后也可再补充一些水果、蔬菜、豆制品、稀粥等，避免晚上饥饿。尽量不在晚上运动后进食过饱过多，这样会导致肠胃负担过重，也不利于控制体重。

总之，应遵循"结合自己的时间分配来安排饮食和运动的时间"这个原则：运动前后都不宜大吃大喝，且正餐2小时后运动更好；运动后可以补充一些能量，但大量补充需要1小时后（也不宜大吃）。

三、运动量因人而异

运动量也称"运动负荷"，组成运动负荷的主要因素是"量"与"强度"。决定运动量的因素有以下几种：

（1）数量：指体育锻炼所完成的练习总数。

（2）强度：指单位时间内生理负荷量的大小。

（3）时间：一次锻炼的总时间。

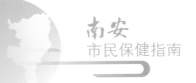

同时，运动量也受年龄、身体状况、运动项目等因素影响。

一般来说，中老年人每次运动锻炼的时间以30分钟左右为宜，而年轻人的运动时间可以稍微长一些，以45分钟到1小时为宜，最多不超过2小时，每周4～6次。

四、运动损伤防治小常识

（一）运动损伤的分类

运动损伤按伤后皮肤或黏膜完整与否可分为开放性损伤（擦伤、刺伤等）和闭合性损伤（肌肉拉伤、扭伤等）；按伤后病程的阶段性可分为急性损伤和慢性损伤；按受伤的组织结构分类可分为皮肤损伤、肌肉损伤、肌腱和韧带损伤、关节损伤、滑囊损伤、软骨损伤、骨损伤、神经损伤、血管损伤、内脏损伤等；按程度轻重可分为轻伤（不影响工作和训练）、中等伤（24小时以上不能工作或训练者）和重伤（须住院治疗者）。

（二）运动损伤的处理原则

1.早期处理

运动损伤早期指伤后24小时或48小时以内，组织出血和局部出现红肿热痛、功能障碍等征象的急性炎症期。

处理方法和步骤：

（1）冷敷：用冰袋、冰棒或冷水浸湿的毛巾冷敷受伤部位。外敷新伤药可迅速止痛、减轻急性炎症；也可购买冰矿泉水冷敷受伤部位或用流动冷水冲洗。

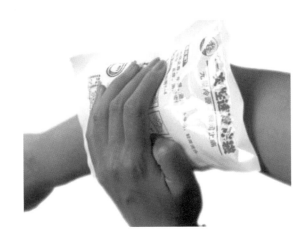

（2）加压包扎：冷敷后，用适当厚度的棉花或海绵放于伤处，然后用绷带或布条稍加压力进行包扎，包扎的松紧要适度，每8小时应松开绷带几分钟，再进行包扎。加压包扎24小时后即可拆除。

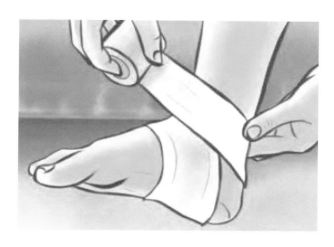

（3）抬高伤肢：经冷敷和加压包扎后，可在伤肢的下面垫上物件，抬高受伤的肢体。此外，疼痛较重者和淤血较重者可遵医嘱服药。

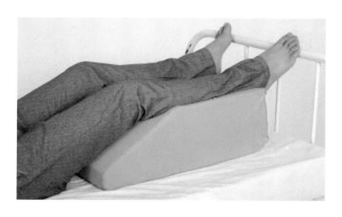

在急性期不宜对伤部进行按摩，否则会加重出血和组织液的渗出，使肿胀加重。

2. 中期处理

运动损伤中期指受伤24小时或48小时以后。这时出血已经停止，急性炎症逐渐消退，但伤部仍有淤血和肿胀。

处理方法和步骤：

（1）热疗和按摩：用热水袋或浸湿热水的毛巾（注意避免烫伤）对受伤的部位进

行热敷，然后按摩受伤部位（按摩力度应从轻到重，用力方向应指向血液回心方向）。

（2）就医做进一步的理疗和药物性治疗。

3. 后期处理

运动损伤后期，损伤基本修复，肿胀、压痛等局部征象也已消除，但肢体功能尚未完全恢复，锻炼时仍感疼痛、酸软无力。

处理方法：以按摩、理疗和功能锻炼为主，适当配以药物疗法。

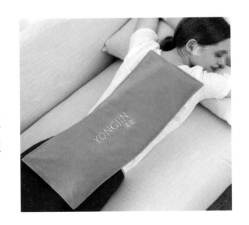

（三）运动损伤的预防原则

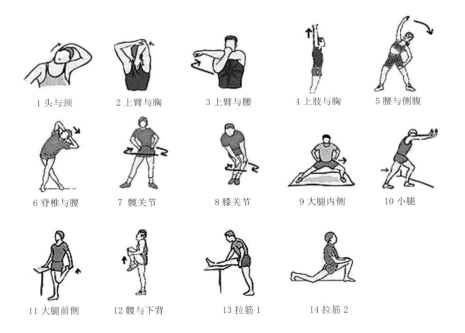

1 头与颈　　2 上臂与胸　　3 上臂与腰　　4 上肢与胸　　5 腰与侧腹

6 脊椎与腰　　7 髋关节　　8 膝关节　　9 大腿内侧　　10 小腿

11 大腿前侧　　12 髋与下背　　13 拉筋 1　　14 拉筋 2

（1）了解和学习运动损伤发生的原因和基本预防知识，强化预防运动损伤的意识，避免因为无知无畏而引发运动损伤。

（2）合理选择锻炼内容，合理安排运动负荷。

（3）做好准备活动。

（4）加强易损伤部位的锻炼。

（5）避免由局部负担过重导致的微细损伤积累引发慢性劳损。

（6）选择安全、卫生的运动环境。

（四）爬山的利弊

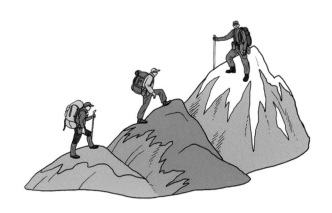

爬山属于有氧运动，能够使肌肉获得比平常高出10倍的氧气，可以有效帮助体内的有害物质排出；还可以加快脂肪的燃烧，有减肥瘦身的功效。爬山有助于改善关节的功能，保持肌肉和运动器官的协调，增加骨中矿物质的含量，预防骨质疏松等症，经常爬山有利于骨骼细胞的生长。

（1）促进人际关系。爬山如遇到坡陡、路窄等特殊情况，一个小小的搀扶，或者伸手拉一下队友等，都是促进良好社会关系发展的途径。

（2）减肥瘦身。爬山对减少腿部脂肪、塑造上翘的臀部有很大的帮助，非常有助于腰、腹部的锻炼，尤其有助于塑造曲线优美而饱满的翘臀。

（3）保护视力。在山野之中，特别是在山巅之上，目光可以放至无限远，缓解眼部肌肉的疲劳，进而起到保护视力的作用。

（4）增强心脏功能。在山间行走，能够有效地增强心脏的收缩能力。

（5）促进新陈代谢。爬山活动尤其是爬高山能够大量消耗人体内聚积的脂肪组织，尤其是腰腹部的脂肪组织。爬山属于有氧运动，能够使肌肉获得比平常高出10倍的氧气，从而使血液的含氧量增多，免疫细胞数量增加，有效帮助体内的有害物质排出。

虽然爬山的好处有很多，但是在爬山的时候也应该注意以下几方面：

（1）爬山出汗可以将体内和体表的一些废物及时排出，给身体做一次大扫除。因此，要补充足够的能量。

（2）爬山过程中体温升高，可以将一些细菌杀死，而汗液的适当排出，可以使体温控制在安全的范围内。

（3）应该注意采用有规律的爬山方法，以使控制汗腺的神经系统得到锻炼，使之更敏感。

（4）爬山出汗具有美容美肤作用，血管的收缩、舒展相当于给皮肤做按摩。但是，要注意出汗后一定要用温水洗澡，及时补充水分和保温。

（5）爬山之前应该准备足够的水和干粮。

（6）准备适合爬山的运动鞋和服装，带一些常用的药品，以防万一。

（7）可带上针线包，以便在爬山过程中树枝将衣物刮破时缝补。

五、办公室久坐运动操

久坐工作的人群，若长期缺乏运动，很容易患上"肌肉饥饿症"。预防此症最好的方法就是经常进行运动。以下为一套适合久坐工作者锻炼的办公室保健操。

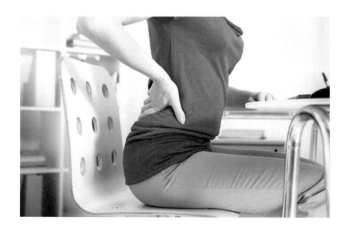

（一）方法一

（1）床上仰卧，两腿并拢，两手握床架。

（2）两腿向上举（两膝触及前额），吸气。

（3）还原，两腿缓慢放下，呼气；重复10～12次。该动作可增强腹外斜肌、腹直肌和背阔肌肌力。

（二）方法二

（1）并腿站立，两手放松垂于体侧。

（2）上体向前屈，两手手指触地（膝盖伸直）。

（3）原地双手下压一次，力求掌心触地；共2组，每组12～14次。该动作可增强背阔肌、菱形肌和腹外斜肌肌力。

（三）方法三

（1）分腿站立（宽于肩），两手垂于体侧。

（2）上体向右侧屈，右臂顺着身体右侧向下伸（两膝伸直），左臂屈肘叉腰。换方向再做上述动作，呼吸均匀。两侧各重复8～10次。该动作可锻炼腹外斜肌、大圆肌和小圆肌。

（四）方法四

（1）分腿站立（宽于肩），两手垂于体侧。

（2）右手上举，随即手摆向背部（力求触及肩胛骨），头部前倾或后仰，吸气。

（3）还原，呼气。两臂交替练习，重复14次或15次。该动作可锻炼三角肌、冈下肌、斜方肌，提高脊柱的灵活性。

（五）方法五

（1）分腿站立（宽于肩），两臂屈肘位于胸前。

（2）上体从左向右环绕旋转，然后反方向旋转。左、右各绕旋6～8次。该动作可增强腹外斜肌和髂腰肌肌力。

（六）方法六

（1）并腿站立，两手放松垂于体侧。

（2）右腿屈膝上举（力求膝盖触及胸部）。两手抱膝，背部保持正直，吸气。

（3）还原或直立，呼气。两腿交替练习，重复18～20次。该动作可增强股直肌和股内肌肌力。

（七）方法七

（1）两臂屈肘俯撑，两腿并拢。

（2）原地俯卧撑10～12次，共2组，间歇1～2分钟（俯撑有困难，可用斜撑取代）。该动作可增强三角肌、肱二头肌、肱三头肌肌力和腰椎的柔韧性。

（八）方法八

（1）仰卧床上，两手抱颈，两腿并拢。

（2）起坐，吸气。

（3）慢慢后倒成仰卧，呼气；共3组，每组6～8次，组间间歇20～30秒。该动作可增强腹直肌肌力。

（九）方法九

（1）面向椅背站立，两手握椅背，两腿并拢。

（2）深蹲下，呼气。

（3）站起，吸气；重复12～14次。该动作可增强股外肌和腓肠肌肌力。

（十）橡皮筋健身操

1. 上拉

（1）在橡皮筋上打一个结，右腿踏着橡皮筋的一端，弯腰用手提橡皮筋的另一端。

（2）挺起身体，两手用力拉起橡皮筋到胸前。左、右腿交替练习40次，可有效去除腰酸。

2. 划腿

（1）身体坐在椅子上，小腿穿上橡皮圈。

（2）双腿用力往外划，练习20～25次，可有效减轻臀部的疲劳。

3. 蹬腿

（1）身体坐在椅子上，右脚踏着橡皮筋，双手各拿橡皮筋的一端。

（2）右腿用力往前蹬，双手紧握橡皮筋往上提。左、右腿交替各20次，可有效减轻腿部的疲劳。

4. 扭臂

（1）身体直立，手臂弯曲穿上橡皮圈。

（2）臂弯不动，手肘往外扭。练习20～25次，可有效减轻肩膀的疲劳。

5. 提臂

（1）身体站立，右脚踏着橡皮筋一端，右手提着橡皮筋的另一端。

（2）右手臂用力向上提。左、右手，左、右脚交替练习40次，可有效减轻手臂疲劳。

6. 扩胸

（1）身体站立，双手紧握橡皮筋放在胸前。

（2）双手用力往外平拉，在到达极限时停留3秒。练习20次，有益于增强肺部呼吸功能，减轻胸部疲劳。

六、安全运动心领神会

（一）简单速记

（1）剧烈运动时和运动后不可大量饮水，应休息一段时间再喝。

（2）不要在情绪不好的时候运动。

（3）进餐后不宜运动。

（二）注意事项

久未参加剧烈体育运动的人群，应该遵循循序渐进的原则进行锻炼，以达到有效锻炼的目的。选择适合自己的体育运动，适量运动。

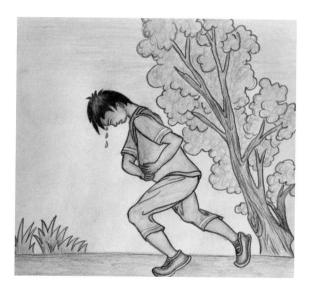

1. 运动前应注意些什么

（1）运动前2小时不要进食，最好在运动前3小时吃一些牛肉或瘦猪肉，但不建议吃油腻、膨化食品。

（2）在运动前不要喝大量的水，建议小口饮用少量生理盐水。

（3）不要穿软底鞋参加跑步、跳高、跳远之类的运动；鞋带不要太长。

（4）运动前一天晚上应尽早休息，检查一下运动装备，做一些能使自己快乐的事。

2. 运动后应注意些什么

（1）运动后如何科学饮水：运动不仅消耗能量，也消耗水分，尤其在夏日进行运动，往往口干舌燥。该如何补充体内丢失的水分，也是需要特别注意的一个方面。

① 饮水的质量：尽量不喝各种饮料，诸如汽水之类；应喝白开水或者绿豆汤，或1%的淡盐水等，以去热除暑，及时补充体内由于大量出汗而丢失的钠。

② 饮水的温度：因为平时人的体温在37 ℃左右，经过运动后，可上升到39℃左右，如果此时饮用过冷的水，会强烈刺激胃肠道，引起胃肠平滑肌痉挛，血管突然收缩，造成胃肠功能紊乱，导致消化不良。

③ 饮水的量：运动中出汗多，需饮用的水量自然大，但不能一次性喝足，要分次饮用。一次饮水量一般不应超过200毫升，两次饮水至少间隔15分钟。另外，饮水的速度要慢，不可过快。

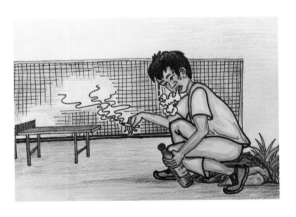

（2）运动后五不宜

① 不宜立即吸烟。运动后马上吸烟，吸入肺内的空气中会混入大量的烟雾，导致氧量减少，机体会因供氧不足而出现胸闷、气喘、头晕、乏力等。有资料表明，身体疲乏时吸烟的危险比平时更大。

② 不宜马上洗澡。运动时体内大量血液分布在四肢及体表，一旦停止运动，体表增加的血液量还会持续一段时间，此时如果马上洗澡，则血液会过多地进入肌肉和皮肤，将导致心脏和大脑的供血不足。

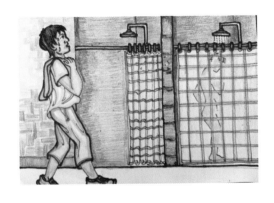

③ 不宜贪吃冷饮。运动后失水较多，往往口干舌燥，极想喝水，这时喝下大量的冷饮，容易引起胃肠痉挛、腹痛、腹泻等。

④ 不宜蹲坐休息。运动后马上蹲下休息，不利于下肢血液回流，会影响血液循环，易加重肌体的疲劳。

⑤ 不宜立即吃饭。运动时神经系统控制着肌肉活动，而管理人体内脏器官的神经系统处于抑制状态，同时全身的血液也流向运动器官处，内脏处较少，此时进食会增加消化器官的负担。

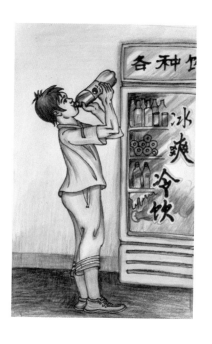

3. 运动后消除疲劳的四种方法

（1）充足睡眠：睡眠是消除疲劳、恢复体力的关键。运动者每天应保证8～9小时的睡眠，使机体处于完全放松状态。

（2）按摩：按摩不仅能促进大脑皮层兴奋与抑制的转换，使由疲劳引起的神经调节紊乱消失，还可促进血液循环，加强局部血液供应，消除疲劳。按摩时以揉捏为主，交替使用按压、扣打等手法；按摩可在运动结束后或晚上睡觉前进行。

（3）整理运动：剧烈运动后骤然停止，会影响氧的补充和静脉血液回流，使血压降低，引起不良反应。因此，运动后应做整理运动，动作缓慢、放松，使身体状态慢慢恢复平静。

（4）合理安排膳食：疲劳时应注意补充能量和维生素，尤其是糖、维生素C及维生素B$_1$，应选择富有营养和易于消化的食品，多吃新鲜蔬菜、水果。

（三）运动训练的误区

1. 误区一：偶尔运动

不少人利用双休日进行集中式健身以弥补平日锻炼的不足。懒得运动会伤害身体，而偶尔运动更会伤害身体。科学有效的做法是每周锻炼3～5次。周末健身族平时可以选择适宜的项目，茶余饭后进行适度锻炼，这样，锻炼才能真正达到提高体能、增进健康的效果。

2. 误区二：拼命运动

到了春夏季，有些人则会加大运动强度。专家认为，适当运动有助于减肥、锻

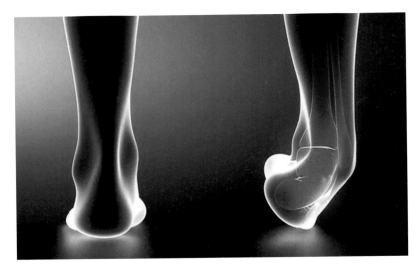

炼身体，但过量运动则害处多多。特别是在夏季，运动会导致出汗多，也不要在非常劳累的情况下锻炼，还是按照平时的强度进行锻炼，以免强健身体不成反而危害健康，甚至造成无法挽回的后果。

3. 误区三：盲目运动

对适合自己的运动不了解，盲目跟风运动。例如练瑜伽，这种运动对身体的柔韧性要求比较高，如果柔韧性不好，则极易发生拉伤。

4. 误区四：雾霾天运动

雾霾天空气污染比平时要严重得多，极易导致呼吸系统的防御功能和肺功能下降，平时有锻炼习惯的人应停止户外跑步和散步，最好不要进行心肺功能锻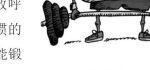
炼，如高强度的跑步等。另外，在雾霾天锻炼也容易诱发心脑血管疾病。

七、口腔保健

（一）正确刷牙

1. 选择合适的牙刷

（1）牙刷头的大小要适合口腔，太大则不易转动。

（2）刷头的形状要略尖，便于伸到口腔深处间隙中。

（3）刷毛硬度要适中，太硬容易损伤牙齿和牙龈，太软又不易清洁污垢。

（4）牙刷柄要适合手掌大小，以便自如拉动。

（5）儿童要使用儿童牙刷；牙齿矫正患者要使用"V"形正畸牙刷；牙周炎患者应配合使用间隙刷。

（6）对于生活不能自理的弱智儿童或手功能障碍需要别人帮助的刷牙者，推荐使用电动牙刷。

电动牙刷　　　　儿童牙刷　　　　正畸牙刷　　　　牙间隙刷　　　　保健牙刷

温馨提醒：

刷毛变形要及时更换牙刷（2～3个月）

2. 使用正确的刷牙方法

目前普遍推荐巴氏刷牙法。巴氏刷牙法的要领：手持刷柄，刷毛指向根尖方向，刷毛约与牙长轴呈45°，轻度加压使刷毛端进入龈沟，以短距离（2～3毫米）水平颤动牙刷，勿使毛端离开龈沟，至少颤动10次。

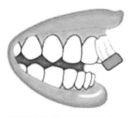 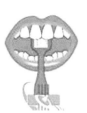 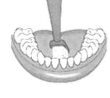

1. 刷前牙外侧面及后牙内、外　　　　2. 刷前牙内侧时牙刷放置方式
侧面时牙刷放置位置及角度

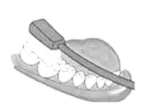 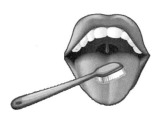

3. 刷咬合面时牙刷与咬合面垂直　　　　4. 最后轻刷舌头

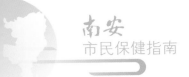
3.刷牙小贴士

（1）以颤动方式刷牙，避免用力过大。

（2）使用含氟牙膏，早晚刷牙，每次至少刷3分钟。

（3）按照一定的顺序刷牙，口腔内每颗牙齿、牙齿的每一面都要刷到。

（二）龋病预防

1.关于龋病

龋病俗称"蛀牙"，表现为牙齿颜色改变、牙洞、牙疼等。

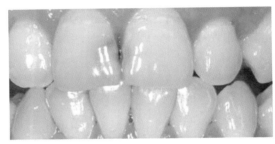

门牙的龋坏　　　　　　　　　　磨牙的龋坏

2.龋病预防

（1）少吃甜食。

（2）正确刷牙。

（3）儿童窝沟封闭及氟化物应用。

（4）定期检查口腔，发现龋齿及时治疗。

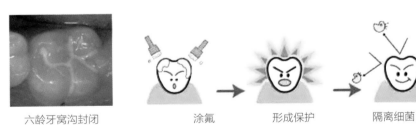

六龄牙窝沟封闭　　　涂氟　　　形成保护　　　隔离细菌

（三）关注牙周健康

1.牙周炎的危害

牙周炎顾名思义，就是牙齿周围组织发炎了。更形象一点讲，如果牙齿是一棵树，牙周炎就是固定这棵树的土壤流失了。牙周炎一般有一个发展过程，早期容易被忽视，而到了晚期则会对牙齿造成不可逆转的严重危害。

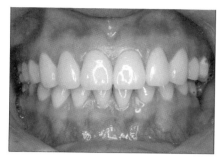

健康牙龈

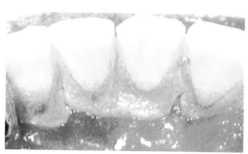

牙结石是导致牙周炎的重要因素之一

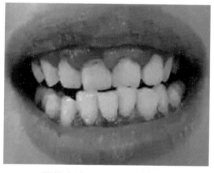

牙龈炎阶段：牙龈红肿出血

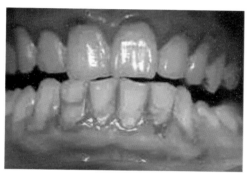

早期牙周炎：牙龈退缩

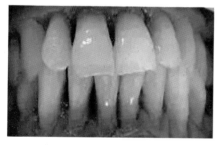

中期牙周炎：牙齿松动、移位

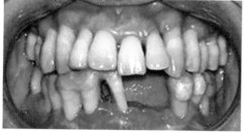

晚期牙周炎：牙齿松动、脱落

2. 如何预防牙周病

（1）每天早晚正确刷牙，保持牙面清洁。

（2）每隔6～12个月定期进行超声洁牙，去除牙菌斑及牙结石。

（3）控制糖尿病，戒烟，少喝酒，不熬夜，保持良好的生活习惯，加强锻炼，增强体质。

（4）定期检查，及时治疗。

（四）牙齿缺失了怎么办

一般来说，缺牙的修补方式有三种：烤瓷固定桥、种植牙、活动假牙。

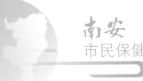
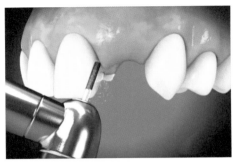

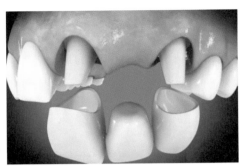

烤瓷固定桥修复图1：缺一补三

烤瓷固定桥修复图2

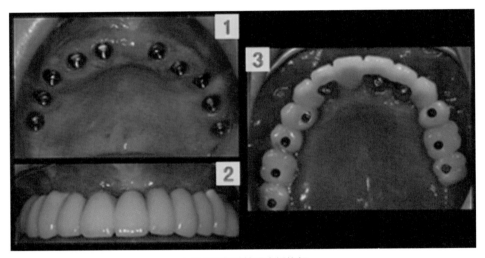

上颌无牙颌种植固定桥修复

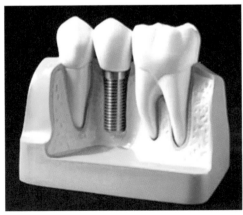

种植牙：缺一补一

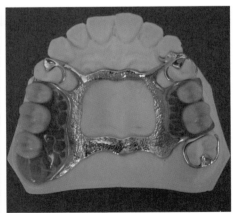

活动假牙

（五）牙外伤脱落的应急处理

牙齿掉了以后（完全脱位），首先要学会正确的拾起方法，以下是拾牙的重点！

（1）捡起牙齿，用手捏住牙冠，别伤到牙根。

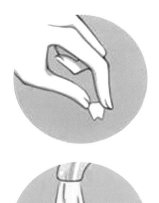

（2）若牙齿已经落地污染，应小心冲洗干净，千万不要搓洗牙根。

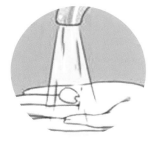

（3）将牙放入原位，可咬住干净的棉球进行固定，但不要太用力。

（4）若不能马上复位，可将牙含在舌头下面，或放在有牛奶、生理盐水、自来水的杯里，切忌干藏，保持脱落牙齿的清洁、湿润。

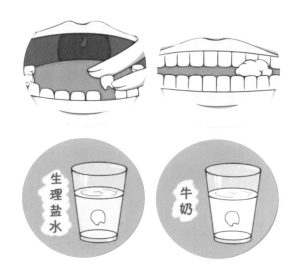

（5）尽快赶到医院，在30分钟内对牙齿进行再植。

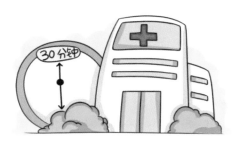

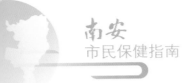
八、近视的认知与防治

（一）什么是近视

在放松的状态下，平行光线经眼球屈光系统后聚焦在视网膜之前，称为近视。主要表现：近视力正常，视远模糊、波动。

（二）近视眼的现状

低年级小学生	25%
高年级小学生	45%
初中生	55%
高中生	70%
大学生	80%以上

（三）近视眼的预防

（1）合适的环境光线亮度，避免在较暗光线下学习或工作。

（2）改善近距用眼姿势，控制用眼距离，避免用眼距离少于33厘米。

（3）缩短近距离用眼时间，避免近距离用眼时间超过45分钟。

（4）增加户外活动，每天必须达2小时以上。

（5）做好眼保健操。

（6）控制手机、电脑等电子产品的使用时间。

（7）定期做视力检查，发现问题及时治疗。

（四）近视眼的治疗

近视是一种屈光异常，一切先进的治疗都是针对屈光而言。基本原理：通过改变光线的折射或改变眼屈光介质的曲率，使焦点落在视网膜上。

矫正屈光不正主要有三种方法：

（1）眼镜：最常见的矫正方式。

（2）屈光手术：把"镜片"置于角膜上。手术适应证为年龄大于20岁的轻、中度近视且矫正视力正常、近视度数已稳定两年、自愿接受手术的患者。圆锥角膜、自身免疫疾病等为禁忌证。

（3）接触镜：把镜片戴到角膜上，分为软性接触镜和硬性接触镜。

角膜塑形镜：俗称OK镜，角膜塑形镜的好处是可以控制度数发展，脱离框架眼

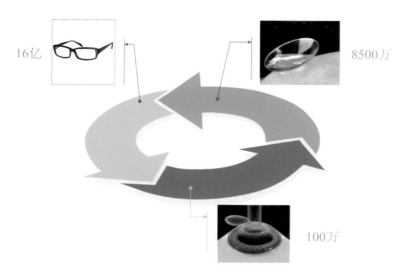

16亿

8500万

100万

镜，对青少年近视的发生发展有很大的益处；视力短期内提高，操作简单，屈光度降低良好，对眼部不产生其他影响等。其坏处是容易导致角膜炎以及结膜炎。注意：佩戴眼镜前应洗手，去除手部细菌，避免感染。

健康行为：

眼睛：给您戴什么好呢？

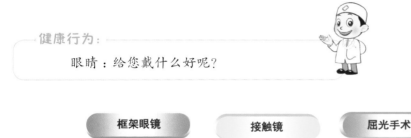

框架眼镜	接触镜	屈光手术
最常见的矫正方式，简便、安全，但有镜片的放大率问题和视野限制的问题，且会改变自然面容	把镜片戴到角膜上，可保持自然面容，但镜片与眼表接触，注意安全性问题，有角膜溃疡风险	把"镜片"做到角膜上，是一种有效的矫正方式，但不可逆，应严格掌握适应证

（五）护眼的六大误区

（1）戴眼镜会导致度数加深。其实并不是戴眼镜导致视力加深，而是佩戴不合适的眼镜才造成了这样的结果。一般来说，经过眼科医师验光，佩戴度数合适的镜片能避免近视持续加重。

（2）眼镜度数配低一点好。配眼镜的目的在于辅助视力，使眼睛不必用力眯眼才看得清。如果度数不充足，负责调节焦距的睫状肌则会过度调节而持续痉挛，长时间下来就很容易疲劳，可能使视力恶化更快。

（3）眼保健操可改善视力。眼保健操仅可起到缓解眼睛疲劳的作用，并不能预防近视的发生，更无法提高视力。

（4）视力下降就需要配眼镜。对孩子来说，刚开始的视力下降基本上属于假性近视，假性近视不需要佩戴眼镜，通过正确的纠正方法就可以恢复。家长给孩子配眼镜时需到专业机构检查，如果是真性近视，才需要配眼镜。

（5）多看绿色可以护眼。我们常说的看远处的绿色植物可以护眼，其实，重点应该是远眺这个动作可以减缓眼睛的疲劳感，而不是绿色植物。远眺可以调节用眼距离，从而缓解眼睛疲劳。而与颜色无关。

（6）经常性滴眼药水可以护眼，眼睛稍微有点不舒服就滴上一滴。然而，经常使用眼药水，不仅不能护眼，反而会引起更多的眼疾。眼药水中含有的防腐剂、抗生素等物质，对角膜和结膜的损伤很大，长期使用容易引起干眼症、角膜炎，甚至是青光眼。

九、皮肤保健

健美的皮肤象征着健康、美丽、自信和成功，具有光滑、细腻而有弹性的肌肤是人们共同的追求。虽然皮肤衰老是人体的一种生理现象，但是采用科学、有效的美容保健方法，可以延缓皮肤衰老。

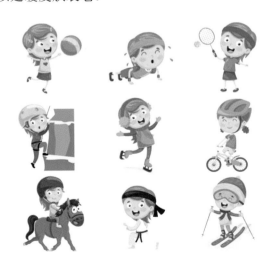

皮肤保健应注意以下几方面：

（一）运动

适宜的体育运动能促进全身血液循环及新陈代谢，增强机体清除氧自由基的能力，加快二氧化碳等废物的排泄，使皮肤血液携氧量增加，血流量增加，皮肤红润、健康。

（二）情绪

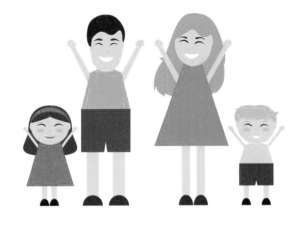

保持稳定、良好的情绪有利于皮肤的健美。皮肤受神经系统的调控，一个人心情舒畅、开朗乐观，则交感神经处于兴奋状态，心排血量增加，皮肤血流量增加，显得红润、容光焕发；但若终日忧思、焦虑，则副交感神经处于兴奋状态，能促进促黑素细胞生成素作用，使黑素增加，并影响胃肠功能，抑制营养摄取，使面容憔悴。

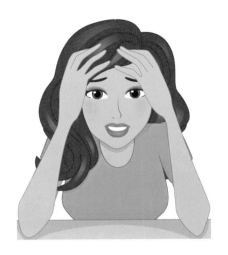

（三）饮食

日常饮食应摄入多样、均衡和适量的营养成分，注意多饮水，多吃蔬菜及含铁、锌等微量元素较多的食品，如瘦肉、鱼肉、豆类、大白菜、萝卜等，增加皮肤的光泽和弹性，预防皮肤衰老。油性皮肤者应少吃糖、脂肪和辛辣食物。

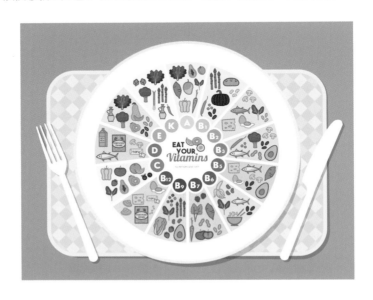

（四）睡眠

充足的睡眠对皮肤细胞正常更新、行使正常功能以及维护皮肤健美至关重要，晚上10:00是皮肤基底层更新最旺盛的时间，成年人应每天保持6～8小时的睡眠时间，过度劳累或失眠者由于皮肤不能得到正常的修复，因此面容蜡黄，色泽暗淡。

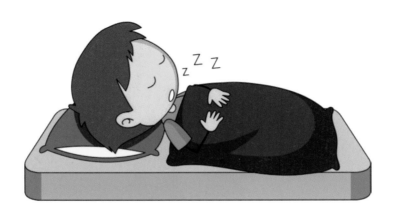

（五）清洁

皮肤清洁一般用35～38℃的水，选用合适的洁肤用品（如油性皮肤可用弱碱性洁肤用品），面部皮肤长期暴露在外，故应早晚各清洁一次；夏天可每天洗澡，冬天2～6天洗澡一次为宜，过度清洁会破坏皮脂膜，使皮脂膜丧失对皮肤的保护和滋润作用，反而促进皮肤老化。

（六）按摩

面部按摩不仅可刺激神经、消除疲劳，改善皮肤血液和淋巴循环，加速皮脂分泌，促进代谢，帮助去除皮肤表面的老化角质，还可防止真皮乳头层萎缩，增进弹性纤维的活力，使皮肤红润有光泽、丰满有弹性，长期按摩对延缓皮肤衰老有一定作用。可每星期按摩一次，用按摩膏或润肤霜由下而上、由内向外打圈按摩，持续15～20分钟，若能配合热喷和面膜，则效果更好。

（七）护肤

对于护肤品，应根据皮肤的类型选择相应的剂型和成分，中、干性皮肤选择霜剂；油性皮肤选择乳剂、凝胶剂或者溶液；敏感性皮肤最好选择医学护肤品，且不要随便更换护肤品种类。此外，应禁用含铅、汞的化妆品，防止造成色素沉着；禁用含激素的化妆品，防止出现激素依赖性皮炎。

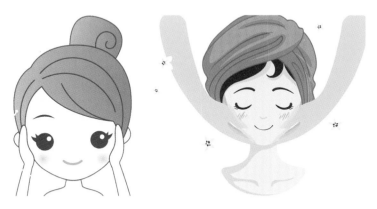

（八）防晒

导致皮肤老化的主要因素是长波紫外线，其可穿透真皮上部，使机体产生过量的氧自由基，致细胞损伤、变性、恶变。因此，防晒对防止皮肤光老化、色素沉着及预防皮肤病的发生具有重要意义。具体措施包括尽量避免在阳光强烈的时段外出，外出时应打伞、戴帽、穿浅色衣服；使用防晒指数（sun protection factor, SPF）

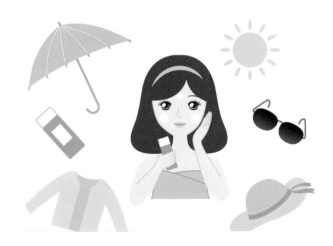

大于15及PA++（延缓皮肤晒黑时间4～8倍）及以上的防晒霜等。

（九）皮脂膜的维护

皮脂膜是覆盖于皮肤表面的一层透明薄膜，其主要成分是具有保湿作用的神经酰胺，有防晒作用的角鲨烯，有抗炎作用的亚油酸、亚麻酸及脂质，故维护好皮脂膜即维护好皮肤屏障功能。在治疗皮肤病时，应配合使用含有神经酰胺、角鲨烯、亚油酸、亚麻酸等可修复皮肤屏障功能成分的医学护肤品；面部禁止长期使用激素、刺激性强的药物及清洁剂；注意日常防晒。

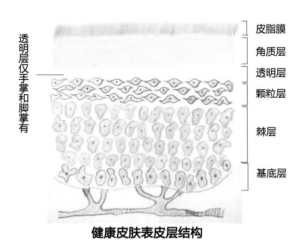

健康皮肤表皮层结构

总之，应尽量在专业美容或皮肤科医师指导下，科学、规范地对皮肤进行护理和美容。

十、心理卫生

（一）心理要健康，标准细品尝

核心内容：怎样才算得上心理健康呢？有学者提出，心理健康应该有以下10条标准。

（1）充分的安全感。

（2）充分地了解自己。

（3）生活目标切合实际。

（4）常与外界环境保持接触。

（5）保持个性的完整与和谐。

（6）具有一定的学习能力。

（7）保持良好的人际关系。

（8）能适度地表达与控制自己的情绪。

（9）发挥自己的才能、兴趣、爱好。

（10）能以积极进取的心态迎接适度的挑战。

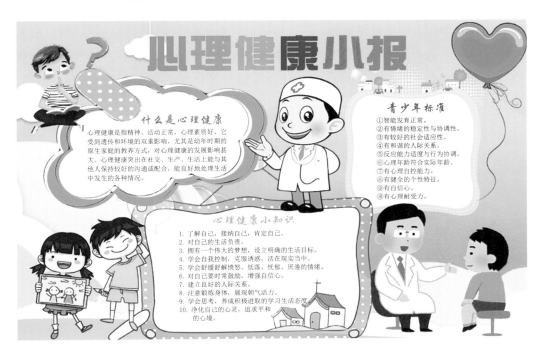

（二）快乐很重要，保持好心情

快乐是一种奢侈。若要品尝它，绝不可缺的条件是心无不安。心

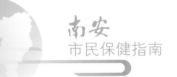

若不安——即使稍受威胁，快乐就立刻烟消云散。

——司汤达

人人都想拥有快乐的人生，但生活中最常听到的却是："我生活得不快乐！"其实，快乐在很大程度上源于内心的安静平和。心若安，快乐自会随之而来。

心安是福气。要保持心安，唯有筑牢心中的"防火墙"，把各种杂念私欲紧锁在理智的铁笼之中，将形形色色的诱惑阻隔在快乐宁静的心田之外，学会淡然地看待人生磨难，宽容地对待世事无常，坦然地面对功名利禄、荣辱得失，看透世间千愁万绪，将其视为过眼烟云，以豁达的心境品味生活。

心安方能乐。心安才是最长久和最能给人安全感的。所谓的快乐事件，大多数也不过是一件事有了着落，一个人有了归属，从而生发出心安平静的满足感。

（三）心情可减压　教你几绝招

当今社会，人们面临的压力越来越大，很多因素在影响着每一个人的情绪。我们将影响一个人情绪的诸多因素称为"心理污染"。

心理污染打击的不仅是躯体，还有精神。它会使人丧失自信，失去前进的动力。在生活中，人总会遇到令人烦恼、悲伤甚至愤恨的事情，因而会产生不良情绪，最终导致身心疾病的发生。此时，应该学会控制和调节自己的情绪，保持身心健康。下面的方法不妨一试。

1. 意识调节

人的意识能够控制情绪的发生和强度。一般来说，思想修养水平较高的人，能更有效地调节自己的情绪，因为他们在遇到问题时，能够理智和豁达地面对。

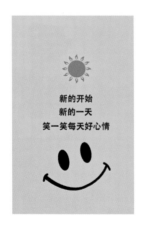
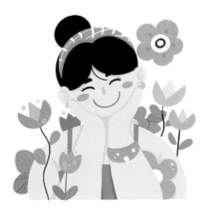

2. 语言调节

语言是影响人情绪体验与表现的强有力工具，通过这个工具可以引起或抑制情绪反应。林则徐在墙上挂着写有"制怒"二字的条幅，就是用语言来控制和调节情绪的例证。

3. 注意力转移

把注意力从自己的消极情绪转移到其他方面。俄国文豪屠格夫曾劝告那些刚愎自用、喜欢争吵的人：在发言之前，应把舌头在嘴里转10圈。这些劝导对缓和情绪非常有益。

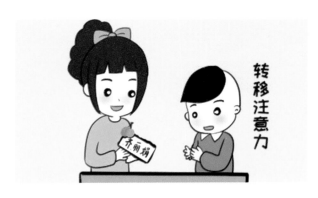

4. 行动转移

行动转移即把愤怒的情绪转化为行动的力量。

5. 释放法

让愤怒者把不公平的，令自己不满、愤慨的事情坦率地说出来，或者对着沙包、橡皮人猛击几拳，可以达到松弛神经的目的。

6. 自我控制

自我控制即按照一套特定的程序，以机体的一些随意反应来改善机体的另一些非随意反应，用心理过程来影响心理过程，从而达到松弛入静的效果，以消除紧张和焦虑等不良情绪。

通过以上方法，清除自己的心理污染，能够改善自己的心情，提高自己的工作效率，使生活充满阳光。

（四）压力可测量，请你试一试

测测你的心理压力有多大？

PSTR心理压力自测量表：你的心理压力大吗？有什么方法自我了解一些自己的

压力情况？下面通过PSTR心理压力自测量表进行自测，看看自己的心理压力状况如何。

开始测试：仔细考虑下列每一个项目，根据下面的发生频率分数进行评分并统计。

按频率计算分数：总是（计4分），经常（计3分），有时（计2分），很少（计1分），从未（计0分）。

（1）我受背痛之苦。

（2）我的睡眠不定且睡不安稳。

（3）我有头痛。

（4）我腭部疼痛。

（5）若须等候，我会不安。

（6）我的后颈感到疼痛。

（7）我比多数人更易神经紧张。

（8）我很难入睡。

（9）我的头感到紧或痛。

（10）我的胃有毛病。

（11）我对自己没有信心。

（12）我对自己说话。

（13）我忧虑财务的问题。

（14）与人见面时，我会窘怯。

（15）我怕发生可怕的事。

（16）白天我觉得很累。

（17）下午我感到喉咙痛。

（18）我心情不安，无法静坐。

（19）我感到非常口干。

（20）我有心脏毛病。

（21）我觉得自己不是很有用。

（22）我吸烟。

（23）我肚子不舒服。

（24）我觉得不快乐。

（25）我流汗。

（26）我喝酒。

（27）我很自觉（自己需要、情绪、动机、计划、目标等）。

（28）我觉得已经四分五裂。

（29）我的眼睛又酸又累。

（30）我的腿或脚抽筋。

（31）我的心跳快速。

（32）我怕结识人。

（33）我手脚冰冷。

（34）我便秘。

（35）我发现自己很容易哭。

（36）我消化不良。

（37）我咬指甲。

（38）我耳中有嗡嗡声。

（39）我小便频繁。

（40）我有胃溃疡的毛病。

（41）我有皮肤方面的毛病。

（42）我未经医师指示使用各种药物。

（43）我的咽喉很紧。

（44）我有十二指肠溃疡。

（45）我担心我的工作。

（46）我口腔溃疡。

（47）我为琐事忧虑。

（48）我呼吸浅促。

（49）我觉得胸部紧迫。

（50）我发现难以做决定。

PSTR压力自测量表结果分析如下。

① 93分或以上：这个分数表示极度的压力反应在伤害你的健康。你需要专业心理治疗师给予一些忠告，他可以帮助你消减对压力的知觉，并帮助你改善生活的品质。

② 82～92分：这个分数表示你正在承受太大的压力，这正在损害你的健康，并令你的人际关系发生问题。你的行为会伤害自己，也可能会影响其他人。因此，对你来说，学习如何减除压力反应是非常重要的，你必须花许多的时间练习减压，

学习控制压力也可以寻求专业的帮助。

③ 71 ～ 81分：这个分数表示你正在承受的压力程度中等，可能正开始对健康产生不利。你可以仔细反省自己面对压力如何做出反应，并学习在压力出现时，控制自己的肌肉，以消除生理应激反应。好老师会对你有所帮助，也可以选用适合的肌肉松弛录音带。

④ 60 ～ 70分：这个分数表示你生活中的兴奋与压力量相当适中。偶尔会有一段时间压力太大，但你也许有能力去享受压力，并且很快回到平静的状态，因此对你的健康并不会造成威胁。做一些松弛的练习仍是有益的。

⑤ 49 ～ 59分：这个分数表示你能控制自己的压力反应，你是一个相当放松的人。也许你对所遇到的各种压力，并没有将它们视为威胁，所以你很容易与人相处，可以毫无畏惧地胜任工作，也没有失去自信。

⑥ 32 ～ 48分：这个分数表示你对所遭遇的压力不为所动，甚至不当一回事，好像并没有发生过一样。这对你的健康不会有什么负面的影响，但你的生活缺乏适度的兴奋，因此趣味也有限。

⑦ 27 ～ 37分：这个分数表示你的生活可能是相当沉闷的，即使刺激或有趣的事情发生了，你也很少做出反应。你必须参与更多的社会活动或娱乐活动，以增加你的压力激活反应。

⑧ 16 ～ 26分：如果你的分数落入这个范围内，则意味着你在生活中所经历的压力经验不够，或是你并没有正确地分析自己。你最好更主动些，在工作、社交、娱乐等活动上多寻求些刺激，做松弛练习没有什么用，但某些辅导也许会有帮助。

（五）什么是适合你的舒压方式

人们在工作和生活中时常感到压力巨大，你会选择什么样的舒压方式呢？现在就来测试一下适合你的舒压方式吧。

你接受朋友的邀请，一起乘船出海去玩。当天的天空非常晴朗，天气很好，你的心情也很愉快。你们在海上钓了一阵子鱼之后，决定暂时休息一下。于是，你们便把锚抛下，在海上预计停留两个小时左右。这时候你会选择在哪里休息呢？

A. 到船头的甲板上去

B. 到船的最上层去

C. 到船尾去

D. 到船舱里面去

测试结果：

（1）A、C想要到外地去旅行。会选择在船头、船尾部分休息的人，在你的内心深处，一直都抱着"想要到外地去旅行"的念头。船头、船尾这种地方正代表着想移动的愿望；建议你不妨出去走走或是泡泡温泉也不错。如果这两样都暂时没办法实现，去看海也是很好的解除压力的方法。这样一来，你的压力就能被风吹散了。

（2）B到船的最上层去。希望在高的场所休息，就表示你很在意在别人面前的表现。为了满足自己的欲望，为了消除自己的压力，就算只是稍微感到心情不好，就可以去吃吃自己喜欢的食物或是逛逛街、买买东西等，都可能会转变你的心情。让心情好起来，相信你的生活和工作就会进行得非常顺畅。

（3）D到船舱里面去。船舱是乘客聚集的地方，也就是传达信息的地方。选择这个答案表示你很想和大家一起快乐地度过。当然，最适合你的消除压力的方法就是和朋友们在一起。当你感到郁闷或心情黯淡的时候，不妨以你为中心办一个聚餐或是唱唱歌也不错。在朋友们面前把你心中的不满全部倒出来之后，你的压力也会消除许多。

（六）社交和谐

1.热爱生活，快乐工作

我们每个人都要工作和生活，生活是工作的基石，工作是生活的马达。一个人如果不能将生活与工作的关系处理好，现实总会冷冰冰地给他教训。

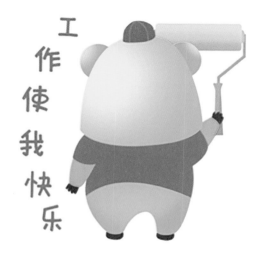

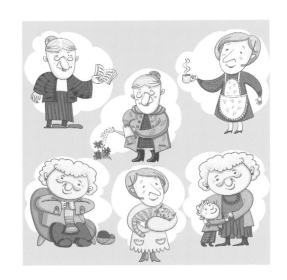

我们只有认真地对待生活，热爱生活，快乐地对待工作，才不至于陷入泥沼中。但我们并非生下来就懂得"热爱生活"这个道理。

所谓"热爱"二字，就是严肃地对待生活，不偏不倚，不去游戏人生，不是今朝有酒今朝醉，也不是一门心思扑在金钱和荣誉上，置自己的健康和家人于不顾。热爱生活，就是拥有阳光健康的人生态度，就是能够平衡生活与工作的关系，这是人生修炼的"内功"。在工作中创造快乐，则是这种内功的外延。

有一位公交车司机，他每天把公交车打理得干净整洁，更难得的是，他坚持用标准的普通话报站。乘客都笑称："坐一趟公交车，享受了专线航班的待遇！"这位司机就是快乐工作的典范，我们也能推断出他在生活中一定是阳光的、积极的。

健康行为：

（1）不要为了工作而工作。

（2）合理安排休息时间。

2. 助人为乐，道德健康

助人为乐是中华民族的传统美德。古语有云："己欲利，先利人；己欲达，先达人。"

生物的进化，出于竞争；社会的进步，出于互助。正所谓"守望相助"，从表面上看是助人，但实际上却是自助，因为"助人者，人恒助之"。今天我们帮助别人，明天也许就是别人帮助我们。社会本是一个互助合作的大团体，每个人都应该具有

"人人为我，我为人人"的奉献精神。我们帮助了别人，不仅使他人感到快乐，我们自己也倍感开心。正所谓"赠人玫瑰，手有余香"。

人生有三乐：自得其乐，知足常乐，助人为乐。何乐而不为？

"施比受更有福。"这句话大家都会说，但并非每个人都能实践。而能将其持之以恒、勤于实践的人，则为具备道德健康之人。

根据世界卫生组织的界定，道德健康是指：不以损害他人的利益来满足自己的需要，具有辨别真与伪、善与恶、美与丑、荣与辱的是非观念，能按照社会的行为规范与准则来约束和支配自己的思想与行为，能为他人的幸福做贡献。

道德健康的个体不但具备清晰的价值观念，能够在对错、好坏、善恶、荣辱之间做出自己的判断，而且在实际选择和形成自己的价值观时，能自觉地将对的、好的、善的价值观有机整合于自我人格之中。这种积极而清晰的价值观在帮助个体从消极心理状态中恢复的同时，还能够预防个体再次陷入心理问题之中，持续改善其心理状态，从根本上促进个体心理健康水平的提高。

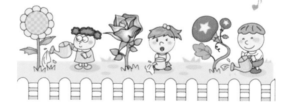

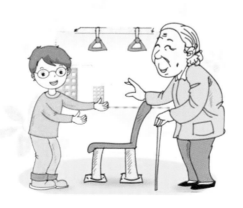

道德健康更多地体现于道德行为而不是道德观念。一个人可能偶尔会有不道德的想法，但只要能够坚持做正确的、符合道德的事，一贯地表现出良好的道德行为，就会为多数人所认同、肯定和赞赏，从而在心理上产生愉悦感，不断增进个体积极的情绪体验。这种积极情绪体验，不仅能够拓展心理活动空间，扩展个体瞬间思维活动序列，提高个体对未来有意义事件的接受度，进而增加其体验积极情绪的机会和可能性；还能使个体采取多种可能行为，促进个体从消极情绪中恢复，缩短个体体验消极情绪的时间，增强心理恢复力，持续提高心理健康水平。

道德健康个体的本质特点是自觉将个体与他人和社会相融合，在认识和看待人生与世界时，不局限于自我，而善于从社会和他人的整体观出发，能够在认识自我的同时超越自我，把握群体与社会之中的大我，在促进他人发展和服务社会的过程中，持续提升个体生命的意义与价值。

健康的道德不仅是一种知识、一种行为，更是一种生命的智慧。 优秀的道德品质，公正、利他、希望、意志、忠诚、关心等，不仅是个体在生命成长过程中收获的积极成果，更是个体继续面对人生发展问题的有效支撑力量，是不断促进个体生命成长与发展的基点与动力。

健康行为：

（1）慷慨施济，乐于帮助别人。

（2）身心纯洁，做人正直诚实。

南安健康文化保健典故与历史名医选编

保健典故选编四 —— 欧阳詹的悼母诗

欧阳詹是唐贞元年间的四门博士，因为他的诗名远播，所以后人把他曾经读过书的地方叫诗山。我们在这里介绍欧阳詹一首悼念他母亲的诗，这首诗感情真挚，读来令人落泪。

欧阳詹在未及第之前，与其母住在高盖山下一茅舍中，生活清贫，但欧阳母亲十分支持儿子读书。欧阳詹为了避免世事的干扰，经常带着干粮，上高盖山白云室埋首攻书，每日清早出去，直至晚上才回来。每次上山之前，欧阳母总是细心地为

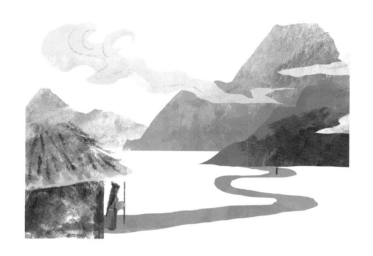

儿子准备好干粮，并送儿子出门，还谆谆嘱咐要早早归来，体现了一个慈母对儿子的关心和期望。欧阳詹对此十分感动，益发下苦功读书，希望自己有个出头之日，方不负母亲的一片苦心。

不料待欧阳詹于贞元八年进士及第第二名，授四门助教，请假回乡省亲时，母亲却与世长辞了，欧阳詹在悲痛之余，亲自到高盖山上的母亲坟墓前祭奠，并作诗一首，以示悼念：

高盖山前日影微，黄昏宿鸟傍林飞。

坟前滴酒空流泪，不见叮咛道早归。

为了纪念欧阳詹，后人刻石立碑。

关于这首诗，还有一段传说哩。

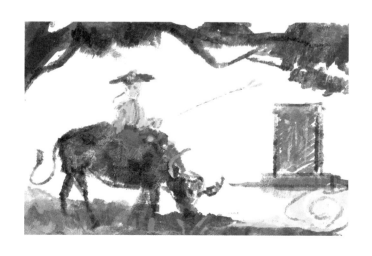

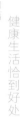

据传在清乾隆年间，有一晚，乾隆帝梦见一位先贤念了一首诗给他听，他感到这首诗写得极好，正待请问这位先贤是什么人时，突然被推一把，一觉醒来，心中颇感遗憾，而这首诗他也只记得一句："不见叮咛道早归"。这一年恰好是大比之年，乾隆帝便令主考官出了"不见叮咛道早归"这句诗让举子联成一首。众举子都凭自己意想补了出来，只有福建南安诗山乡一位姓戴的举子，因幼时当过牧童，上高盖山养牛，见过欧阳詹悼母诗的石碑，便照此诗录了。乾隆帝发现这首正是他梦中听见过的诗，心中大喜，便召见了这姓戴的举子，详细问清了情况，一边封官，一边下令保护欧阳母墓与这块石碑。

前人曾怀疑这首诗不是欧阳詹作的，这实在是多余。诗山一带的山、溪、村、镇的命名，人民口写的历史，是最强有力的证据。

历史名医选编四——陈明朴

陈明朴，字尔素，清代福建南安人，精医术。采茶炼药，取清源乳泉配制，为万应茶饼，又名神曲茶，疗效如神。他的儿子云列开店在南安西门内，额题"杏圃"。

其神曲远销海内外，颇孚信誉。

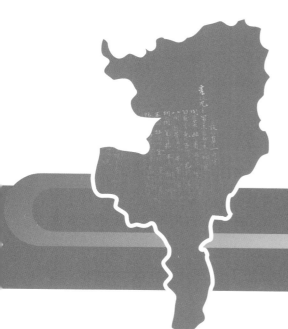

第五篇

偏验方与疑难杂症

一、偏方

（一）内科

1.伤风、感冒

方一：

【主治】伤风鼻塞。

【方药】苍耳子30克。

【用法】水煎，加红糖少许服。

【来源】刘仁善先生治验并整理。

方二：

【主治】感冒初起，时打喷嚏，流鼻水，头痛，咽喉痒，咳嗽，不论有热无热。

【方药】葱白10余根。

【用法】切碎，开水泡，趁热熏口鼻，然后饮服，盖被静卧。

【注意事项】用此方越早越好。

【来源】刘与铮先生治验并整理。

【附录】以葱白配方治疗感冒、流感的还有：

①风寒感冒初期，无出汗、头痛、发烧等症状出现时用：生葱白5根，生姜5片，红糖少许（亦可加绿豆少许），水适量煎汤，日服2次；宜热饮，服后微出汗者佳。（江永灿先生治验并整理）

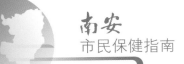

②治风寒感冒方：葱白5根（连头、须），干芫荽6～10克，白萝卜5片，黄豆1把。水煎温服。（李启元先生治验并整理）

③治流行性感冒恶寒（风寒型）方：3厘米长生葱白5根，胡桃肉5个，生姜5片。水煎服，蒙被发汗可治愈。（江永灿先生治验并整理）

④治流感、伤风方：葱头7个，红糖少许，水1碗煎七分（渣不再煎），每日饮服2～3次。（陈长沃先生治验并整理）

方三：

【主治】风热感冒。

【方药】黄花菜30克，红糖30克。

【用法】水煎服。

【来源】李启元先生治验并整理。

方四：

【主治】风寒感冒。

【方药与用法】选用：

① 姜母数片，红枣10～15枚，红糖3勺。水适量煎汤，日服两次。此方为民间适用的有效方。

②生姜5片，鲜艾叶100克，用两碗水煎至八分，1次服后发汗有效。用于风寒型流行性感冒初期、恶寒。

【注意事项】服后盖被发汗效果更加。

【来源】江永灿先生治验并整理。

方五：

【主治】治疗和预防流行性感冒。

【方药】大蒜汁、蜜蜂各50克。

【用法】混调，1天服用数次，每次1汤匙，临睡前服用需用开水送服。

【来源】江永灿先生治验并整理。

方六：

【主治】流行性感冒。适用于风热型。

【方药】选用：

①大青叶30克，马鞭草30克，桑叶20克。

②大青叶根（板蓝根）30克，蒲公英30克，羌活15克。

③大青叶15克，梅叶冬青根15克，玉叶金花15克，地胆草15克。

④贯众30克，板蓝根10克，一支黄花30克。

⑤贯众15克，苏叶6克，生姜3片，茶叶适量。

【用法】水煎，渣再煎，每日两次分服。

【来源】许百轩先生治验并整理。

方七：

【主治】流行性感冒流行季节用于预防。

【方药】佛耳草15克，薄荷叶9克。

【用法】水煎，代茶频饮。

【来源】吴光烈先生治验并整理。

2. 头痛

方一：

【主治】头痛无定处，发作无常。

【方药】石橄榄45克，青壳鸭蛋1枚，食盐少许。

【用法】轻敲蛋壳，使有裂痕，加水适量炖服，每日服1次，饭后服，饮汤吃蛋。

【来源】吴光烈先生治验并整理。

方二：

【主治】头痛。

【方药】天麻15～20克，白芷、川芎各15克，鸡蛋1枚。

【用法】水适量炖药，鸡蛋将壳打裂缝，放在药上隔水蒸到蛋熟，食蛋饮汤。

【来源】江永灿先生治验并整理。

【附录】以天麻配方的还有：

①治"头痛、头晕痼疾"方：天麻、川芎、白芷各9克，猪脑髓1副。隔水炖熟，食猪脑髓喝汤。（林伯南先生治验并整理）

②治"神经衰弱，长期头昏头痛"方：天麻10克（磨成细粉），猪脑髓1副（剔弃血丝），鸡蛋1枚，三物合在一起搅匀，放进锅中用茶油或花生油煎食。效果显著。（江永灿先生治验并整理）

方三：

【主治】痰浊内阻之头痛。

【方药】远志。

【用法】研细末，不拘多少，入鼻中，虽痛不可忍者亦止。

【来源】刘德桓先生治验并整理。

方四：

【主治】偏头痛，痛连项背，常喜以绵帛裹头。

【方药】连头生葱、米醋各120克。

【用法】在锅内煮至汁干，分作两份，用纱布包，趁热熨于患处，如稍冷即再炒再熨。

【来源】吴光烈先生治验并整理。

方五：

【主治】祛风止痛，适用于诸风上攻、头目昏重、偏头痛、鼻塞身重等症。

【方药】川芎6克，绿茶6克。

【用法】共研细末，沸水冲泡，代茶饮，每日1剂。

【来源】江永灿先生治验并整理。

方六：

【主治】眉棱骨痛。

【方药】羌活9克，酒黄芩3克。

【用法】水煎饭后服。

【来源】黄懋恩先生治验并整理。

3. 眩晕

方一：猪脑除眩方

【主治】青少年经常虚眩，头晕朦，眼花耳鸣。

【方药】猪脑髓1副（挑去红丝），天麻30克，鸡蛋2枚，高度白酒100毫升。

【用法】天麻浸白酒4～6小时变脆软后剁细碎，鸡蛋打入碗中，合天麻碎、猪脑髓搅匀后合煎，调味服食。每周2～3次。

【注意事项】本方适用于体质虚弱的青少年，老年人不宜。

【来源】崔闽鲁先生治验并整理。

【附录】治头目眩晕方：猪脑髓1副，川芎15克。炖熟，食猪脑髓喝汤。（林伯南先生治验并整理）

方二：天麻鹌鹑汤

【主治】补养气血，用治虚风眩晕。

【方药】天麻10克，鹌鹑1只。

【用法】鹌鹑去毛及肠杂，治净。将天麻捣成碎块，纳入鹌鹑肚内，加水炖烂，去天麻渣，调味服食。

【来源】李启元先生治验并整理。

【附录】用天麻配方的还有：

①治"头脑眩晕、偏头痛"方：天麻3克研末，猪脑髓两副去红筋捣碎，合入天麻末，另取鸡蛋1枚共捣，煎成饼食之。每日服1次，连服3次。（郑金熙先生治验并整理）

②治"眩晕、视物旋转欲倒、不能张目"方：天麻、川芎、黑杜仲各9克，合为末，合猪脑髓1副、鸡蛋1枚搅匀，加食盐少许，锅内炒熟取服。用于久晕效果好。（吴光烈先生治验并整理）

方三：首乌火鸡头汤

【主治】补肾填髓，用治肾虚眩晕。南安市民间习用。

【方药】首乌20克，火鸡头2个。

【用法】共炖烂，去首乌，服食。

【来源】李启元先生治验并整理。

方四：鳖地补肾汤

【主治】滋阴补肾，用于肝肾阴精亏损之头晕耳鸣、腰膝酸软，民间所谓"肾空虚火动、头壳晕矇矇"者。

【方药】鳖1只（去内脏），枸杞、淮山各30克，熟地、女贞子各15克。

【用法】加水适量，小火共炖至鳖熟透，去药渣，加调味食之。

【来源】李启元先生治验并整理。

方五：

【主治】气血虚弱的头晕。

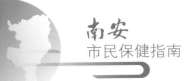
【方药】炙黄芪10克，白术10克，核桃10克，桂圆肉60克。

【用法】水煎服，两碗煎1碗，渣再煎，每日1剂。核桃肉和桂圆肉亦可食用。

【来源】李启元先生治验并整理。

方六：脑血管硬化方

【主治】本方滋肝肾、补气血，用于肝肾不足、气血亏虚之眩晕、头痛、健忘、耳鸣耳聋、腰酸乏力、脉弱舌淡者。脑动脉硬化症、脑中风后遗症、脑梗死、脑萎缩、神经衰弱、血管神经性头痛等有上症者均可用。

【方药】黄精30克，玉竹30克，决明子9克，川芎3克，白菊花12克。

【用法】日1剂，水500毫升浸泡1小时后，煎煮，取汁200毫升，早、晚分两次口服。

【来源】尹耀慧先生治验并整理。

方七：益寿降压汤

【主治】补肾养血，通络潜阳，用于阴虚阳亢及气阴两虚之高血压。

【方药】冬瓜子15克，威灵仙9克，何首乌15克，桑寄生9克，晚蚕沙6克（另包），山楂15克，桑枝9克，鼠曲草（佛耳草）30克。

【用法】水煎，渣再煎，每两天服1剂，1个月为1疗程。

【来源】吴光烈先生治验并整理。

方八：降压茶

【主治】高血压。

【方药与用法】

① 菊花茶：白菊花10～15克，绿茶15克，沸水冲泡，加盖闷10分钟，频频饮用。每日1剂，可冲泡3～5次。本方清肝明目，息风降压，宜于肝火亢盛、肝阳上亢型早期高血压病。

② 罗布麻叶茶：干罗布麻叶15克，乌龙茶15克，沸水冲泡，加盖闷10分钟，频频饮用。每日1剂，可冲泡3～5次。本方平肝清火，强心利尿，宜于肝阳上亢型早期高血压。

③决明子茶：决明子30克，绿茶6克。先将决明子放入锅中，用小火炒至微黄（勿焦），与绿茶同入杯中，用沸水冲泡，加盖闷15分钟后饮服。每日1剂，可冲泡3～5次。本方清肝明目，降脂通便，适用于肝火亢盛型高血压病、高脂血症，对合并大便干结者尤宜。

④青葙子茶：青葙子5克，乌龙茶15克，同入杯中用沸水冲泡，加盖闷15分钟，

代茶频饮，每日1剂，可冲泡3～5次。本方清肝火明目，宜于肝火亢盛型早期高血压。

⑤天麻豨莶草茶：天麻15克，豨莶草30克，乌龙茶15克。将天麻、豨莶草同入锅中加水浓煎取汁，冲泡乌龙茶频饮，每日1剂。本方平肝降压，通经活络，适用于肝阳上亢型高血压病，对合并肢体麻木、手足不利者尤宜。

【来源】刘德桓先生治验并整理。

方九：降压药枕

【主治】高血压。

【方药与用法】

①菊花枕：白菊花（或野菊花）2000克，充分晒干或烘干后装入枕芯，制成药枕。本方平肝泻火，解毒降压，用于肝火上炎、肝阳上亢两型高血压。

②茶叶枕：浸泡过的茶叶渣（苦丁茶、绿茶为佳）2000克，晒干或烘干后装入枕芯，制成药枕。本方清凉泻火，平肝降压，宜于肝火上炎型高血压。

③决明子枕：决明子3000克，用冷水淘洗1遍，晒干或烘干后装入枕芯，制成药枕。本方平肝降火，明目降压，宜于肝火上炎型高血压。

④绿豆枕：生绿豆2000克，拣去杂质，扬去灰尘，装入枕芯，制成药枕。本方清凉降压，宜于肝火上炎型高血压。

⑤天麻钩藤枕：天麻200克，钩藤1500克，罗布麻叶300克。上药晒干或烘干，共研成粗末装入枕芯，制成药枕。本方平肝息风，清肝降压，宜于肝风内动型高血压。

⑥晚蚕沙枕：夏季收集家蚕幼虫的新鲜粪便（晚蚕沙），当即晒干或烘干，除去杂质，取2000克装入枕芯，制成药枕。本方化浊除湿，祛痰降压，宜于痰浊内蕴型高血压。

⑦芳香药枕：野菊花、淡竹叶、冬桑叶、生石膏、白芍、川芎、磁石、蔓荆子、青木香、晚蚕沙各适量，总量2000克，晒干或烘干，装入枕芯，替代日常睡枕使用，每日枕时不少于6小时；同时注意保持枕面清洁，经常翻晒，以利药枕气味散发。本方对肝火亢盛型高血压疗效最佳，对痰湿壅盛型较差。

【来源】刘德桓先生治验并整理。

方十：降压足浴方

【主治】高血压。

【方药与用法】

①豨莶草液：豨莶草200克，鬼针草100克，洗净切碎，加水适量煎煮30分钟，

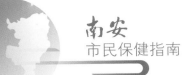
过滤取汁，浸泡洗脚。本方适用于各种类型的高血压。

②臭梧桐液：臭梧桐嫩枝与叶250克，在尚未开花时采收，切碎，入锅加水煎煮20分钟，过滤取汁，浸泡洗脚。本方适用于各种类型的高血压。

③钩藤液：钩藤50克，冰片5克（研碎）。钩藤洗净切碎，入锅加水煎煮10分钟，过滤取汁，趁热加入冰片溶化，浸泡洗脚。本方清热平肝，息风降压，宜于肝火亢盛、肝风内动型高血压。

④绿茶龙胆草液：粗老绿茶5克，龙胆草5克，同入锅中，加水适量煎煮20分钟，过滤取汁，浸泡洗脚。本方清热泻火，平肝降压，宜于肝火亢盛型高血压。

⑤夏枯草液：夏枯草、桑叶各100克，切碎入锅，加水适量煎煮30分钟，过滤取汁，浸泡洗脚。本方平肝降压，宜于肝火上炎、肝阳上亢型高血压。

⑥野菊花吴茱萸液：野菊花30克，吴茱萸15克，同入锅中，加水适量煎煮20分钟，过滤取汁，浸泡洗脚。本方平肝明目，清热降压，宜于肝火上炎型高血压。

⑦菖蒲半夏液：菖蒲100克（切碎），制半夏30克（打碎），同入锅中，加水适量煎煮30分钟，过滤取汁，浸泡洗脚。

【注意事项】足浴疗法所用水量不宜过少，应能浸泡到双足踝部；掌握好水温，不宜过热过凉，应始终保温在50～60℃，水温下降后可加入开水适量；洗后用干毛巾擦干，注意避风防凉。

【来源】刘德桓先生治验并整理。

方十一：

【主治】低血压。

【方药与用法】选用：

①韭菜250克，捣烂榨汁，每天早晨饮1杯，长期服用，可使血压恢复到正常。

②鸡肉250克，当归30克，川芎15克，水适量，隔水蒸熟后趁热吃，每日1次，连吃3天，血压可回升。

③黄芪20克，甘草20克，肉桂3克，桂枝30克。诸药加水煎煮当茶饮，每日1剂，一般服3天后血压即可回升。该方无毒副作用，可常服。若服药后口干、舌燥，停药后可自然消失。本方适用于虚寒型。

【来源】江永灿先生治验并整理。

方十二：

【主治】乘坐舟车时即头晕呕吐。

【方药与方法】选用：

①食盐少许，炒热置于脐部，然后用生姜盖上，再用胶布封固。

②生姜适量切片，烘热后贴于两手内关穴，然后用胶布固定。

【来源】吴光烈先生治验并整理。

4. 失眠

方一：

【主治】无任何思虑长期失眠。

【方药】花生嫩叶30克，冰糖适量。

【用法】水煎代茶频饮。

【来源】吴光烈先生治验并整理。

方二：莲子百合瘦肉汤

【主治】养阴泄热，交通心肾，用于阴虚火旺、心肾不交之神经衰弱的失眠多梦、体倦神疲、心悸易惊、口干烦躁等。

【方药】莲子、百合各50克，猪瘦肉200克。

【用法】共煮汤至莲子熟透，调味分次食用，每日1剂。

【来源】李启元先生治验并整理。

方三：

【主治】神经衰弱，证属肾亏者。

【方药与用法】选用：

①地骨皮30克，黄精15克，猪腰子1副。合炖服，连服数次。

②麦冬9克，熟地黄9克，制何首乌15克。水煎服，连服3剂。

【来源】刘德桓先生治验并整理。

方四：益智点心

【主治】补养心脾肾，宁志安神，健脑益智，用于心肾阳虚之神经衰弱失眠多梦、怔忡健忘、纳呆腹满、脑转耳鸣。

【方药】龙眼干肉125克，核桃仁500克，黑芝麻125克，糖适量。

【用法】合捣烂如泥。每日早、晚空腹取1匙开水冲服。

【来源】李启元先生治验并整理。

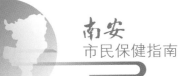
方五：

【处方】党参9克，茯苓9克，白术9克，甘草4.5克，生地15克，白芍9克，当归6克，川芎6克，远志6克，炒枣仁15克，石菖蒲9克，龙齿15克（打碎）。

【用法】每日1剂，水煎2次，上下午分服。

【适应证】不易入睡，或整夜转侧难眠，伴见面色不华、体倦神疲、头晕目眩。

方六：

【处方】夜交藤15克，合欢皮15克，当归9克，生地15克，酸枣仁15克，远志6克，丹参9克，白芍15克，柴胡6克，栀子9克，甘草3克，天门冬9克，麦门冬9克，柏子仁6克。

【用法】每日1剂，水煎2次，上下午分服。

【适应证】彻夜难寐，伴见烦躁、多汗、口干、舌燥、大便难等症。

方七：

【处方】半夏9克，龙骨15克，牡蛎15克，龙齿15克，茯神15克，百合15克，白芍9克，夏枯草9克，紫苏叶4.5克，炒枣仁15克。

【用法】每日1剂，水煎2次，上下午分服。

【适应证】失眠，伴见头晕头胀、惊悸。

5. 健忘

方一：

【主治】老年人记忆衰退。

【方药与用法】选用：

①人参1片，红枣3枚，生姜5片，龙眼干7粒（含籽），水适量，炖服，1日多次，当茶饮。

③松针或松树皮，水适量煎煮代茶饮。

③枸杞10克，红枣5枚，粳米80克，加水适量同煮粥，稍凉即食。夏季每天最少1餐，多则两餐。

④何首乌6克，远志3克，石菖蒲1.9克，白茯苓3克，莲藕6克，桔梗3克，鹿角胶6克，水3碗煎八分，一服药可煎2～3次，温服。严重者每次加生桃花60克，同药一起煎服，效果更佳。忌用糖。

【来源】江永灿先生治验并整理。

【主治】老年痴呆症。

【方药与用法】选用：

①桑葚50克，核桃仁30克，粳米250克，共煮成粥或做成米饭食用，每日1次。久食健脑。

②白木耳（银耳）、黑木耳各10克，温水发泡，放入碗内，再加入冰糖30克，加水适量，置蒸笼中蒸1小时，待木耳熟透时即成，吃木耳喝汤，每天1～2次。

【来源】江永灿先生治验并整理。

6. 胃脘痛

方一：

【主治】本方养胃消积，主治胃溃疡食后呃水、吐水。

【方药】鸡内金（炒）酌量。

【用法】为细末，泡老酒或米汤服。

【来源】温晓冬先生治验并整理。

方二：温胃健胃散

【主治】本方温中散寒，健脾益胃，理气止痛，用治虚寒型慢性胃炎。

【方药】胡椒、砂仁、元胡各10克，甘草3克。

【用法】上药混合研末，制成袋泡散剂，每袋10克。每日1袋加猪肚适量、食盐少许炖熟，分2～3次内服，吃肚喝汤。1个月为1个疗程，间隔5天后继续第2疗程。

【注意事项】如无猪肚，取本品开水冲泡内服亦可。

【来源】郑忠诚先生治验并整理。

【附录】治"脘腹胀闷，隐隐作痛，口淡多涎，秋末冬初易发"方：白胡椒、公丁香、黑良姜、香菇各等量，用新瓦焙干，炒研为末，每次3克，日服3次，寒痛用热酒冲服，热痛用开水冲服。（吴光烈先生治验并整理）

方三：

【主治】初期胃痛，过饥伤积。

【方药】仙鹤草干品50克（或鲜品80克），猪排骨适量。

【用法】合炖服。

【来源】吴联合先生治验并整理。

方四：紫三参散

【主治】本方补气血，散瘀止痛，主治气血亏虚、瘀血内阻之久年胃病（其他中西药品治疗无效者）。

【方药】紫河车、田三七、西洋参各等分。

【用法】研粉，每次空腹服6～9克，每日1次，连服1个月左右。

【来源】董思阳先生治验并整理。

方五：小茴猪肚汤

【主治】温中健胃，用治脾胃虚寒胃痛。

【方药】小茴香20克，当归10克，生姜15克，猪肚1个。

【用法】猪肚洗净。三药用纱布包好，同猪肚置入砂锅中，加水适量，文火煮烂。去药渣，分数次食之；宜细嚼慢咽。

【注意事项】非虚寒者忌用。

【来源】李启元先生治验并整理。

【附录】胃痛四味饮：小茴香6克，穿山龙15克，虎杖15克，香附6克。上药合猪瘦肉或猪排骨适量炖服，服时加老酒少许，每日1次，连服数次。本方温胃理气止痛，用于劳累过度而致脾胃虚弱、气滞血瘀之胃痛有效。（吴光烈先生治验并整理）

方六：

【主治】虚寒型胃痛。

【方药】砂仁10克（胃寒甚改用胡椒12克），猪肚1个。

【用法】砂仁（或胡椒）纳入猪肚中炖服。

【来源】李启元先生治验并整理。

【附录】以砂仁配方的还有：

①温胃理气止痛治"虚寒型胃痛"方：砂仁、元胡、良姜、木香各15克，共研细末，每次6克，用黄酒60毫升于饭前送服，每日3次，连服3剂。（刘德桓先生治验并整理）

②治"胃脘疼痛即欲呕吐，食欲不振，嗳气反酸"方：砂仁12克，洋参6克，鸡蛋黄6枚，纳于1个猪肚（洗净去脂肪）之中，用针线缝牢，加水适量炖服。（吴光烈先生治验并整理）

7. 遗精

方一：

【主治】肾虚遗精。

【方药】胡桃肉30克，猪肾（腰子）1副。

【用法】每日1剂，炖熟吃。

【来源】林伯南先生治验并整理。

方二：

【主治】阴虚火旺之多梦遗精、颧红唇赤、潮热盗汗、腰脊酸软。

【方药】猪腰子1对，山茱萸肉、枸杞各15克。

【用法】共放砂锅加水煮熟，吃腰子喝汤。

【来源】梁兆松先生治验并整理。

8. 阳痿、早泄

方一：虾雀韭菜煎

【主治】补肾壮阳，用于阳痿。

【方药】九节虾、麻雀肉、韭菜各适量。

【用法】1星期炒食1～2次。

【注意事项】肝郁阴虚、湿热下注者不宜。

【来源】骆安邦先生治验并整理。

【附录】治"初期阳痿"方：生虾、韭菜各250克。两物加油炒，于晚餐时食之，当夜即能勃起。（蔡鸿恩先生治验并整理）

方二：

【主治】阳痿。

【方药】蜂房。

【用法】烧灰存性，研为细末。每服9克，开水送下。

【来源】刘与铮先生治验并整理。

方三：

【主治】早泄。

【方药】大蚯蚓11条，韭菜90克。

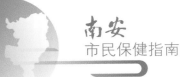

【用法】蚯蚓剖开，用长流水洗净；韭菜绞汁。合煎，冲酒服，每日1次，连服数日。

【来源】纪碧生先生治验并整理。

9. 腰腿痛

方一：

【主治】肾虚腰痛脚软。

【方药】杜仲30克。

【用法】酒、水各半煎服。

【来源】刘与铮先生治验并整理。

【备注】以杜仲配方的还有：

①治"肾虚腰痛、腰腿乏力"方：杜仲（研末）15克，青盐10克，猪腰子1对。猪腰对半剖开洗净，纳入青盐和杜仲末，湿粗纸整个包裹，煨熟，空腹服食。（李启元先生治验并整理）

②治"腰痛"方：杜仲（炒）、橘核（炒，取仁）各等分。共研细末，每服9克，不拘时温酒送下。（颜钟卿先生治验并整理）

③治"腰椎间盘突出"方：杜仲、牛膝各10克，当归、川芎各12克，甘草15克。煎煮30分钟，取药液用两块小毛巾轮换熨患处，每天1次，每次20～30分钟，10天为1个疗程。如配合上方内服，内外兼治，效果更佳。（江永灿先生治验并整理）

④治"腰部受冷腰脊酸痛"方：杜仲、威灵仙、小茴香、三奈各6克，研末，分4次泡酒服。（施能按先生治验并整理）

方二：

【主治】肾阳不足，腰膝冷痛，遗溺，夜间尿频。

【方药】青仁黑豆30克，狗肉半斤。

【用法】共煮至烂熟服食。

【来源】李启元先生治验并整理。

【附录】以乌豆配方的还有：

①治"肾亏腰痛"方：大黑豆250克，小茴香30克，猪腰子1副，水炖，空腹吃猪腰子、黑豆，喝汤，每日1剂，分数次吃完；连服3剂。（刘与铮先生治验并整理）

②治"肾阳虚衰腰痛的羊藿墨鱼汤"方：乌豆30克，淫羊藿、狗脊各15克，川续断10克，墨鱼干1只。共炖至墨鱼干烂熟，去药渣，服食乌豆、墨鱼干及汤。（李启

元先生治验并整理）

③民间习用治"风湿腰痛"方：青仁黑豆60克，猪龙骨500克，共煮食。（李启元先生治验并整理）

④治"腰椎间盘突出"方：青仁黑豆250克，牛龙骨尾750～1250克，合炖熟，分餐食完，吃1～3次。效果明显。（江永灿先生治验并整理）

方三：

【主治】寒湿腰痛。

【方药】猪腰子1对，胡椒籽（不捣碎）30克。

【用法】猪腰治净，连胡椒籽炖汤，服汤食猪腰。

【来源】李启元先生治验并整理。

方四：

【主治】脾湿腰痛，腰部如系重物，筋急。

【方药】白术60克，薏米45克。

【用法】清水3碗煎至1碗，一气服下。连服2天。

【来源】刘与铮先生治验并整理。

方五：

【主治】用于腰痛经久，俯伏或转侧困难，亦可用于肩周炎、关节痛、腹痛、头痛、腰背痛。

【方药】食盐30克，大米30克，米糠30克，葱头（切碎）15克。

【用法】上药合炒热，酒喷，用布包好，趁热度适宜熨于患部，每次10～15分钟，冷则再炒热再熨。每日1～2次。

【来源】吴光烈先生治验并整理。

方六：

【主治】坐骨神经痛。

【方药】苍耳子（土名羊屎粘）20克，青皮鸭蛋4枚（轻轻敲破壳，以便药汤渗入）。

【用法】煲水4小时以上，吃蛋喝汤药。

【来源】陈加瑶先生治验并整理。

方七：

【主治】腰椎间盘突出腰痛。

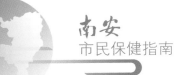
【方药】威灵仙30克，当归6克，杜仲20克，猪龙骨尾1节（500～1000克）。

【用法】药头用三碗水煎八分，药渣用两碗水煎八分，两遍药液合掺猪尾骨炖熟，饮汤吃肉。药与龙骨尾加水适量直接合炖服亦可。

【来源】江永灿先生治验并整理。

【附录】治"腰痛，腰背拘急，俯伏困难"方：威灵仙15克，一条根15克，桂林干7粒，骨碎补15克，补骨脂9克，木瓜15克。半酒水煎服，每日1剂；也可合猪龙骨炖服。闪挫腰痛也适用。（吴光烈先生治验并整理）

方八：

【主治】腿头痛。

【方药】牛膝15克，猪鼻1个，老酒适量。

【用法】加水顿服，每两日服1次。

【来源】吴光烈先生治验并整理。

10. 中暑

方一：

【主治】中暑。

【方药与用法】选用：

①治"中暑腹痛"方：埔姜叶酌量，捣烂贴脐中。也可取叶6～7片放口中嚼咽其汁。

②治"中暑腹痛、腹泻"方：咸酸甜草30克，水煎，冲六一散（或益元散）10克服。

③治"中暑突然晕倒"方：白矾末3克，冷热开水调和冲服，服后即可苏醒。

【来源】吴光烈先生治验并整理。

11. 痧症

方一：

【主治】痧症。

【方药与用法】选用：

①治"绞肠痧或其他痧症"方：明矾6克（或食盐6克）研末，用冷开水冲服。如痧情紧急，可用针刺人中、委中、十宣等穴。

②治"急痧危证，头晕头痛、嗜睡、畏冷发热、精神不振"方：食盐90克炒热，

布包擦背，至患者叫痛时病即痊愈。

③治"痧症初起"方：可用刮痧法，用汤匙蘸盐水刮患者背部两侧及颈部、胸胁肩胛等处，使皮肤充血。操作时由上而下进行。

【来源】吴光烈先生治验并整理。

12. 耳鸣

方一：

【处方】石菖蒲15克，磁石15克，升麻6克，葛根15克，黄芪15克，黄芩9克，黄柏6克，川芎6克，苍耳子9克，路路通9克，丹参9克。

【用法】每日1剂，水煎2次，上下午饭后分服。

【适应证】耳鸣如蝉噪，伴有头痛头胀，心烦易怒。

（二）外科、皮肤科

1. 疖腮发颐

方一：

【主治】疖腮。

【方药】板蓝根15克，柴胡15克，酸浆草30克。

【用法】水煎代茶服，儿童减半。

【来源】陈文展先生治验并整理。

方二：

【主治】腮腺炎肿痛。

【方药与用法】选用：

①青黛15～30克调白米醋抹患处：干后即抹，以保持湿度。

②生大青头30克，红糖少许。水两碗煎1碗，候冷服（渣不用），1日两次。青黛调醋外抹。

【来源】民间流传，晋江县卫生局编《中医验方集锦第1集》（1959年9月）。

2. 疔

方一：

【主治】疔疮。

【方药】苦杏仁适量。

【用法】杏仁研细或捣烂如泥，调人乳外敷（亦可用黄连10克浓煎取液调），应超过疔疮硬肿范围，每日换药两次。

【来源】林金长先生治验并整理。

方二：

【主治】各种疔毒。

【方药与用法】选用：

①大蜘蛛浸茶油，外敷患处。

②活蜘蛛、丁香末、猪胆合捣如泥，外敷患处。

【来源】李启元先生治验并整理。

【附录】以蜘蛛配方的还有：

①治"串皮疔、乌疔"方：大蜘蛛1只，丁香3克（研极细末），豆腐15克，乌糖少许。合捣涂患处。（王惠霞先生治验并整理）

②治"诸般疔毒"方：蜘蛛5只，乌糖适量，合捣涂。（许书坪先生治验并整理）

③治"疔疮痛不可忍"方：龙眼树上的蜘蛛数只，焙干研末调茶油抹。（吴光烈先生治验并整理）

④ 治"唇疔"方：蜘蛛1只，白菊花叶酌量，和糖捣敷。（林舜英先生治验并整理）

⑤治"印堂疔"方：大蜘蛛1只，去五尖，把肚剖开贴疔上。此疔危险不少，贴后可有疗效。（王则辉先生治验并整理）

方三：

【主治】疔。

【方药】鲜地瓜。

【用法】和盐捣烂，涂患处。

【来源】刘与铮先生治验并整理。

【附录】以地瓜藤、叶配方的有：

①"串皮疔"方：地瓜藤、生艾叶、田乌草、蚶壳草各酌量，合捣涂患处，或绞汁抹患处。（蔡有祥先生治验并整理）

②治"红丝疔（淋巴管炎），手指或足趾生疔，毒流经脉，在前臂或小腿内侧出现一条红丝线，向上走窜"方：竖种地瓜叶心适量，红糖适量。合捣涂患部。（吴光烈先生治验并整理）

③治"七枝毛孔疔（发于大拇指后第2节毛际）"方：鲜地瓜叶适量捣烂，调少许

红糖成糊状，敷患处，第2天红肿热痛可明显缓解。要戒食发物，保持大便畅通，患处忌挤、按。（张永树先生治验并整理）

方四：

【主治】小儿疔疮。

【方药】生石膏30克，炒红丹9克。

【用法】共研细末，涂患处。

【来源】王秀宝先生治验并整理。

【附录】以石膏配方的还有：

①治"串皮疔"方：煅石膏15克，制乳香9克，明矾3克，梅片3克。共研极细末，涂患处，3～5次即愈。（陈长沃先生治验并整理）

②治"齿疔，疔毒生于齿缝间，初肿一粒，形如粟米，痛连腮项（相当于急性牙周脓肿）"方：煅石膏6克，公丁香1.5克，合为细末抹患部，待口涎自流出，用凉开水漱口后再搽。若烦躁口渴，宜兼服黄连解毒汤：黄连9克，黄芩6克，黄柏6克，栀子15克，水煎服。（吴光烈先生治验并整理）

方五：

【主治】面疔初起。

【方药】香附烧灰存性，为末。

【用法】调桐油外抹。

【来源】吴光烈先生治验并整理。

【附录】治"指节疔，疔毒生于指节，红肿疼痛似火炙"方：生土香头（香附）6克，穿山甲6克。上药研为细末，含秫米饭捣涂患部。（吴光烈先生治验并整理）

方六：

【主治】唇疔。

【方药】咸荔枝肉。

【用法】疔色黑者用针扣头发穿过疔粒，色白者用针扣白线穿过疔粒，再贴上荔枝肉。

【来源】洪阿梅、丁乌沉治验并整理。

【附录】以荔枝配方的还有：

①治"嘴角疔"方：荔枝几粒去壳及核，放壶内加食盐腌成咸荔枝肉待用。用时将咸荔枝肉贴患处。（吴当楚先生治验并整理）

②治"脚目疔，疔毒生于足踝部，红肿热痛，行走更甚"方：荔枝干1粒，丁香1.8克，木香1.8克，蚯蚓两尾，合饭粒槌涂。（吴光烈先生治验并整理）

方七：

【主治】口角疮。

【方药】硼砂2克，纯甘油10克。

【用法】混合，每日抹患处两次。

【来源】张苍惠先生治验并整理。

方八：

【主治】肩疔。

【方药】蜈蚣1条。

【用法】浸米醋抹患处。

【来源】颜及时先生治验并整理。

方九：

【主治】掌心疔，疔毒生于掌中，焮红肿胀，疼如锥刺，痛引全手。

【方药】大黄、粘香、雄黄、丁香、白芷各等分。

【用法】合为细末，调蜜外涂。

【来源】吴光烈先生治验并整理。

【附录】治"七星疔（俗称七支毛孔疔），疔毒发大脚趾节之处，初起如粟米，色红坚硬，肿甚痒痛，寸步难行"方：大黄3克，粘香3克，黄连3克。合为细末，调鸡蛋清外抹。（吴光烈先生治验并整理）

方十：

【主治】虎口疔。

【方药】桃仁6克，杏仁6克，菜脯、咸树梅脯各酌量。

【用法】合捣，涂患处。

【来源】王则辉先生治验并整理。

方十一：

【主治】手足疔。

【方药】生仙茅15克。

【用法】生仙茅加盐少许捣烂，敷患处，每日1换。1剂痛止，3剂消肿。

【来源】许百轩先生治验并整理。

方十二：

【主治】疔。

【方药与用法】选用：

①治"足背乌疔，疔毒生于足背，形如粟米，色黑肿硬，疼痛异常"方：鸡掇鼻（土牛膝）叶心、红糖各适量，合捣涂患部。

②治"崩沙疔，病急来势汹，溃疡范围广，如崩沙之状"方：水中青苔适量，洗净拧干，合生桐油捣涂患部。

【来源】吴光烈先生治验并整理。

3. 疖肿

方一：

【主治】疖肿初期。

【方药与用法】选用：

①治"疖肿初期"方：山葡萄根30克，地耳草20克。水煎代茶，调蜜频饮；儿童减半。

②治"疖肿初期"方：一见喜12克，野菊花20克。水煎代茶，调蜜频饮；儿童减半。

③治"疖肿初、中期"方：鲜地耳草、鲜麦穗癀、鲜马齿苋各适量，合捣烂调蜜敷患处。

④治"疖肿已成脓或未成脓"方：鲜黄花稔叶适量捣烂，调葱汁及蜜敷患部。

⑤治"疖肿已成脓或未成脓"方：鲜益母草500克，加水1500毫升，煎存750毫升，过滤澄清。每日服3次，每次服20毫升（儿童减半）。外用以药棉蘸药液，湿敷患处，每日3～4次。

⑥治"软疖已溃，时流脓液"方：苦参根研末外敷患部，脓液尽干而自效。

【来源】吴光烈先生治验并整理。

方二：

【主治】无名肿毒初起，尚未成脓。无名肿毒发无定处，疼痛异常，早期应用本方每收良效。本方也适用肌肉及关节肿痛。

【方药】刺金樱根30克，鸭蛋2枚。

【用法】加水适量合炖，喝汤吃鸭蛋1枚；另1枚乘热外推患部，冷则加热再推，

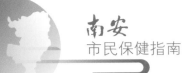
1日可推数次。

【来源】吴光烈先生治验并整理。

方三：

【主治】无名肿毒，亦可用于痈、疮、疔，有清热解毒、消肿止痛、祛瘀生肌、收敛疮口等功效。治疗数百，良效。

【方药】七叶一枝花（干品）50克，白醋适量。

【用法】将七叶一枝花研成粉，加白醋搅匀，每日涂患处数十次。

【来源】谢主恩先生治验并整理。

【附录】治"入林虎、出林虎（即颈后头发内外肿毒）及一切无名肿毒"方：七叶一枝花磨白醋成浆，抹患处。（潘成祖先生治验并整理）

方四：

【主治】脓肿发于四肢，其形状如树根蛇状之态，俗名"树根蛇"。

【方药与用法】选用：

①治"树根蛇尚未化脓"方：茶箍（即茶籽饼）、鲜芦荟各适量，用米泔水煎汤，俟冷洗患部。另用半边莲、遍地锦各适量，合饭粒捣涂患部。

②治"树根蛇已溃，时流脓液"方：头发（煅）3克，生竹皮（煅）3克，雄黄6克，三黄末6克，白芷9克，骨碎补（煅）6克。合为细末，调生桐油外抹。另用生尿、竹叶煮洗患部。

③治"鸡藤风"方：清风藤（俗名鸡屎藤）60克（酒炒），田基黄60克，天青地白60克，豆腐适量，加水适量炖服。

④治"鸡藤风"方：地耳草、黄花稔各适量，合饭粒捣涂患部。

【来源】吴光烈先生治验并整理。

方五：

【主治】鸡藤风。

【方药】野生山桔仔头（算盘子根）100～120克，猪三层肉适量。

【用法】炖熟，吃肉喝汤。

【注意事项】山桔仔头如采不到野生的可到药店购买干草药，但用量要减。

【来源】刘与铮先生治验并整理。

【附录】治"鸡藤风"方：山桔仔头30克，山苦瓜20克，柿糊头（天青地白）30克，七寸金（田基黄）20克，鸡屎藤（清风藤）20克，童子鸡1只（猪头皮60克亦可）；上药煎汤，合童子鸡炖服；儿童减半。另用芙蓉叶、蓖麻叶各适量，合饭粒捣涂患部。（吴光烈先生治验并整理）

方六：

【主治】深部脓肿。

【方药】大蒜200克，芒硝200克，大黄末50克，冰片5克，酸醋100克。

【用法】大蒜去皮同芒硝捣成糊状。用时，先在患处涂搽凡士林，再敷大蒜芒硝糊，敷药范围稍大于患处，并高于皮肤三分厚，周围用纱布围1圈，略加固定。半小时后去掉外敷药，温水洗净患处，再用醋与大黄末、冰片调成糊状，外敷患处6～8小时，而后除去外敷药。

【来源】许百轩先生治验并整理。

方七：

【主治】面部感染红肿。

【方药】生松柏叶（松针）适量。

【用法】水煎熏洗面部。

【来源】吴光烈先生治验并整理。

4.痔疮

方一：黄连酊

【主治】外痔，并有出血症状。

【方药】黄连，白酒。

【用法】用一瓷碗（碗底要粗糙）倒入少许白酒，以1块黄连在其中研磨成浓汁，然后用医用棉球蘸其药液涂抹患处，每晚睡前1次，连抹5～10日。

【来源】江永灿先生治验并整理。

方二：

【主治】内痔。

【方药】槐角、生地各60克，为3天量。

【用法】槐角炒黄研细末；每日取生地20克，水煎两遍，两液混合，分为两次。早、晚各用生地汤送服槐角末9克，连服3天。

【来源】刘德桓先生治验并整理。

【附录】治"痔疮出血"方：槐角、大黄、牡蛎、连翘各15克，银花12克。前四味药共研细末，银花煎汤，酌加面粉为丸，每次服6克，开水送下。（周真生治验并整理）

方三：消痔洗剂

【主治】消热凉血，消肿止痛，用于混合痔脱出嵌顿。本方疗效显著，为痔疮科临床常用药。

【方药】马齿苋60克，大黄30克，明矾10克。

【用法】上药加水1200毫升，煎至800毫升，先熏后洗。

【来源】桂河山先生治验并整理。

方四：

【主治】痔疮（内痔）便血。

【方药与用法】选用：

①鲜旱莲草100～200克，加水适量煎煮，然后倒入盆中，趁热熏洗肛门30分钟以上，每日2～3次。

②旱莲草（干）、蒲黄、生地各10克。水煎两次，早晚分服，每日1剂。

【来源】《德化民间中草药单验方选录》。

5.头癣（臭头、痢痢头）

方一：苦楝子软膏

【主治】头癣。

【方药】苦楝子适量，硫黄粉10克。

【用法】上药焙黄研细末，以熟猪油或植物油调成50%软膏。治疗时先剃光头发，清水洗净，再用10%明矾水洗1遍，擦干，在患处涂以苦楝子软膏，稍用力摩擦患处，使软膏渗入头皮。每日1次，10天为1疗程。

【来源】许百轩先生治验并整理。

方二：

【主治】头癣。

【方药】凤凰蜕（凤凰衣）。

【用法】研极细末，调麻油抹。

【来源】王穆堂先生治验并整理。

6. 体癣、股癣

方一：

【主治】各类癣症。

【方药】千里光（草本）鲜全草100～200克。

【用法】3种使用方法供选用：①将千里光洗净切碎，加水适量，煮两次，合并两次煎液，文火熬浓液为稠膏状，贮瓶备用。用时取药膏适量，加冷开水或麻油少许调匀，以消毒棉签蘸涂患处。②千里光洗净切碎，加水煎浓液，用干净纱布蘸药液擦洗患处，每日2～3次。③千里光洗净切碎，布包，煮茶油，外抹患处。

【来源】《德化民间中草药单验方选录》。

方二：

【主治】体癣、股癣。

【方药】土槿皮、生百部、土大黄（羊蹄根）各30克。

【用法】上药浸于75%酒精120毫升中，5天后即可使用。用时，以毛笔或棉签蘸药液涂患处，每日3～4次。

【来源】许百轩先生治验并整理。

7. 甲癣

方一：蒜醋液

【主治】灰指（趾）甲（甲癣）。

【方药与用法】选用：

①大蒜100克，陈醋150毫升。大蒜捣烂浸泡陈醋6小时，盛在宽口玻璃杯中，灰指（趾）甲浸泡于蒜醋液中5分钟，每日4～6次。

②土槿皮18克，斑蝥15克，雄黄12克，丁香10克，陈醋500毫升。浸泡1周，滤过存液，外涂患甲，每日2次。

【来源】许百轩先生治验并整理。

8. 汗斑

方一：

【主治】汗斑。

【方药】羊蹄根（蓼科）、醋各适量。

【用法】羊蹄根磨醋涂患处，1～2次可愈。

【来源】许百轩先生治验并整理。

方二：

【主治】汗斑。

【方药】硫黄9克，炉底9克，海螵蛸9克。

【用法】三药共研细末，用生姜蘸药末或药末调醋抹患处。

【来源】庄子琛先生治验并整理。

【附录】以硫黄配方的还有：

①治"白疕"方：细硫黄12克，正炉底6克，合为末，浸煤油400克，早、晚抹患处。（洪我成先生治验并整理）

②治"白疕"方：硫黄3克，煤油1盏。合调如糊状，临睡前抹患处。（郑金熙先生治验并整理）

③治"汗斑"方：硫黄、枯矾、乌醋各适量。搅拌为药液，抹患处。（杨宝忠先生治验并整理）

④治"汗斑早期"方：硫黄适量研为细末，白茄子1个。白茄子切一小口，蘸硫黄末擦患处。（吴光烈先生治验并整理）

⑤治"汗斑早期"方：硫黄、密陀僧、生扁豆各等分。上药为末布包，蘸汽油擦患部。（吴光烈先生治验并整理）

9. 疹

方一：

【主治】寒冷性荨麻疹。泉州俗称"风疤老""风膜""冷膜"。

【方药】姜、芝麻油适量，鸡蛋2枚。

【用法】用芝麻油将姜炸至赤褐色，下鸡蛋煎熟食之。身体注意保暖。

【来源】陈文展先生治验并整理。

方二：

【主治】荨麻疹，皮肤作痒，次发风疹块（扁疙瘩），堆积成片。

【方药】蝉蜕5克（研末）。

【用法】葱汤冲服。如能饮酒者加黄酒适量饮服。儿童减半。

【来源】吴光烈先生治验并整理。

方三：

【主治】荨麻疹，皮肤作痒，次发风疹块（扁疙瘩），堆积成片。

【方药与用法】选用：

①芋头的干茎30～60克，猪排骨酌量，加水适量炖服。

②苎麻、米醋各适量，合煮开，趁热外擦荨麻疹。

③枫蕾球（路路通）20克，红糖适量。每日1剂，水煎两次，上、下午分服。儿童减半。

④香菇、米醋各适量，合炖开，趁热外擦荨麻疹。

⑤葫芦茶（金剑草）、野牡丹、苍耳各适量，水煎温洗患部。

【来源】吴光烈先生治验并整理。

方四：五子脱敏汤

【主治】疏风清热，解毒凉血，用于荨麻疹、皮肤过敏、皮肤瘙痒症、过敏性紫癜。

【方药】苍耳子、地肤子、蛇床子、五味子、女贞子各10克。

【用法】水煎服，渣再煎，每日1剂，一般用4～6剂。

【来源】骆安邦先生治验并整理。

方五：

【主治】过敏性皮炎、接触性皮炎、带状疱疹。

【方药】炉甘石粉60克，正冰片6克。

【用法】上药研成细末，用冷开水100毫升冲泡，抹擦患部，每日数次。

【来源】林金长先生治验并整理。

【附录】治"漆疮"方：炉甘石粉15克、滑石粉15克、甘草粉3克合研粉，以生萝卜适量绞汁调药粉频抹之。（陈文展先生治验并整理）

方六：

【主治】漆过敏，颜面浮肿，全身日夜瘙痒难堪。

【方药与用法】

①绿豆15克，生薏仁15克，甘草6克，蝉蜕6克。每日1剂，水煎两次，上、下午分服。

②水粉、盐卤各适量合调匀，外抹患部。

③橄榄油适量，外抹患部。

【来源】吴光烈先生治验并整理。

方七：

【主治】漆皮炎（漆疮）。

【方药与方法】选用：

①鲜桂花树叶500～1000克，加水2000毫升，煎至黑色为宜，以纱布蘸药汁温热涂患处，每日3～4次，每日1剂，可加热复用。

②青黛60克，黄柏60克，石膏120克，滑石120克。研细末，麻油调匀，涂患处。亦可用于化妆品皮炎、接触性皮炎。

【来源】许百轩先生治验并整理。

方八：

【主治】麦疥，每到大小麦收成季节，小儿皮肤粗糙，瘙痒难堪，夜不能眠。

【方药】硫黄9克，吴茱萸20克，蛇床子15克，冰片1.5克。

【用法】上药合为细末，用布包好，浸于茶油或菜油内加热，趁温擦患部，每日2～3次。

【来源】吴光烈先生治验并整理。

方九：

【主治】预防和治疗稻田性皮炎。

【方药与用法】选用：

①苦参40克，花椒20克，甘草60克，明矾30克，陈茶叶18克。上药加水煎煮至药材湿透为度，约20分钟，去渣加桐油500克，再煮沸备用。下稻田前涂擦四肢接触田土部位可预防。

②五倍子150克研末，调食醋1500毫升。下稻田前涂擦四肢接触田土部位可预防。

【来源】吴光烈先生治验并整理。

方十：

【主治】各种昆虫叮咬，皮肤痒痛红肿。

【方药】木芙蓉叶适量。

【用法】绞汁外擦患部。

【来源】吴光烈先生治验并整理。

【主治】面部激素依赖性药物性皮炎（药疹）。

【方药】黄柏、地榆各30克，白藓皮、甘草各10克，马齿苋50克。

【用法】上药加水2000毫升，浸泡10分钟后煮沸，文火再煮10分钟，过滤，冷却备用。治疗时将药液用8层纱布或4层毛巾做成的湿敷垫贴皮损部位，以开放式间歇性湿敷为佳，每次20～30分钟，每日3～4次。早晚外涂氧化锌软膏保护与润泽皮肤。

【来源】许百轩先生治验并整理。

【主治】头皮脂溢性皮炎（油风疮）。

【方药】苍术30克，黄柏24克，槟榔24克，番石榴叶150克。

【用法】水煎，温洗或凉洗患部，每日1次，直至痊愈。

【来源】林金长先生治验并整理。

10. 痤疮

痤疮又称青春痘、面疱、粉刺。

【主治】痤疮。

【方药】鲜黄瓜汁、白醋等量调匀。

【用法】热水洗脸后搽脸，搽后过10分钟用温水洗去每日3次，连用半个月。

【来源】余琼琼先生治验并整理。

【主治】痤疮。

【治疗方法】选用：

①双耳尖用消毒三棱针点刺出血，各挤出鲜血8滴。

②大椎穴用消毒梅花针叩打出血，再行拔罐，每周1次，连续7～8次。

【注意事项】少食辛辣煎炸之品和公鸡、牛肉、狗肉等。

【来源】苏稼夫先生治验并整理。

11. 鸡眼

【主治】鸡眼，足底长期受摩擦和压力，而引起皮肤圆锥形角质增生，质坚实，

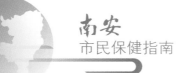
其尖端似钉子一样向皮内侵入，行走或受压时均能产生明显的疼痛。

【方药】乌梅肉10克，白醋适量。

【用法】乌梅肉切碎，白醋渗透搓烂为膏。热水浸泡患处，敷乌梅膏一夜后，鸡眼角质层即松起，掀掉，如有筋状物带出更佳。否则再敷治1次。

【来源】李启元先生治验并整理。

【附录】以乌梅配方的还有：

治鸡眼方：乌梅3粒，韭菜子9克。乌梅开水烫湿去核，韭菜子研末，合捣烂贴患处。（林扶东先生治验并整理）

方二：

【主治】鸡眼。

【方药】鸦胆子适量。

【用法】捣如泥敷患处，然后用胶布固定，敷药前患部先用消毒针刺破表皮。

【来源】吴光烈先生治验并整理。

12. 缠腰蛇、飞蛇

带状疱疹发于腰腹部成腰带状者俗称"缠腰蛇""缠腰火丹"，发于身体某一部位的俗称"飞蛇"。

方一：

【主治】缠腰蛇。

【方药】雄黄10克，枯矾2克。

【用法】雄黄、枯矾共研末，调茶油涂抹患处，每日1～2次。

【来源】李启元先生治验并整理。

【附录】与雄黄有关的治疗缠腰蛇、飞蛇方甚多：

（1）治"缠腰蛇"方：用雄黄末、竹灰合调米醋，敷搽患处。（丁乌沉先生治验并整理）

（2）治"缠腰蛇"方：雄黄6克，蜈蚣6克，青黛3克，共研细末，调米醋抹患处，轻者3次，重者1星期即愈。（蔡清渊先生治验并整理）

（3）治"烂飞蛇"方：雄黄末、柿仔叶捣汁，合调抹患处。（庄子琛先生治验并整理）

（4）治"飞蛇"方：柿子油（即补纸雨伞用的柿油）调雄黄涂患处；或用松柏榴（松

蕾）研末，调雄黄、醋涂之。（刘与铮先生治验并整理）

（5）治"带状疱疹"方：雄黄2克，蛇蜕1条。蛇蜕焙酥研末，和雄黄加醋调匀，涂皮损处，每日3次。（许百轩先生治验并整理）

（6）治"带状疱疹"方：雄黄、吴茱萸、苡仁各等量合研细末，调食醋成糊状，涂皮损处，每日3次。（许百轩先生治验并整理）

（7）治"缠腰蛇"方：雄黄、没药、大黄、粘香各等分，蚯蚓4条，鸡蛋清1枚。将药研细末，与蚯蚓、鸡蛋清合捣涂患处。（王则辉先生治验并整理）

（8）治"缠腰蛇"方：雄黄、芦荟油等量，混合搅匀涂患处。（赖春回先生治验并整理）

（9）治"飞蛇，皮肤发生水泡对称点，蔓延迅速，恶寒发热"方：雄黄、三仙丹、儿茶、冰片、黄丹各等分，共研细末，调茶油抹之。（黄家春先生治验并整理）

方二：

【主治】颜面、腹胸、腰背、腿部等处带状疱疹，俗称缠腰火丹、飞蛇。

【方药】龙吐珠草（水蜈蚣）鲜草。

【用法】外用鲜草捣烂取汁，调三黄散外抹；另取鲜草60～90克，水煎代茶服。

【来源】林金长先生治验并整理。

方三：

【主治】带状疱疹，胸部、腹部发出密集成簇的小米大小的水疱，排列成带状，皮肤刺痛或灼热感。

【方药与用法】选用：

①骨碎补适量煅存性为末，调醋外抹。

②鲜辣蓼（土名苦柱草）叶适量捣烂绞汁，调醋温热后外抹患部。

【来源】吴光烈先生治验并整理。

13.狐臭

方一：辣椒碘酊

【主治】狐臭。

【方药】红米椒（即极辣的小辣椒）2～3粒，2%～2.5%碘酒10毫升。

【用法】米椒切碎，浸入碘酒中，密封24小时，摇匀。将棉签蘸药液充分涂搽腋窝，每日1～3次。一般连用7天。

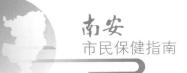

【来源】李启元先生治验并整理。

14. 脚臭

方一：

【主治】除脚臭。

【方药】白矾15克，薄荷60克，花椒15克，萝卜250克。

【用法】煎浓汁，多次浸泡双脚。

【来源】许百轩先生治验并整理。

15. 肩周炎

方一：

【处方】老姜250克，黄酒适量。

【用法】合捣烂炒热，布包外熨患部，冷即再炒，每日外熨1～2次，每次10～15分钟。

【适应证】经络气血凝滞，肩胛疼痛，不能抬举，也不能向后弯曲。

【备注】结合中药内服，效果更佳。中药处方：桑枝15克，桑寄生15克，灵仙15克，秦艽9克，羌活6克，红花6克，丝瓜络15克，制川乌6克，制草乌6克，老姜3片。水煎服。

方二：

【处方】姜黄9克，制川乌6克。

【用法】上药研为粗末，水煎两次，上下午温服。

【适应证】肩胛周围酸痛。

【备注】能饮酒者加黄酒适量。

方三：

【处方】威灵仙15克，汉防己15克，钻地风15克，千斤拔20克，穿山龙15克，路路通9克，肉桂6克，红花9克。

【用法】上药浸米酒1500毫升，密闭，经半个月后取服，每晚睡前服15～20毫升。

【适应证】肩胛周围疼痛，不能抬举，也不能向后弯曲。

16. 漆过敏

方一：

【处方】绿豆15克，生薏仁15克，甘草6克，蝉蜕6克。

【用法】每日1剂，水煎两次，上下午分服。

【适应证】接触漆树，颜面浮肿，全身瘙痒难堪。

方二：

【处方】久年杉柴适量，切成碎片。

【用法】加入食盐少许水煎，洗患部。

【适应证】漆疮日夜瘙痒。

方三：

【处方】水粉适量，盐卤适量。

【用法】合调匀，外抹患部。

【适应证】漆过敏，皮肤红肿，奇痒难堪。

方四：

【处方】橄榄油适量。

【用法】外抹患部。

【适应证】漆气过敏，皮肤奇痒。

17. 冻疮

方一：

【处方】姜黄20克，干姜30克，附子25克，肉桂20克，樟脑15克，猪脂适量。

【用法】除猪脂外，上药研为细末，猪脂置容器内加温至熔化时，放入上药细末，搅匀待冷凝为膏备用，每用少许，外抹冻疮部位。

【适应证】冬季寒冷气节，皮肤上出现紫红色或青紫色大小不等的水肿性斑片，触之有冷的感觉。自觉有痒胀和烧灼感，好发于四肢末端、鼻尖、面颊、耳轮和耳垂等部位。

方二：

【处方】麻黄15克，附子15克，细辛9克，泽兰15克，红花9克，姜黄20克，桂枝20克，当归20克，川芎15克，黄芪30克，赤芍20克，防风20克，木通15克。

【用法】上药加水适量煎熏患部，待汤微温时即将患部浸洗约30分钟，每日1～2次，每剂药可连用3～5天。

【适应证】冻疮发生于四肢末端，皮肤紫红色或青紫色，常有痒胀和烧灼感。

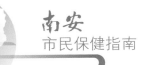

（三）妇产科

1. 痛经

方一：

【主治】痛经。

【方药】益母草焙干存性，每次15克。

【用法】炖老酒服。

【来源】李启元先生治验并整理。

【注意事项】本方祛瘀止痛，宜于血瘀症。

【附录】以益母草配方的还有：

①治疗寒凝血瘀"每于行经有剧烈腹痛"方：益母草30克，香附9克，大枣10枚（劈开），老姜5片，老酒适量，红糖适量。每日1剂，水煎两次，上、下午分服。应于月经来潮前提早3天服用。（吴光烈先生治验并整理）

②二草一虎汤：益母草、马鞭草、黑老虎各30克。水煎服，渣再煎服，每日1剂。本方活血调经止痛，适用于瘀血性痛经。血虚痛经不宜。（骆安邦先生治验并整理）

方二：

【主治】痛经，经前经后瘀血型腹痛。

【方药】当归60克。

【用法】水煎服，每天早、晚各服1次，连服7天。

【来源】王秀宝先生治验并整理。

方三：

【主治】虚寒痛经。产后厌食亦可用。

【方药】龙眼干15枚，大枣15～20枚，鸡蛋1～2枚。

【用法】用水先煎龙眼干和大枣，后入鸡蛋再煎。饭后2小时服食。每于月经前5天开始服食，连服5～7天，共服3～4个月经周期。

【来源】钟秀美先生治验并整理。

2. 产后缺奶

方一：

【主治】产后缺奶。

【方药】上排骨（或猪背脊赤肉）半斤，小鱿鱼干1只。

【用法】鱿鱼干洗净，切浸。取鱿鱼干浸出液同排骨、鱿鱼干炖服。亦可加带皮花生50～100克同炖服。

【来源】赵正山先生治验并整理。

方二：通乳鲤鱼汤

【主治】产后乳水不足。

【方药】通草5克，鲤鱼1条，猪蹄1个。

【用法】清蒸，取汤汁饮用，连服3天。

【来源】王秀宝先生治验并整理。

【附录】以通草配方的还有：

①治"产后缺乳"方：通草6克，猪蹄1对，炖服。（陈敏通先生治验并整理）

②通草猪蹄汤：猪蹄壳4只刷净，加入通草10克、当归身10克、水约600毫升、盐少许炖，服汤，日1次，连服5～6次。用于产后少乳至无乳，属营养不良者效佳。（苏稼夫先生治验并整理）

③治"乳汁不足"方：通草9克，王不留行12克，漏芦10克，上药用纱布包，加猪蹄2个，煎汤内服。睡前喝汤，也可吃肉。（许百轩先生治验并整理）

④通乳方：通草10克，黄花鱼1条，合少许盐炖食。（张志豪先生治验并整理）

⑤通乳方：通草1.5克，归尾3克，川芎1.8克，穿山甲3片，生葱3支，水煎服。（李元在先生治验并整理）

方三：

【主治】本法通阳理气排乳，用于哺乳期乳胀、乳汁排出受阻。

【方药】浙贝10克（研成细末），生葱（全）120克。

【用法】

①浙贝粉少许吸入鼻孔，左乳胀吸入右鼻孔，右乳胀吸入左鼻孔。

②生葱洗净切成约4厘米长小段，水适量先煮开，再放入葱段煮开，待冷温适宜以不烫伤为度，擦洗乳房，由外向乳头方向擦洗，每次洗20分钟，每日2～3次。

【来源】傅铮辉先生治验并整理。

3. 月内风

方一：

【主治】产后不久，关节红肿酸痛。

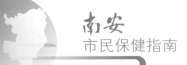

【方药与用法】选用：

①紫苏根头15克，老姜15片，风葱7茎。每日1剂，水煎两次分服。服后盖棉被令出汗最妙。

②牡荆（俗称埔姜）叶连枝240克，雄鸡1只。雄鸡去五尖，腹内勿洗水，将牡荆纳入鸡腹中，贮瓷钵内，加半水酒适量，置鼎中隔水炖2小时，取起瓷钵，尽饮其汁，其鸡肉随量而食之。

【来源】吴光烈先生治验并整理。

方二：

【主治】产后感风寒。

【方药】韭菜头15克。

【用法】水煎服。

【来源】王秀宝先生治验并整理。

（四）小儿科

1. 小儿受惊

方一：防风茯神汤

【主治】祛风散寒，镇惊宁心，健脾消食，用治新生儿及儿童外感风寒、惊吓受惊、饮食不当而致发热夜啼、腹胀腹泻、绿便。

【方药】防风3克，茯神5克，双钩藤4克，蝉蜕7个，蚕衣（俗称"娘帽"）7个，神曲5克，麦芽4克，谷芽4克。

【用法】以陶瓷制较大汤匙（俗称"阔头"）取约10汤匙水，煎至5汤匙，每次1～2汤匙饮服，每日3～4次。

【注意事项】风热型、湿热型患者不宜。

【来源】林杏湖先生治验并整理。

【备注】①上方为小儿剂量，儿童加倍。②此方在泉州民间普遍流传。以前药铺均有"案头簿"，此方称为"风茯神"，民间讹称"风炉神"，老药工均能调配。

方二：

【主治】小儿睡中惊跳。

【方药】桃仁、山栀各数粒，老姜1块。

【用法】合捣烂，再调入面粉及鸡蛋清，焙热（温度适当），取敷在脚底及手桡动脉处，24小时后再换药。

【来源】黄美玉先生治验并整理。

2. 小儿夜啼

方一：

【主治】小儿夜啼。

【方药】蝉蜕7个（去头脚），薄荷1克。

【用法】取蝉蜕下半段炒为末，以薄荷煎水调服。

【注意事项】一定要用蝉蜕的下半段。如误用上半段为末与服，则复啼如初。

【来源】刘与铮先生治验并整理。

【附录】收录用蝉蜕配方的治小儿夜啼方有：

①茯神1.5克，蝉蜕3个，生薄荷3叶，水煎服。（陈金治先生治验并整理）

②金蝉10个烧存性研末，合朱砂0.9克泡服。（魏声栋先生治验并整理）

③治"小儿夜啼，症见入夜曲腰而啼，四肢不温，面色青白，口中气冷，不想吮乳，腹痛便青，属于脾虚气滞者"方：蝉蜕（去头足）6克，甘草6克，小麦15克，泡吴茱萸1.5克，大枣3枚，水煎服。如小儿发热口渴，面红耳赤，吴茱萸减至0.6克。（吴光烈先生治验并整理）

方二：

【主治】小儿夜啼，时常惊怵。此方不但能治小儿吐乳，且能减少发胎毒，对小儿受惊引起之夜啼尤效。

【方药】甘草2.1克，小麦4.5克，红枣1枚，朱砂1.5克（另包分2次）。

【用法】小麦微炒黄，和甘草、红枣，水1盅煎六分，渣再煎。两药液混合，作两次泡朱砂，令小儿吸之，不吸则灌之。

【来源】陈德箐先生治验并整理。

方三：

【主治】小儿夜啼。

【方药】灯芯草10把，烧存性研末。

【用法】涂在母亲乳头给小儿吸吮，3～5次即效。

【来源】何秀英先生治验并整理。

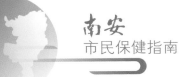

3. 疳积

方一：

【主治】消疳除积，健脾消食，用治小儿疳积、小儿厌食症。

【治疗方法】取四缝穴，常规消毒后，选用一次性采血针，对准穴位刺后即出针，各挤出无色透明液体8滴，每周1次，一般3～4次即愈。

【注意事项】穴位严格消毒，慎防感染。

【来源】苏稼夫先生治验并整理。

方二：

【主治】小儿疳积，多食不充肌肤，毛发稀黄，咬指磨牙，肚腹膨大，甚者青筋暴露。

【方药与用法】选用：

①油柑草（叶下珠）15克，鬼针草15克，鸡肝1具，加水适量，炖服。本方加红枣5枚（劈开）、食盐少许，如上法炖服，可治小儿厌食症。

②叶下珠15克，或丁葵草15克，或鸡眼草15克。水煎，合鸡肝炖服。

③黄花仔（小还魂草）15克，水煎，合豆腐炖服。

④鬼针草15克水煎，合猪肝炖服。

【来源】吴光烈先生治验并整理。

4. 流涎

方一：

【主治】小儿脾阳虚衰流涎，唾涎泛滥，小便清稀，大便溏薄。

【方药】肉豆蔻6克，芡实6克，益智仁9克，补骨脂6克，白术9克。

【用法】每日1剂，水煎两次，上下午分服。

【来源】吴光烈先生治验并整理。

方二：

【主治】小儿水湿内停流涎，食入即吐，小便短少，大便稀溏，口涎时流，涎液清稀。

【方药】猪苓6克，泽泻9克，白术6克，茯苓9克，桂枝3克（后下），益智仁9克。

【用法】每日1剂，水煎两次，上下午分服。

【来源】吴光烈先生治验并整理。

【主治】小儿口角流涎，涎液稠黏，小便短赤，咳喘时作。本方泻肺清热，行水摄涎。流涎从肺论治，肺为水之上源，肺气肃降而通调水道，使水湿从下而除，而流涎自止。

【方药】桑白皮10克，葶苈子10克。

【用法】每日1剂，水煎两次，上下午分服。

【来源】吴光烈先生治验并整理。

5. 咳嗽

方一：梨杏贝汤

【主治】小儿咳嗽，尤其久咳不愈、夜咳等。

【方药】秋梨1粒，杏仁6克，川贝（研）3克。

【用法】梨子连皮，洗刷干净，对剖、去心，于心凹处纳入杏仁、川贝，对合，篾签插固，加水炖至梨熟，食梨喝汤。每日1次，常服。

【注意事项】秋梨以山东梨为佳。本方为6～8岁用量，年幼者杏仁、川贝用量酌减。

【来源】赵正山先生治验并整理。

【附录】治"小儿咳嗽日久，痰少或干咳无痰，口燥声嘶"方：鲜梨1个（切开），柿饼（柿果干）1块（切碎），盐橄榄3枚，香菇3朵，花生仁15克，冰糖适量。每日1剂，水煎代茶频饮。（吴光烈先生治验并整理）

方二：

【主治】小儿肺炎热盛期。

【方药】鲜球兰15克，叶下红15克，鲜大尾摇15克。

【用法】捣烂绞汁，调蜂蜜适量为1日量，早、晚分服，温开水送下。

【来源】吴光烈先生治验并整理。

6. 小儿夏季热

方一：

【处方】田蛙1只，麦门冬15克，盐橄榄1～2枚。

【用法】取田蛙洗净，剖去肠杂，纳麦门冬、盐橄榄于蛙腹中，外以针线缝牢，

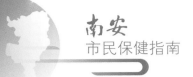

加水适量，炖汤取服，日服1～2只均可。

【适应证】小儿每到盛暑季节，即长期发热不退，伴有口渴多饮、多尿、少汗。

【备注】体质虚者加西洋参炖服；口渴引饮甚者，用鲜丝瓜皮、大枣煎汤作饮料。

方二：

【处方】西洋参3克，生地6克，当归4.5克，白芍6克，鳖甲9克，地骨皮6克，青蒿6克，丹皮4.5克，知母6克，石斛6克。

【用法】每日1剂，水煎两次，上下午分服。

【适应证】小儿每到入夏后长期发热，烦渴多饮，多尿，少汗，并伴见脑后热灼手，手足心热，午后发热更甚。

方三：

【处方】北沙参6克，石斛6克，淡竹叶4.5克，麦门冬6克，黄连3克，粉葛4.5克，青蒿6克，蚕衣3克，甘草3克，秦艽4.5克。

【用法】每日1剂，水煎两次，上下午分服。

【适应证】小儿入夏后长期发热，以脑后热为甚，口渴多饮，多尿，少汗，虚烦不安，但精神尚好。

（五）五官科

1. 红眼

方一：

【主治】红眼。

【方药与用法】选用：

①柯开泰治"赤眼"方：谷精草、黄连、竹叶各酌量，合煎，取药液洗眼，连洗数次。

②吴则邱治"眼睛发炎"方：生明矾0.9克，研极细末，和1个纯蛋清打匀铺棉花上，贴患眼，不待药干频换；轻者2～3次、重者5～6次可愈。

③吴流福治"眼红肿痛"方：鲜马齿苋、食盐各酌量捣涂。

【来源】泉州市卫生局编《验方选编（一）》（1959年）。

方二：

【主治】急性结膜炎。点眼药不起作用者亦有效。

【方药】夏枯草15克，桑叶12克，白菊花12克，黄豆30克。

【用法】水煎，调白糖15克饮服。

【来源】江永灿先生治验并整理。

【附录】治"急性结膜炎双眼赤肿微痛"方：夏枯草30克，白菊花30克，龙胆草10克。水煎，先熏蒸患眼数分钟后，饮下药汤。（吴光烈先生治验并整理）

方三：

【主治】电光性眼炎。

【方药】车前子9克（布包），蒲公英60克，白菊花30克。

【用法】用4杯半水煎成3杯，3顿当茶饮。

【来源】《民间验方选编（外科专辑）》油印本（1971年4月）。

2. 针眼、眼丹

即麦粒肿，初起症状轻者为"针眼"，症状严重且伴全身症状者为"眼丹"。

方一：

【主治】麦粒肿，微痒微肿，生脓液，溃后自行消散。

【方药与用法】选用：

①全蝎3克，连翘9克，甘草6克，青壳鸭蛋1枚。水适量炖服，饮汤吃鸭蛋，每天1剂，连服3剂。本方治疗多发性脓肿也有效。

②治"上下眼睑生麦粒肿，此愈彼起，反复发作"方：土牛膝（鸡骨癀）30克，猪头皮适量，食盐少许。加水适量炖服，每日1剂，连服3剂。

③治"麦粒肿初期或已化脓"方：生地20克，浙贝9克，生南星9克。合捣如膏，贴于两侧太阳穴。生南星有毒，不可入口。

【来源】吴光烈先生治验并整理。

方二：

【主治】刺络泄热、清毒消炎，用治肝火所致麦粒肿（目针）、霰粒肿（目蚶）未成脓阶段和眼结膜炎（红眼睛）。

【治疗方法】在病眼同侧耳尖（耳郭对折上方最高点）常规消毒，用清毒过的三棱针（或一次性注射器针头、缝被褥的针）点刺，挤出血6～8滴。可立即减轻病眼之红肿热痛症状。

【注意事项】穴位和针具均要严格消毒，防止感染。孕妇、老幼、有出血倾向者慎用。不宜点刺出血者也可在病眼对侧耳尖上，用点燃的艾条烘烤20分钟，当天

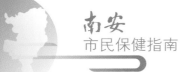

即可减轻症状。

【来源】苏稼夫、张永树治验并整理。

（六）其他

1. 树薯中毒

【主治】树薯（木薯）中毒，偏僻农村来不及请医急救，可先用此方饮服。

【方药】灶心土15克，生姜10片，红糖适量。

【用法】水煎服。

【来源】吴光烈先生治验并整理。

2. 毒菇中毒

【主治】毒菇中毒，腹痛，腹泻，呕吐剧作。

【方药与用法】选用：

①绿豆衣30克，甘草15克，水煎取汁内服。

②冰糖250克，分数次用冷开水泡服。

③银花、防风、甘草各15克，水煎频服。

④干姜30克，红糖适量，水煎频频饮服。

【来源】吴光烈先生治验并整理。

3. 河豚中毒

【主治】河豚中毒，兼治各种鱼类中毒。

【方药】全紫苏9～12克。

【用法】水煎服。

【来源】泉州市卫生局编《验方选编（一）》（1959年）。

4. 吃狗肉中毒

【主治】吃狗肉中毒。

【方药】麻油60克。

【用法】饮之即吐。

【来源】刘与铮先生治验并整理。

5. 酒精中毒

【主治】醉酒。

【方药与用法】选用：

①防治醉酒方：食醋40～50毫升，加入白糖10～20克和少量开水，待白糖溶解后1次饮服。

②防治醉酒方：西红柿汁或新鲜葡萄汁，1次饮用200毫升以上。蜂蜜水也有效。

③治"酒后头痛"方：芹菜适量洗净切碎榨汁，每隔5分钟服1次，连服3次。

④治"酒后呕吐不止"方：现熬的稀饭浓米汤1碗，加盐少许，频频温服。

【来源】苏齐先生治验并整理。

6. 误食碱中毒

【主治】碱（俗称"饼药"）中毒。

【方药】乌梅。

【用法】水煎服。

【来源】何玉卿先生治验并整理。

7. 蜈蚣咬伤

方一：

【主治】蜈蚣咬伤。

【方药】用手指甲磨唾液。

【用法】抹伤口。

【来源】刘德桓先生治验并整理。

【附录】治"蜈蚣咬伤"方：人指甲磨冷开水至水变白色为度，抹于患处，至不痛为止。（王慕农、林世联治验并整理）

方二：

【主治】蜈蚣咬伤。

【方药】公鸡涎。

【用法】涂于伤口。

【来源】林荣取先生治验并整理。

8. 蜂螫伤

方一：

【主治】蜂螫伤，红肿疼痛。

【方药】鲜芦荟。

【用法】切片贴于患处，至灼热再换。如无鲜芦荟，用瓦芦荟捣敷亦可。

【来源】王仁镇先生治验并整理。

方二：

【主治】肌肤被蜂螫伤。

【方药与用法】选用：

①雄黄末酌量，调米醋涂伤处。

②朱砂末酌量，调唾液抹伤处。

③鲜薄荷叶（或番芙蓉叶）适量，捣烂涂伤处。

④人尿洗伤处。

【来源】吴光烈先生治验并整理。

9. 毛虫螫伤

【主治】肌肤被毛虫螫伤，肿痛。

【方药】鲜桑叶60克，食盐少许

【用法】合捣烂敷患处。

【来源】吴光烈先生治验并整理。

10. 食甲鱼过敏

【主治】食甲鱼过敏，出现喉头水肿。

【方药】漳州片仔癀。

【用法】漳州片仔癀压碎，适量放入舌下含化。

【来源】苏小青先生治验并整理。

参考文献

1. 苏小青. 泉州民间偏方选编[M]. 北京：九州出版社，2011.

2. 吴盛荣，吴春荣. 吴光烈临床验方精选[M]. 厦门：厦门大学出版社，2001.

二、验方

（一）生姜鸡肉汤治验选介

生姜鸡肉汤系笔者自拟的处方，由童鸡（雌雄均可）一只、生姜60克、伏龙肝（灶心土）60克（煎取澄清液备用）等组成。具有补脾暖胃，扶羸益气之功。用法：将童鸡处死，去毛洗净，剖去肠杂，纳生姜于腹中，置瓷钵内，然后加入伏龙肝澄清液酌量，食盐少许，盖密炖烂，取汤徐徐饮之，鸡肉也可与食。每日或隔二三日服一剂。本方用于治疗妊娠恶阻有良效，对于脾胃虚寒而引起之久疾不愈，治之也屡试不逊。现将治验选介如下：

1. 消渴症

陈某某，男，62岁，1986年3月14日就诊。

患者口渴喜热饮、多尿、多食而不充肌肤已三年余，一年来症状有所加重，医用滋阴补肾以及甘寒之品屡治未效而求诊。证见：形体消瘦，面色无华，咽干舌燥，四肢乏力而欠温，大便完谷不化，偶或溏泻。脉沉缓无力，舌淡，苔薄白而干。化验：尿糖未发现，血糖（空腹）85毫克/分升。尿比重1.003，每日尿量3000毫升左右。拟属脾胃气虚，肾阳不振，治宜健脾益气，温补肾阳。方用生姜鸡肉汤加附子15克、肉桂4.5克（另炖），每二三日服一剂。连服3剂后，口渴除，四肢转温，诸症好转。效不更方，嘱再服3剂。同年12月3日，携其孙来院诊治，谓服上方后，诸症消失，劳动有劲。

2. 久年咳嗽症

侯某某，男，54岁，1986年12月12日就诊。

咳嗽已10多年，痰多色白，动则气喘，遇寒更甚，近来有所加重，屡治未效而求诊。证见：面色㿠白，声低不扬，口干欲饮，大便不实，小便清长，呕恶纳呆，脉沉缓。舌淡胖，苔薄白。证属脾肺气虚，累及于肾，治宜健脾温阳，助以补肾。方用生姜鸡肉汤加肉桂4.5克（另炖），连服6剂而病除。

3. 水肿症

黄某某，女，73岁，1989年5月4日就诊。

浮肿已3年，始于下肢，按之没指，后遍及全身，近日来纳呆，呕恶，大便溏泄，小便短白，身体重着，步履艰难而求治。证见：精神萎靡，面色无华，倦怠懒言，全身营养不良，脉濡缓，舌淡苔薄。化验：尿常规未见异常，血浆蛋白降低。证属脾肾阳虚，水聚不运。治宜温补脾肾，化气行水，方用生姜鸡肉汤加附子15克、肉桂4.5克、黄芪30克。服3剂水肿渐消，继服3剂，诸症亦痊。

4. 痰饮症

郑某某，男，61岁，1988年12月29日就诊。

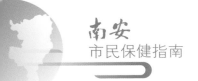

患者胸胁支满，泛吐痰涎，遇冷则加剧，已达4年余。近年来明显消瘦，不能劳动而来就诊。证见：面色无华，精神不振，声音低微，讲话稍喘，四肢乏力，背部时有冰冷感。脉滑而缓，舌淡胖，边有齿痕，苔白腻。证属脾肾阳虚，饮停中焦。治宜温阳化饮，方用生姜鸡肉汤加茯苓30克、白术15克、肉桂4.5克（另炖），嘱经常服用。患者来信云：服3剂后，痰涎显著减少，继服6剂，诸症消失，现已能参加轻微体力劳动。

5. 嗜卧症

吴某某，男，47岁，1987年5月5日就诊。

食后困倦嗜卧，如醉状已3年余，近一年来腹满，善饥而不欲食，四肢乏力，肌肉日见消瘦而来求治。诊见：精神萎靡，面色少华，声音低微。脉缓弱，舌淡苔白。证属脾阳不振，运化无权。治宜补脾益气，温运中阳。方用生姜鸡肉汤加黄芪15克、党参15克，取汤饮服，每两天服1剂，连服5剂，能纳食，精神振奋，诸症亦瘥。经随访两年未再复作。

6. 寒胀症

戴某某，男，62岁，1989年12月4日就诊。

患者腹部胀满，不欲饮食，遇冷则更甚，不耐劳动已3年，屡用消导之剂治之未效。证见：面色㿠白，神疲倦怠，口淡，呕吐清涎时作，腹部喜按、喜温。证属中阳虚衰，寒气内盛，治宜温补中焦，祛寒消胀。方用生姜鸡肉汤加附子15克、肉桂4.5克，取汤与服，连服4剂，腹部胀满消失，能纳食，诸症亦随之改善。

7. 便血症

吴某某，男，49岁，1988年3月26日就诊。

每于饥饿时胃脘部即隐隐作痛，喜按，得热饮则痛缓解，已10多年。近两年来遇劳则时下漆黑色稀状粪，一个月来脘腹隐隐作痛加重，便漆黑样，次数增加，伴头晕耳鸣，心悸，全身乏力，晨起就厕时突然晕倒而来求治。证见：面色无华，神疲懒言，脉细缓无力，舌淡苔薄。证属脾胃阳虚，统血无权。治宜温阳健脾，方用生姜鸡肉汤加白术15克、龙眼肉15克、附子15克，每日1剂取汤与服。连服5剂，大便正常。诸症亦瘥，嘱不定期，经常服用此汤，经随访1年，劳动正常未见复发。

（二）绿豆羊肉汤治疗复发性口疮

于1980年5月至1983年12月用自拟的绿豆羊肉汤治疗复发性口疮多例，均取得较好效果。

典型病例

病例一　林××，女性，38岁，南安县东田中心小学教师。1980年5月21日初诊。

复发性口疮愈而复发已20多年，患部呈烧灼样疼痛，特别是说话、吃饭、咀嚼时疼痛更甚，接触酸、咸食物刺激则疼痛难忍，每于失眠或教学紧张时而加重。曾经多方求医，屡服西药及清心导热、滋阴降火的中药均未获效。现由于病程长，体质衰。证见：纳呆食少，头晕目眩时作，神倦懒言，面色少华。诊其脉沉缓而弱，唇口淡，苔少，口唇内侧上下黏膜可见圆形及椭圆形溃疡点4个，小的直径约1.5毫米，大的3毫米左右，边缘整齐，溃疡面平坦，覆有微黄色或灰白色的一层，周围有红晕。证属脾阳虚衰为本，内蕴毒热之邪为标；治宜温阳健脾，佐以甘寒解毒。方用绿豆羊肉汤治之。

羊肉120克，绿豆30克，生姜5克，大枣10粒，加水适量炖烂取服，每日1剂，嘱服3剂。

6月10日患者因肾炎来我院治疗，顺谈其复发性口疮，服上方3剂后，药对证，效如神，为巩固疗效，自己连进5剂而告痊。最近随访，自诉偶有复发仍以原方治之，随即症消失。

病例二　陈××，男性，46岁，南安县检察院干部。1982年11月7日初诊。

患者自1969年以来，复发性口疮反复发作，经多方治疗未获效，患部灼热刺痛，尤以说话饮食为甚，有时则不敢进食。每于工作劳累或失眠而诱发或加重病情。此次发作已达一周余，现神疲懒言，纳呆食少，面色㿠白，脉沉迟，舌质淡胖，苔薄白，舌中微黄，下唇内侧黏膜有黄豆大的溃疡点3个。证属脾阳不足，内蕴热毒之邪；治宜温养脾土为主，佐以甘寒解毒。方用绿豆羊肉汤治之。

处方：羊肉120克，绿豆30克，生姜5片，大枣10枚，加水炖烂取服，日服一次，病愈停服。

11月15日复诊：患者谓服上药先后6次，症愈未见复作。遂嘱停药观察。

1984年4月3日，因感冒来诊，告曰：口疮经治疗后至今未见复发。

（三）生姜鸡肉汤治疗妊娠恶阻有良效

近几年来用生姜鸡肉汤治疗妊娠恶阻共计205例，效果满意。

205例中，初孕者73例，第二孕次者60例，第三孕次者72例。恶阻见于妊娠一个月后84例，2个月后68例，3个月后53例。服药1～2剂87例，3～4剂112例，4剂后未见效者6例，有效率为97%。未见效6例，随访结果，皆因病情迁延失治，导致体质虚甚。其中1例中断妊娠，3例合并呃逆及虚寒性胃脘痛，2例分娩后见胎儿发育不良。

生姜鸡肉汤用生姜（带皮切片）60克、伏龙肝60克（煎取澄清液备用）、童鸡（雌雄均可）1只。将童鸡处死，去毛洗净，剖去内脏，纳生姜于腹中，置瓷钵内，然后加入伏龙肝澄清液适量，食盐少许，盖密炖烂，取汤徐徐饮之，鸡肉也可与食。每日或隔日服1剂。

病案举例

病例一　陈某某，28岁，家庭妇女。1980年4月13日就诊。妊娠为第二次怀孕，停经已45天，尿妊娠乳胶试验阳性。证见恶闻食气，食入即呕吐，呕吐物为痰涎水液，口淡，嗜食酸咸之物。倦卧床第，形体消瘦不能自持。诊其脉滑而缓，舌淡苔白，证属脾虚湿阻，中阳不振，浊气失降。治宜扶羸益气，温中化浊，降逆止呕。方用生姜鸡肉汤，每两日服1剂，连服3剂，呕吐止，能纳食，嘱加强营养，补偿体质消耗。足月分娩男婴，发育良好。

病例二　吴某某，22岁，职工。1985年11月12日就诊。孕妇为首孕，停经已61天，尿妊娠乳胶试验阳性。证见不思饮食，恶心呕吐，喜啖酸菜，乳房发胀，倦怠乏力，嗜卧，初认为可不药而愈，及至消瘦不能下床而来院求治。诊见面色苍白，神疲倦言，语音低微，脉怠缓，舌淡苔白。证属脾胃虚惫，中阳不振，和降失司，浊气上逆。治宜温补中焦，降逆止呕，方用生姜鸡肉汤，一剂知，二剂已，连服3剂，能下床料理家务。

（四）麦冬橄榄汤治疗小儿夏季热

小儿夏季热乃小儿夏秋季的常见疾病。自1980年7月至1984年8月，用麦冬橄榄汤治疗单纯性的小儿夏季热40例，全部获愈。

1. 临床资料

全部病例发病都在暑夏季节，具有发热不退，手足心热，尤以脑后尤甚，口渴引饮，虚烦，少汗或无汗，小溲清长，并分别伴有夜寐不宁，精神萎靡，时作呵欠，喜卧冷地等小儿夏季热的典型症状。40例中，男性39例，女性1例。年龄5个月1例，9个月1例，其余都在2～4岁之间。体温最低为38℃，最高为39.5℃，病程最短为

15天，最长为3个月。服药最短3天，最长12天，体温恢复正常。

2. 方剂的组成及用法

麦冬15克，盐橄榄1～2枚，田蛙1只（田蛙即田里的水蛙，《本草纲目》亦名田鸡、青鸡、青蛙）。将田蛙洗净，剖去肠杂，纳入麦冬、盐橄榄于田蛙腹中，外以针线缝牢，加水适量，炖汤取服，日服1～2剂均可。病程长，体质虚弱者加西洋参炖服；口渴引饮甚者用鲜丝瓜皮，大枣煎作饮料。

3. 病案举例

病例一　王××，男性，2岁。1980年8月5日初诊。

其祖父代诉：小孙前年患过夏季热，近半个月来又复发，体温持续在38 ℃左右，旦暮无异，口渴、少汗、多尿、纳食不佳，入夜则烦扰不安，经治疗未效而来就诊。证见手足心热，脑后肤热灼手，脉浮数乏力，指纹色赤，舌唇干红，苔微黄而干。此乃暑热伤阴，治宜清暑益气，养阴生津。方用麦冬橄榄汤，每日1剂，嘱服3剂。

家属9月25日来院告曰：患儿服药后，热退，纳佳。为巩固疗效，又续服数次，经随访未再复作。

病例二　黄××，男，3岁，南安县美林公社西埔大队人。1983年7月15日初诊。

其母代诉：小儿发热已达3个月，体温持续38～38.5 ℃左右，喜卧冷地，口渴多饮，无汗、多尿、纳食不佳，入夜则烦扰不安，经当地医疗所治疗，热仍未解而来就诊。证见精神萎靡，形体羸瘦，手足心热，脑后肤热独甚，脉细数，重按无力，唇舌干红，少津乏苔。此乃暑热伤阴，元气亏损。治宜清暑养阴，培元固本，方用麦冬橄榄汤加西洋参2克，每日1剂，嘱服3剂，间用鲜丝瓜皮15克、红枣5粒，煎作饮料。

7月17日复诊：其母告曰，服上方两剂后，口渴止；3剂服完就不再卧冷地。嘱再服3剂。

7月23日三诊：热退诸症消失，纳食增进，嬉戏如常。为巩固疗效，嘱再进3剂。夏季随访，小儿身体健康，未见复作。

病例三　陈××，男，5个月，本县仑仓公社大泳大队人。1984年8月2日初诊。

其祖母代诉：小孙发热已一个多月，体温持续在38～38.8 ℃之间，哭则汗出，但热不解，口渴引饮，以午后及入夜为甚，小溲频而清长，经××医院治疗11天，热仍未解，而来求治。证见患儿精神萎靡，形体羸瘦，手足心热，脑后肤热灼手，

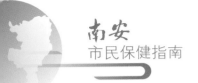

指纹红，唇舌干红，少津乏苔。此乃暑热伤津耗气，治宜清暑益气，养阴生津。方用麦冬橄榄汤加西洋参1.5克炖服，每日1剂，连服3剂。

8月5日复诊：体温降至37～37.5℃，口渴引饮及多尿均明显减少。药已中病，效不更方，嘱继服3剂。

8月9日三诊：患者体温正常，诸证悉痊。为巩固疗效，嘱再服3剂。

11月12日，患者之祖母因病来诊，谈及其小孙体健如常，情况良好。

（五）带状疱疹二例

病例一　孙某，男，42岁。1992年7月3日就诊。

患者因夏天气候炎热，汗渍皮肤而发痒，经常用手搔痒。两天前右腰周围及背部突然痒痛难受，皮肤发红，见有排列密集成群如带状的丘疹，水疱清澈如珠，米粒样大小。

证见：症状如病史所述，除患部皮肤发红，灼热痒痛，余无痛苦。舌尖红，苔微黄，脉略弦。

证属：邪毒感染皮肤。

治宜：祛风燥湿，清热解毒，活血通经。

药用：络石藤（又名钳壁龙）取全草适量，火煅存性，研为细末，调醋外涂，干则再抹，1天数次。

疗效：连用两天，红退痒痛止，疱疹结痂而痊愈。

络石藤为夹竹桃科常绿攀援木质藤本。茎圆形，多分枝，有气根，叶对生，椭圆形，或卵状披尖形，老时革质全缘，4—6月开白花，聚散花序腋生，具香气，果实为二蓇葖果，圆柱状，成熟时裂开，内含多数种子。生于山野岩石或家园墙壁。此草有祛风清热、活血通经、解毒镇痛等功能，用于治疗关节痛、肌肉痹痛也有效。

病例二　林某，女，23岁。1992年10月17日就诊。

患者从山上砍柴归家后，即感全身有蚁走感，继后左侧胸部及颈部见有成带或成簇粟粒样大小的疱疹，皮肤红赤，灼热，痒痛难忍。

证见：症状如病史所述，面部潮红，体温正常，口渴思饮。舌质红，苔黄，脉弦数。

证属：湿热毒邪外侵，蕴结肌肤。

治宜：祛风利湿，清热解毒，散瘀止痛。

药用：鲜辣蓼（又名苦柱草）取适量捣烂绞汁调醋外抹，干则再涂，1天数次。

辣蓼属辣蓼科，一年生草本。茎直立或下部伏地，分枝稀疏，节突起，茎面通常呈淡红紫色。叶互生，有短柄，广披针形而尖。叶面深绿色，有八字形的黑斑，托叶口缘生刺毛。秋日枝梢出花穗，向下垂，呈淡红色或白色。瘦果有三棱。生长于田野、路边、村旁湿水地。

此草有祛风利湿、清热解毒、散热止痛、杀虫止痒等功能。用于治疗皮肤湿痒、顽癣，蛇咬伤、痢疾、肠炎也有效。

（六）排石汤治泌尿系结石

组成：

金钱草30克	滑石30克	牛膝30克
海金砂15克	车前子15克	桃仁15克
熟地15克	冬葵子15克	甘枸杞12克
木香9克	木通9克	桂枝9克（后下）
附子9克	内金9克	

用法：每日1剂，水煎两次，上下午分服。

功能：清热利湿，通淋排石，化瘀行滞，水火平补。

主治：泌尿系结石。

方解：泌尿系结石属于祖国医学"石淋""砂淋""血淋"等范畴。发病的主要因素是肾和膀胱气化功能失常及平素嗜酒，多食肥甘辛辣之食物，或因情志抑郁，工作劳累引起气滞血瘀，湿热蕴结下焦，日积月累，尿中浊质逐渐凝结而成砂石。方中金钱草、海金砂、冬葵子、内金、滑石利水、通淋化石；车前子通肾气，利水道，强阴益精，久服轻身耐老；木通清心导赤，泻火通淋；桃仁清热化瘀；木香理气止痛；牛膝引药下行，使结石滑利而下；桂枝、附子温补肾阳，又可调和寒凉之品，使久服不致伤胃；熟地、枸杞补益肾阴而治本。共奏清热利湿、通淋排石、化瘀行滞、水火平补之功。

加减运用：有血尿者加白茅根、大蓟各15克；腰痛者加杜仲、狗脊各12克；小腹胀者加青皮9克、川楝12克；尿频涩痛者加石韦、瞿麦、扁蓄各15克；体虚者加黄芪、党参15克。服药期间每日用金钱草60克、王不留行叶30克，煎水代茶大量饮服。

方歌：排石金钱木香膝，车前滑地杞通傅；

葵桃桂附金砂内，泌尿春回病得瘳。

典型病例：

谢某，男，46岁，1992年2月28日就诊。

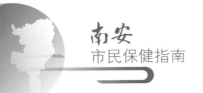
主诉素有小便刺痛窘迫感，昨天突然腰部右侧剧烈疼痛，并向会阴部放射，继而出现肉眼血尿，右腰部明显叩击痛。尿检蛋白(++)，红细胞(++++)，白细胞(+)，X线拍片发现右肾下段有0.5 cm×0.8 cm和0.6 cm×0.8 cm之结石阴影。确诊为右肾结石。证见舌质红，苔黄腻，脉弦数。证属湿热瘀阻，结石内蕴，治宜清热利湿，化瘀排石。处方：

金钱草30克	牛膝30克	滑石30克
冬葵子15克	海金砂15克	车前子15克
白茅根15克	大蓟15克	熟地15克
杜仲12克	狗脊12克	枸杞12克
桃仁9克	桂枝9克	附子9克
内金9克	木通9克	木香9克

每日用金钱草60克、王不留行叶30克，水煎代茶大量饮服。

服至15剂，X线腹平片复查，见结石下移至输尿管。效不易辙，原方继服7剂后，排出结石2枚，大小与X线拍片阴影相符，症状亦随之消失。为巩固疗效，嘱服补益气血和调理脾肾之品，以善其后，随访未见复发。

（七）梨榄清音汤治失音

组成：

盐橄榄2粒	百合15克	鲜梨（带皮）1粒
蝉蜕6克	生地黄15克	五味子（打碎）6克
麻黄4.5克	冰糖适量	

用法：水煎代茶频饮，服至症状消失。

功能：补肺滋肾，清热养阴，生津润燥，宣肺扬音。

主治：新久失音，兼治肺虚干咳，咯痰带血。

方解：声音不扬，甚至嘶哑不能发出声音，称为失音，致病的原因与肺肾有关。因声音出肺系而根于肾，故肾精充沛，肺气旺盛，则声音响亮，如果肺肾有病，皆能导致失音。正如《直指方》谓："肺为声音之门，肾为声音之根。"若外邪阻塞肺窍，或肺肾精气耗损于内，皆可导致声道之病。梨榄清音汤用于属虚属实之失音，均收良效。

方中鲜梨清热养阴润燥；盐橄榄滋肾生津；五味子补元气不足，生津止渴；生地黄滋阴养血，生津润燥；百合补肺养阴，润燥止咳；蝉蜕解痉宣肺，扬哑清音；

麻黄通九窍调血脉，宣肺气发声音；冰糖补脾润肺，又可作为调味。诸药共奏补肺滋肾、清热养阴、生津润燥、宣肺扬音之效。此方妙在麻黄、蝉蜕宣肺扬音，故新久失音用之均宜，麻黄虽气味辛温，其性轻扬为发汗之药，然方中甘寒之鲜梨、生地黄、百合，又有酸收之五味子配伍，可免除发汗之虞，且可达到扬音之功。肺虚干咳，痰中带血多因肺肾精气耗伤于内，津液被烁，气失清肃，故用之亦收良效。

（八）红壳秫米糖粿治疗五更泄

五更泄又名晨泄，指黎明时作泄，多认为系肾虚所致，故也称为肾泄。吴光烈老中医根据临床所见，认为关键在于脾胃功能障碍，以甘缓补脾之红壳秫米糖粿治之，屡收良效。

典型病例：

梁某，女，52岁。一年余来，每于黎明即泄清水或完谷不化或稀粥样粪便1～2次，无腹痛不适。虽经治疗仍反复发作。审前医处方均治以温补命门，投以四神丸之类。证见面色萎黄、神疲倦怠、四肢不温，舌淡苔白，脉沉缓。认为系脾胃虚弱，运化失职。治以甘缓补中、健脾和胃法。用红壳秫米糖粿，每日早晚各热服半小碗。3天后泄已止，嘱再服3天以巩固疗效，经随访未见复发。

红壳秫米糖粿的制法是取红壳秫米洗净晒干，磨粉收贮备用。用时取秫米粉少许，加水调和搓成丸子，放入开水内煮熟，加红糖适量趁热服之。

（九）芪桂鳗鱼汤治荨麻疹

组成：

黄芪30克　　　桂枝15克　　　杭白芍15克　　　野生鳗鱼150克

用法：加生姜、食盐、老酒各少许调味，水适量，炖服。

功能：调和营卫，补气益血。

主治：急慢性荨麻疹。

典型病例：

吴某，男，30岁。患荨麻疹时作时止已多年，近半年来每于下午或夜晚即发作，此起彼伏，瘙痒不已，彻夜难眠，经中西医多方治疗未效而求治。证见痒块周围红晕，舌淡，脉沉。证属血虚生风，营卫不固，治宜调和营卫，益气补血。方用芪桂鳗鱼

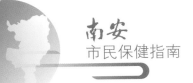

汤治之。服1剂后瘙痒立止。患者信心百倍，因饱受痛苦，求速愈心切，连服7剂症除，随访多年未再发作。

（十）马齿消肿汤治久年臁疮

组成：

鲜马齿苋60克。

用法：洗净晾干捣烂。外敷患部，每日1～2次，可视病情轻重而定。

功能：散血泻热，消肿解毒。

主治：久年臁疮以及痈疽疔毒、阴户肿痒、痔疮出血、肛门肿痛，小儿火丹或毛虫螫人、赤痛不止诸症。

（十一）雄连收毒散治缠腰火丹

组成：

雄黄30克　川连30克　冰片5克

骨碎补90克（煅存性）　竹茹90克（煅存性）

用法：上药合为细末收贮备用。缠腰火丹初起调醋或茶汤涂抹，干则再抹，一天数次，烂则调鸡蛋清或茶油、麻油均可。

功能：清热燥湿，解毒止痛。

主治：缠腰火丹又名火带疮、蛇串疮、蛇丹疮，俗名飞蛇，现代医学为带状疱疹。

方解：方中雄黄燥湿杀虫，疗疮解毒；黄连清热燥湿，为疮疡解毒要药；冰片消肿止痛；竹茹清热凉血；骨碎补缠绕岩石、树上而生，此药其形如蛇，故俗名树蛇，有活血止痛、祛湿杀虫之功，为治飞蛇之效药。以蛇治蛇，乃中医相形取治之义也，确有奇效。竹茹、骨碎补过煅存性，促水疱迅速吸收而愈疮面。

参考文献

周建宣，吴盛荣.吴光烈临床经验集[M].厦门：厦门大学出版社，2011.

南安健康文化保健典故与历史名医选编

保健典故选编五——宋端宗在南安的三遗迹呼井格、候安岭、五方格

宋端宗在闽南传说中称为"幼主"。他在南安留有三处遗迹，供人凭吊。

一、呼井格

宋德祐二年，元兵入侵，恭帝北狩，陈宜中等奉福州益王赵昰为帝，就是宋端宗。其在位不久，元兵攻入福建，他带着群臣，仓皇出奔，由莆田、仙游折入永春，至九都与埔头交界处。此处有一峻岭，两旁巍岩峭壁。君臣日夜奔驰，也确实疲于奔命了，就在岭上歇下。时在初夏，君臣连日在烈

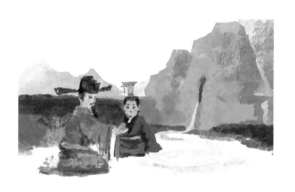

日下奔波，早已唇焦口燥，自然就想起了水，可是在这高山峻岭上，哪里找得到水呢？由于饥渴交迫，大家都头昏眼花，四肢酸软，特别是宋端宗，平时锦衣玉食，呼饭饭来，呼茶茶来，如今竟连一滴水也不可得，痛苦难以言说，于万分无可奈何之中，不禁大呼道："水来呀！水来呀！"想不到这么一喊，竟出现了奇迹，山谷的石隙中涌出一股清泉来。君臣们一见，大喜，认为此乃是天助，祥瑞之兆，立即以手掬水，痛饮一番。自此以后，这里就称为"呼井格"，格上一泓清水，至今犹存。

二、候安岭

宋幼主君臣离开"呼井格"，来到十八都候安岭，站在山麓，仰望山巅，望山嗟叹。这么高的山，且众人两足酸软，再加上连日粒米未进，怎么能够登得上？这时没有别的法子，宋幼主只好当"乞食皇帝"，到邻近村子讨饭。时当初夏四月，麦收季节，乡民家家户户吃"大麦糊"。所谓大麦糊，便是将大麦去糠磨破煮成粥，状如粒粒珍珠。乡民即以此享之，并佐以咸鲑（一种属于贝类的海产，壳外有状似凤眼的纹）。宋端宗一向蛰居深宫，从未见过这种粗糙的东西，但在饥饿中却觉得是无尚珍品，不觉赞"好料"，高兴地说："朕今乃是食真珠糜配凤眼鲑也"。这便是闽南俗语"食真珠糜，配凤眼鲑"出处。

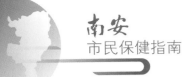

三、五方格

宋幼主食过"真珠糜"配"凤眼鲑"后，继续逃亡，日已近黄昏，他们来到五方格上。这五方格和呼井格不同，左倚山，右临溪，山高水深，气势雄浑。这时因离追兵较远，君臣便打算在这里过夜。因在候安岭吃过咸鲑，此时口又奇渴，前面虽有滔滔的晋江东溪，但山高水深，可望不可及，也只好望水哀叹了。在无可奈何中，宋端宗跪在地上向天哀求："天啊！朕如不该在此绝命，请再赐甘泉。"说罢，地下果然又涌出泉水来。君臣又得畅饮一番，宋端宗便给这一口井起名"龙泉水"。

上面三节小故事，虽是无稽传说，却成了延续至今的地名。

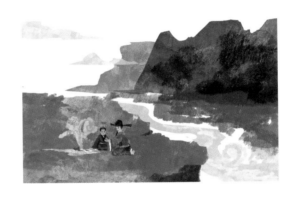

历史名医选编五——王振邦

王振邦，南安县祥瑞圭人（现丰州镇长福村）。生于1881年9月18日，父王鼎卿，系中医。振邦自幼在家攻读诗书，后入丰州公立学堂肄业，因科举废止，于光绪三十三年（1907年）夏南渡新加坡，加入孙中山先生创建的同盟会。宣统元年（1909年）再到爪哇泗水一带从事革命活动。宣统三年（1911年）三月回广州参加黄花岗起义不就，乃回厦门，策动光复活动，厦门光复后回家养病。

调养后，与厦门南普陀寺和尚传了师结缘。从此同各处崇林寺院的和尚、方丈、住持，如弘一法师、了智师（开元寺）、广义师（新加坡）等，过往甚密，持斋念佛，作为居士。同时继承父业，重整旗鼓，制药行医。由于业务发展，不久迁于思明北路，开设天福堂制药社。所制药品，有枇杷膏、羚羊退热散、安宫牛黄丸及治疗白喉、疟疾的药品，还有胃散等，产品远销国内和南洋群岛。

日军攻占厦门前夕，王偕其妻前往香港、菲律宾旅游行医，后回故乡继续行医，治病救人，深受群众敬重。民国三十六年（1947年）病逝，终年66岁。

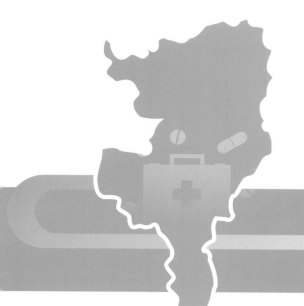

第六篇

合理用药因人而异

一、非处方药与处方药的区别

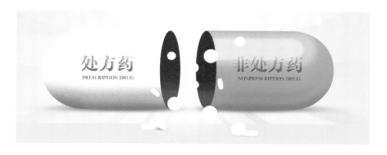

大家去药店买药的时候，经常会听到"非处方药"和"处方药"这两个名词。那么，究竟什么是非处方药，什么是处方药？两者有什么区别呢？

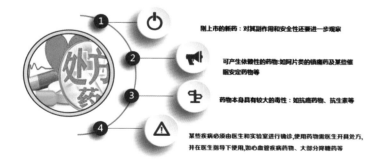

简而言之，非处方药就是指那些不需要医生开具处方，消费者可以直接从药房或药店购买的药物；处方药就是需要拥有医生的处方才能从药房或药店获取并且要在医生或药师的指导下才能够使用的药物，在国外简称为Rx。

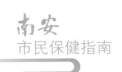

下面对非处方药和处方药的区别做一个简要的汇总：

	非处方药	处方药
疾病类型	小伤小病或解除症状	病情较重，需要医生确诊
疾病诊断者	患者自我认识和辨别，自我选择	医生
取药凭据	不需处方	医生处方
主要取药地点	药店（甲类）；超市（乙类）	医院药房、药店
剂量	较小，剂量有限定	较大
服药天数	短，有限定	长，医嘱指导
品牌保护方式	品牌	新药保护、专利保护期
宣传对象	消费者	医生
广告	批准后，可上大众媒介或广告	不可上广告

在自行购买和使用非处方药时，应当严格遵守说明书上规定的使用时间、疗程、方法，并注意"如症状未缓解或消失应向医师咨询"。希望大家日后购买和使用药物时，注意区分非处方药和处方药，避免盲目买药、用药。如果对药品存在疑虑，可咨询相应的药师或者医生，为自己的用药安全负责。

二、合理使用抗生素与激素类药物

（一）抗生素的合理使用

抗菌药物是指具有杀灭细菌或抑制细菌生长作用的药物，包括各种抗生素（如大环内酯类、青霉素类、四环素类、头孢菌素类等）以及化学合成的抗菌药物（如磺胺类、咪唑类、喹诺酮类等）。使用抗菌药物，一定要在医生的指导下，严格按医嘱用药。首先，必须按时、按量使用，因为抗菌药物在体内达到稳定浓度才能杀菌、抑菌，不规律服药不仅达不到治疗效果，还会给细菌带来喘息和繁殖的机会；其次，一定要按照处方规定的疗程服用，因为抗菌药物完全杀灭或抑制细菌需要一定的时间，如果没有按疗程服用，则易导致细菌产生耐药性，疾病难以治愈。

（二）激素类药物的合理使用

激素类药物包括天然激素，以及结构和功能与天然激素类似的人工合成品，具有多重药理作用，可治疗多种疾病。激素类药物应在医生指导下合理使用，如使用不当，有可能引起多种不良反应。长期用药的患者要严格遵医嘱控制用药剂量，并在门诊定期复诊。当病情稳定后，在医生的指导下有计划地调整剂量，有些患者可改用其他药物和治疗方法。

　　合理使用抗生素和激素不仅是政府和医院的责任，也需要我们每个人的付出和努力，这样才能更好、更有效地使用抗生素和激素。

三、预防药物不良反应

　　药物不良反应是指合格药品在正常用法用量下引起的与用药目的无关的有害反应。药物不良反应既不是药物的质量问题，也不属于医疗事故。

　　非处方药虽然具有较高的安全性，严重不良反应发生率比较低，但长期、大量使用也可能会引起不良反应。人与人之间存在个体差异，不同的人对同一种药的不良反应可能有很大的差别。所以，非处方药也要严格按照说明书的规定使用，并需密切观察用药后的反应。

　　做到以下几点可以更好地预防药物不良反应。

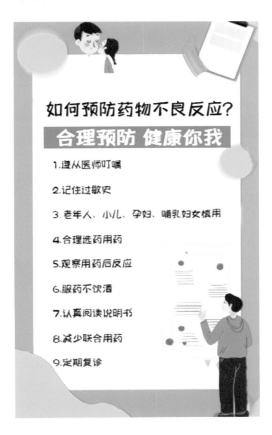

四、重视药物依赖成瘾

我们都知道毒品具有非常大的成瘾性，但是我们对部分药品也具有成瘾性知之甚少。

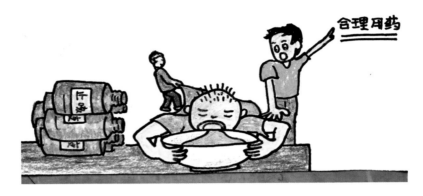

（一）什么是药物依赖成瘾

药物依赖成瘾是滥用药物的后果，指习惯于摄入某种药物而产生的一种依赖状态，撤去药物后可引起一些特殊的症状，即戒断症状，又称药物依赖性、药瘾或病态嗜好。

（二）药物依赖成瘾有什么危害

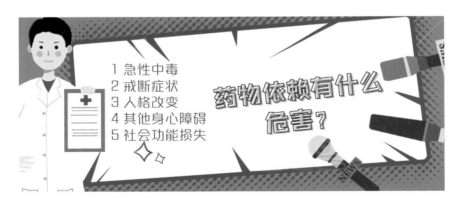

（三）哪些药物会引起药物依赖成瘾

目前，市面上能买到的可能致成瘾的常用药物主要有三类：含有可待因、罂粟壳、麻黄碱等致瘾成分的止咳类药物，如联邦止咳露（致瘾成分是可待因）；麻醉类止疼药，如盐酸曲马多（致瘾成分是曲马多）；安眠药类，如安定片、氯硝西泮片（致瘾成分是苯二氮䓬）。这些常见的易成瘾药物大多是处方药，须凭医生处方购买，在医生或药师的指导下使用。

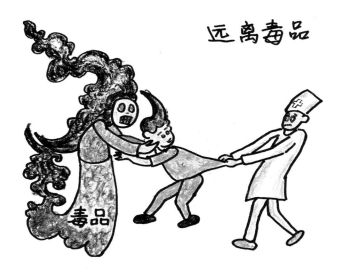

（四）如何预防药物成瘾

（1）对于有成瘾性的药物，只有在有充分的理由、充分的把握确定该病对这一治疗药物反应良好时才能使用，并必须由医生开具处方到正规医院取药，而且这些药物只能使用治疗该病所需要的最短时间。

（2）减少依赖药的服用剂量，应当逐渐减量，使身体逐步适应，切忌大幅度削减用量或短期内完全停用，否则，身体会因无法耐受而出现戒断症状，造成一定的危险。

（3）各类心理障碍和神经症患者，对于自己的焦虑或失眠等症状，不可一味地追求药物缓解，而应设法去除病因，如心理疏导、调节生活、体育锻炼、物理治疗等均大有裨益。

（4）药物依赖严重者很难自行戒除，应在住院条件下积极治疗，争取早日戒除药物成瘾。

（五）万一有人药物成瘾了，该如何治疗

治疗药物依赖成瘾主要有两种办法：药物治疗和手术治疗。

药物治疗主要包括两个阶段：第一个阶段是针对生理依赖的脱毒治疗，目的是停止药物的滥用，治疗戒断症状；第二阶段为脱瘾治疗，治疗依赖者的心理依赖，防止再次使用成瘾药物。

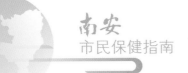

手术治疗则通过损毁脑的特定区域来达到治疗某些精神疾病的目的。这种治疗方法用于精神障碍是基于特定区域的功能障碍可导致特定的精神障碍这一假说。

药物成瘾对社会、家庭及个人都会造成不可估量的危害。日常生活中我们要重视药物依赖成瘾，杜绝药物滥用。

五、警惕家庭用药误区

随着文化水平和医疗水平的提高，家庭小药箱逐渐走入万千家庭当中。因此，了解日常生活中一些常用药物的疗效、用途及其可能出现的不良反应是非常必要的。

（一）家庭用药的十大误区

1. 时间错位

不少人都将服药安排在白天而忽视夜间，其实，按照要求，有的药一日服两次，应每隔12小时服一次，有的药一日服三次，应每隔8小时服一次。

2. 药量过大

一般来说，服用说明书中的正常治疗量便可获得良好效果，若超量服用则可引起中毒，尤其是老人和儿童，随意加大剂量是很危险的。

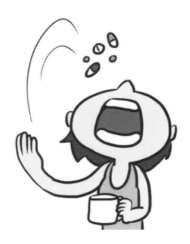

3. 药量偏小

有人为了预防疾病或害怕药物的毒副作用，认为小剂量比较安全，其实这样非但无效，反而会贻误治疗时机，甚至可使身体产生耐药性。

4. 时断时续

药物发挥疗效主要取决于它在血液中恒定的浓度，若不按时服药，则达不到有效浓度，就无法控制病情。

5. 疗程不足

药物治疗需要一定的时间，如尿路感染需要7～10天才可以治愈。若只用药两三天，症状有所缓解就停药，则可能演变成慢性感染。

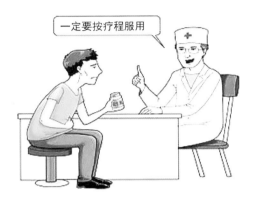

6. 当停不停

一般药物达到预期疗效后就应停药，否则会引起毒副作用，如二重感染、依赖性，甚至会引起蓄积中毒。

7. 突然停药

许多慢性疾病需长期坚持用药以控制病情，巩固疗效，如精神病、抑郁症、高血压等。应在医师指导下停药，否则病情易复发或加重。

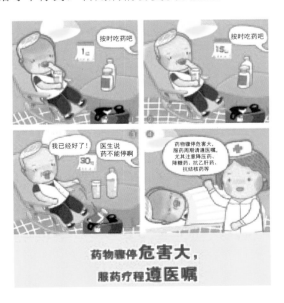

8. 随意换药

药物显示出疗效需要一定的时间，如伤寒用药需3～7日，结核病需半年。如随意换药，将使治疗复杂化，出了问题也难以找出原因。

9. 多多益善

两种药物联合使用常可增强疗效，但若配合不当则会产生相互作用，以致降效、失效，甚至产生毒性反应。

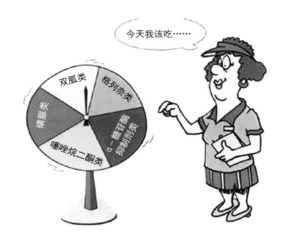

10. 以病试药

有的疑难杂症久治不愈，患者屡找偏方、验方使用。这样反而会使得病情加重，失去治疗时机，难以救治。

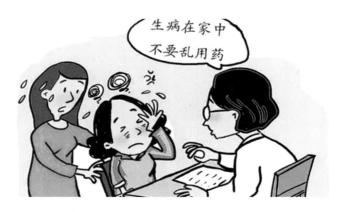

(二) 家庭存药的误区

（1）药品在有效期内都有效。

（2）冰箱是药品的"保质箱"。

（3）便携药盒代替包装。

（4）外敷药与内服药放在一起。

六、网上购药要用心

（一）如何判别有资质的网上药店

（1）看两证：只有同时具备《互联网药品交易服务资格证》和《互联网药品信息服务资格证》的企业才能开展网络售药。

（2）网站只能向消费者销售非处方药，网站具备网上查询、网上咨询（执业药师网上实时咨询）、生成订单、电子合同等交易功能。

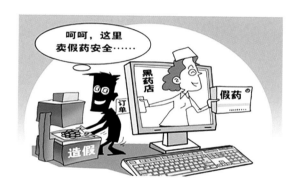

（二）注意药品是否过期或者临近过期

用药时需要确保药品在有效期内，在拿到网购药品时需注意药品是否过期或将要过期。药品的有效期是指药品在规定的贮存条件下能够保持质量的期限，即药品标签和说明书上注明的有效期（××××年××月××日）。

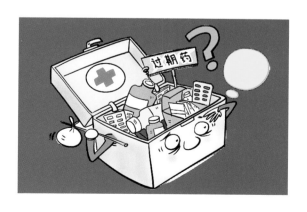

151

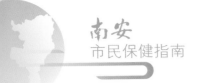

（三）注意真假药品的识别

下面是针对真假药品的对照总结。

项目	真药	假药
批准文号	使用新批准文号：国药准字 +1位拼音字母 +8位数字	使用国家药监局废止的批准文号：×卫药准字和×卫药健字
生产厂家	注明生产企业名称、地址、邮政编码、电话号码、传真号码、网站等	标注内容不全或虚假
药品包装	外包装质地好，字体和图案清晰，印刷套色精致，色彩均匀，表面光洁，防伪标志亮丽	外包装质地差，字体和图案印刷粗糙，色彩生硬，防伪标志模糊
药品说明书	纸张好，印刷排版均匀，字体清晰，内容准备齐全，适应证限定严格	纸张差，印刷排列有误，字体模糊，内容不全，随意夸大疗效和适用范围
批号与日期	包装上标明产品批号、生产日期、有效期，三项缺一不可，字迹多为激光打印	三项中缺一项或两项，而且打印的字迹多为油印
药品外观	片剂：药片颜色均匀无异常；糖衣片表面无褪色、龟裂、发霉等 水剂：无沉淀、结晶、发霉、絮状物等 冲剂：干燥、颗粒均匀，无发黏结块等 膏剂：无失水、水油分离、油败气味等	片剂：药片颜色不均匀、变色，出现斑点、粘连、松片等；糖衣片表面褪色露底、裂开、发霉 水剂：出现沉淀、结晶、发霉、絮状物等 膏剂：出现失水、水油分离，有油败气味等

七、中成药的合理使用

（一）中成药的概念

中成药是指在中医药理论指导下，以中药材（饮片）为原料，按照国家药品管理部门规定的处方、生产工艺和质量标准制成的一定剂型的药品。它是我国历代医药学家经过千百年医疗实践创造总结出的有效方剂的精华，具有疗效显著、便于携带、使用方便、不良反应小等特点。

（二）中成药的使用方法

常见使用方法包括内服法、外用法两种。

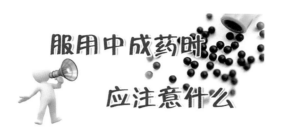

1. 内服法

就服药时间来说，一般用于内服的中成药，宜空腹服用，但特殊疾病应特殊对待，需根据病情而定。具体的服用方法应当仔细阅读说明书或者咨询医生、药师等专业人员，避免随意服用药物。

2. 外用法

外用中成药中除少数疗伤止痛、息风止痉的药物，如七厘散、玉真散可内服也可外用外，绝大多数外用药不能内服。

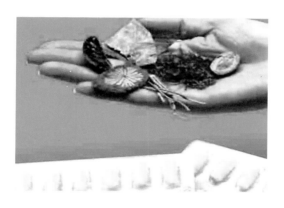

（三）中成药的使用剂量

上市中成药的说明书中已明确规定使用剂量，所标剂量是按照国家研发规定严格制定的，有科学可信的实验数据支撑，无论医生临床用药或患者自行购用，都应按照说明书规定的剂量用药。

（四）重视个体差异

不同个体对中药的耐受性差异很大，尤其是病理状态或疲劳、营养不良时更为明显，另外，妇女哺乳期对许多药物反应敏感；婴幼儿以及老年人的器官状态、身体代谢能力区别于成年人，用药时需格外谨慎。

总之在选择中成药时，不可偏听偏信，不信任过于虚假的广告，应在医生或药

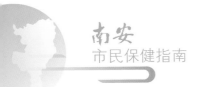
师的指导下购买中成药。在使用中成药的过程中，需要认识服用中成药也会出现相应的不良反应，服用中成药需要听从医生或者药师的指导，切勿自己随意服用。

八、保健品不是药：正确选择，正确服用

现在很多不法生产者为了牟取非法利益，常将保健品称为"神药""包治百病"。保健品的本质是食品，仅具有调节人体机能的作用，并不能像药品一样用来预防、诊断、治疗疾病。此外，保健品的生产只遵守食品的生产标准，而药品的生产具有非常严格的要求，需要遵守国家药品质量生产标准。因此，需要正确看待保健品，理性购买。保健品不是药品，不能替代药品预防、诊断、治疗疾病。而且，保健品也具有严格的剂量要求，不可随意增加服用剂量；某些保健品中含有西药成分，如同时服用其他处方药，则应向医生咨询，避免出现配伍禁忌。

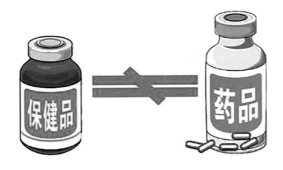

南安健康文化保健典故与历史名医选编

保健典故选编六——金鸡斗黄龙

南安丰州的九日山下，流传着金鸡斗黄龙的优美故事。相传在很久很久以前，这里山川锦绣，景色旖旎。晋江之水，清澈透底，犹如银带，远接天际，直入泉州湾。尤其是九日山巅的一块巨石，拔地而起，像支通天蜡烛，银光闪闪，挺拔峻秀。

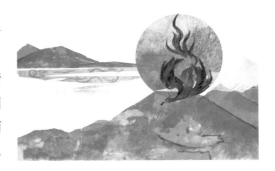

每天拂晓，有一只金鸡，从石中飞起，伫立石上，引颈长鸣，告诉人们新的一天已经开始了，催促人们早起耕耘。

有一天，从昆仑山上下来了一个黄袍道士，云游到丰州九日山下，得知金鸡在通天蜡烛上亮翅长鸣，认为有利可图，遂起了不良之心，自称是得道高僧，要为乡民做件好事，谎称只要把巨石打成佛像，可保合境安康。于是，便把通天蜡烛凿打成佛像，在即将完工之时，突然从石像中飞出一只金碧辉煌的金鸡，道士见状大喜，伸手急扑金鸡，谁知却被金鸡啄瞎一只眼睛，痛叫一声，从九日山巅翻滚而下，到江边腾地一挺，现出原形，原来是一条独角大黄龙。黄龙潜入江中，咬牙切齿，发誓要报金鸡一啄之仇。它探知金鸡投宿于晋江下游贫苦农民吴志家中，便兴风作浪，企图将吴志一家和两岸的居民一齐卷入江里。这一来，晋江下游经常泛滥成灾，两岸人民不得安宁，所以这段江俗称黄龙江。

吴志从小豪侠过人，见黄龙如此为虐，残害百姓，决心建一座大桥，降伏黄龙，但又苦于一时没有资金。金鸡得知后，便大显神通，吃下白米，拉出白银；吃下谷子，拉出黄金，为建桥降龙备足资金。尔后金鸡展翅飞到蓬莱仙岛，请来了神仙铁拐李、吕洞宾。在两位神仙的帮助下，吴志赤膊跃入江中，与黄龙展开一场生死搏斗，用龙泉宝剑砍下了黄龙的独角。吕洞宾祭出捆仙绳，捆住黄龙。铁拐李则把他的铁拐化成镇龙铁锁降伏了黄龙。

两岸人民开山凿石，拦江截流，建成了横跨晋江的第一座石桥。从此以后，风调雨顺，两岸人民又重新歌舞升平了。人们为纪念金鸡的功绩，便把金鸡住过的山命名为金鸡山，把刚建的桥叫作金鸡桥。

金鸡桥原有十八个桥墩，俗称"金鸡十八足"。千百年来，桥身几经修建，

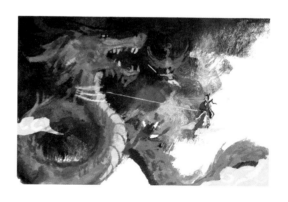

后被一次特大洪水冲走。如今人们看到的雄伟的金鸡拦河桥闸，是新中国成立以后建筑的。

历史名医选编六——黄汉忠

黄汉忠，南安县丰州镇金鸡村人，生于清光绪十年（1884年），卒于民国三十三

年（1944年）。幼年家境贫困，其父为泉州惠世医院担药工，后病死于惠世，家庭由其母操劳，勉强把汉忠送往厦门读书。1907年由惠世医院介绍他往永春医院跟英国人马士敦学医，学制5年。他于勤奋好学，潜心钻研，成为马士敦得意门生。1911年毕业后留永春医院当协理。他于清末加入同盟会，在永春曾被捕去十余天，后由马士敦出面电告英大使馆救释。

1918年他回南安在洪濑开设汉忠医院，是西医传入南安较早的一人。当时诗山、码头、金淘、梅山、罗东、康美以及晋江、泉州等地患者纷纷前来求医。1919年被聘为金淘慈善医院兼任院长。由于他医术精湛，医德可风，群众信仰，声誉大振。且授徒20余人，对南安早期西医的传播起了积极的作用，在防病治病方面做出了贡献。汉忠逝世后，泉州陈铭、曾振仲、苏大山等名人题其像赞，其中一首是："不为良相为良医，鬼手佛心见大悲。生辰不逢秦作帝，布衣风衿有谁知。"

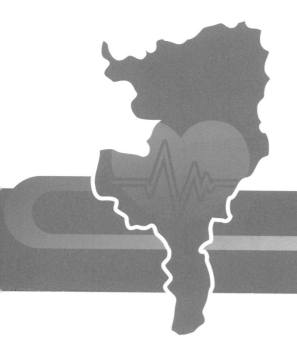

第七篇

防控疾病高屋建瓴

一、高血压病

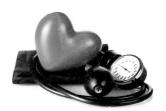

高血压人群中
有你吗？

　　我国成人高血压人数约有3亿，而知道自己患有高血压病的人，仅占高血压患者实际总数的一半多。而这些患者中进行治疗的还不到一半，在这部分进行治疗的患者中，得到控制的只有16.8%。高血压病如果没有得到有效的控制，则会引发心脏病、中风、肾脏病和周围血管病，轻则影响健康，降低生活质量，重则导致死亡。

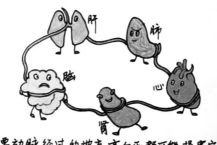

只要动脉经过的地方，高血压都可能损害它

157

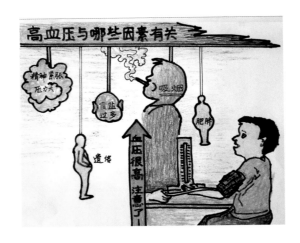

（一）高血压病的危险因素

（1）高钠、低钾膳食：调查发现，2012年我国 18 岁及以上居民的平均烹调盐摄入量为10.5克，远远高于世界卫生组织推荐的6克/日。

（2）超重和肥胖。

（3）长期精神紧张。

（4）过量饮酒。

（5）其他危险因素，如年龄、高血压家族史、体力活动缺乏，以及糖尿病、血脂异常等。

（二）家庭如何正确测量血压

测量血压的方法：诊室血压测量、家庭自测血压、动态血压监测。

（1）使用经过国际标准方案认证的上臂式家用自动电子血压计。电子血压计使用期间应定期校准，每年至少一次。

（2）测量方案：对初诊高血压患者或血压不稳定的高血压患者，建议每天早晨和晚上测量血压，每次测两三遍，取平均值；建议连续测量家庭血压 7 天，取后 6 天血压平均值。 血压控制平稳且达标者，可每周选取一两天自测血压，早晚各一次；最好在早上起床排尿后到服降压药和吃早餐前的这段时间，且于固定时间自测坐位血压。两侧血压差异较大者，以高的那侧为准，偏瘫患者以健侧为准。

（3）测量方法：①全身放松，保持平稳、自然呼吸，如情绪紧张，应等情绪稳定后再测量；②被测量者最好取坐位，坐靠背椅，双脚平放于地面；③测量时尽可能裸露上臂，上臂及血压计与心脏处于同一水平；④将臂带套在左臂上，捆扎松紧适度，臂带下缘应高于肘部1 ～ 2厘米，空气管应在中指（手掌方向）的延长线上；⑤

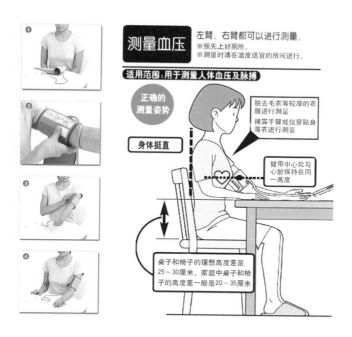

测量时不要说话和晃动身体。

（4）详细记录每次测量血压的日期、时间以及所有血压读数，而不是只记录平均值。应尽可能向医生提供完整的血压记录。

（5）对于精神高度焦虑、房颤、频发心律失常、严重房室传导阻滞患者，不建议在家里自测血压。

（三）高血压的诊断标准

高血压的诊断标准是不断修订的，2018年《中国高血压防治指南》血压水平分类和定义如下：

分 类	收缩压／mmHg	舒张压／mmHg
正常血压	＜120 和	＜80
正常高值	120 ～ 139 和（或）	80 ～ 89
高血压	≥140 和（或）	≥90
1 级高血压（轻度）	140 ～ 159和（或）	90 ～ 99
2 级高血压（中度）	160 ～ 179 和（或）	100 ～ 109
3 级高血压（重度）	≥180 和（或）	≥110
单纯收缩期高血压	≥140 和	＜90

注：当收缩压和舒张压分属于不同级别时，以较高的分级为准。

　　高血压定义：在未使用降压药物的情况下，非同日3次测量诊室血压收缩压≥140 mmHg 和（或）舒张压≥90 mmHg；家庭自测血压的平均值≥135/85 mmHg，可诊断为高血压；有高血压病史，目前正在使用降压药物，虽然血压低于140/90 mmHg，仍应诊断为高血压。

（四）高血压的治疗

　　高血压患者血压应该降到多少合适呢？一般的患者血压需控制在140/90 mmHg以下；大于65岁的老年人可先降至150/90 mmHg左右；在可耐受和可持续的条件下，其中部分同时患有糖尿病、蛋白尿等疾病的高危患者的血压应控制在 130/80 mmHg以下。对大多数高血压患者而

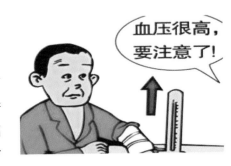

言，应根据病情，在4周内或12周内将血压逐渐降至目标水平。

1. 非药物治疗

　　非药物治疗就是生活方式干预，也就是针对引起高血压的那些危险因素进行纠正。 主要措施包括：

　　（1）减少钠盐入，增加钾盐摄入：每日盐的摄入总量不超过6克。 增加膳食中钾摄入量可降低血压：增加富钾食物（新鲜蔬菜、水果和豆类）的摄入量；肾功能良好者可选择低钠富钾替代盐。不建议服用钾补充剂（包括药物）来降低血压。肾功能不好的患者补钾前应咨询医生。

　　（2）合理膳食：饮食以水果、蔬菜、低脂奶制品、富含膳食纤维的全谷物、植物来源的蛋白质为主，减少饱和脂肪酸和胆固醇的摄入。

　　（3）控制体重：推荐将体重维持在健康范围内，正常人的体重指数（BMI）：$18.5 \sim 23.9\,\mathrm{kg/m^2}$。体重指数＝体重（千克）÷身高（米）的平方，男性正常腰围＜90 cm，女性正常腰围＜85 cm。

（4）不吸烟。

（5）限制饮酒：建议高血压患者不饮酒。如饮酒，则应少量并选择低度酒，避免饮用高度烈性酒。每日酒精摄入量男性不超过25克，女性不超过15克；每周酒精摄入量男性不超过140克，女性不超过80克。白酒、葡萄酒、啤酒摄入量应分别少于 50毫升、100毫升、300毫升。

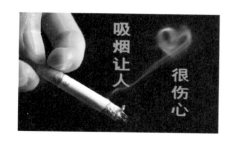

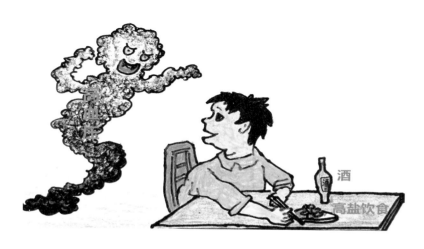

（6）增加运动：建议每周运动4～7天，以每天累计 30～60 分钟的中等强度运动，如步行、慢跑、骑自行车、游泳等为宜。运动强度因人而异，常用运动时最大心率来评估运动强度，中等强度运动为能达到最大心率的运动，最大心率（次／分）＝（220－年龄）×0.6～0.7。高危患者运动前需进行评估。

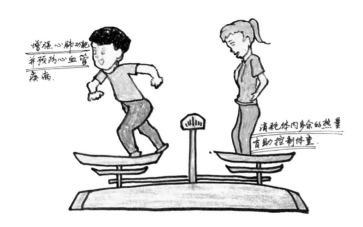

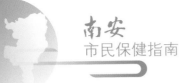

（7）减轻精神压力，保持心理平衡。

2. 药物治疗

必须在医生的指导下服用降压药，不可自行随便服用，更不可以仅凭偶尔一次测量的血压随意增减药物品种及剂量。

3. 高血压诊治的常见误区

（1）高血压病是可以治愈的，不必长期服药。

高血压病是一种慢性病，只有少数1级高血压且没有其他问题的患者，通过治疗性的生活方式改变能够控制血压水平，不需要服降压药，绝大多数患者需要终身服药。

（2）口服降压药血压有所下降，但未达标。

有些患者错误地认为，血压高只要口服降压药就可以了，不在意血压是否下降，或者认为血压下降了就可以，有没有达标无所谓。殊不知，血压未降至达标，仍然会对身体造成损害。

（3）没有不适则无须吃药。

有一部分高血压患者并没有任何不适，但高血压所带来的风险和并发症不是由临床症状的有无或轻重决定的，即使是轻度高血压，对身体也是有损害的。

（4）血压正常后还吃药，血压会越来越低。

原发性高血压是一种终身性疾病，服药后血压下降到目标值后，如果没有增加降压药的剂量，血压是不会越降越低的。而擅自停药会导致血压降后复升，于是又重新服药，血压忽高忽低地波动，对心、脑、肾等器官的损害极大。

（5）高血压只需服药，不用改变不良生活方式。

不控制不良生活习惯，会继续损害血管，加重高血压，而且会影响降压药的降压效果。所以，进行药物治疗的同时也需要采取综合措施，包括限盐、减肥、合理膳食、戒烟限酒、适量运动、保持心理平衡等。

（6）使用保健品降压更安全。

有些患者认为西药副作用大，不愿意长期服用西药，而依赖保健品治疗。其实，大多数保健品并不具备明确的降压作用，即使有，降压作用也很轻微，难以达到治疗目标，还会延误治疗时机，最终危害健康。

4. 治疗高血压最常见的五个骗局

（1）骗局1：几个"疗程"治愈高血压。

治疗高血压，并不是单纯降血压，凡是不问病情、不论生活状况，就直接承诺几个疗程就能治愈高血压的，一定是骗子。

（2）骗局2：×草、×果、×素……调理身体降血压。

一些保健品虽然主打"天然成分"，但其实用于降血压的另有其物，如添加大剂量的强效利尿药，吃了以后血压的确能够降下来，而且降得很快，但长此以往超剂量使用则会严重危害身体。

（3）骗局3：高新科技降血压。

可能大家都见过一些关于电磁疗法、特制的杯子、特制的沙发、特制的床等能治疗高血压的宣传。这种一般是骗局。

（4）骗局4：降压药一开始不能用贵的。

应根据经济条件、医保规定，在能够达到疾病治疗效果的前提下，尽快找到合适的药物。

（5）骗局5：西药伤肝肾，天然的才是最好的。

现在口服降压药不良反应的控制和处理已经非常成熟了，可以说，世界上每天有数以亿计的人在口服降压药，这些药物的安全性是有保证的。

二、冠心病

（一）什么是冠心病

冠状动脉病变引起血管腔狭窄或阻塞，造成心肌缺血、缺氧或坏死而导致的心脏病称为冠心病，简单来说，就是心脏的血管堵了，心脏不舒服了！

冠心病的主要病因是动脉粥样硬化，发病年轻化的趋势也比较明显。

心血管疾病危险因子

运动不足　　油脂摄取过量　　过胖　　糖分摄取过量　　压力过大　　饮酒过量

（二）冠心病如何诊断

诊断主要靠三个方面：症状、心电图和心肌酶学检查，一般认为冠脉造影是诊断的金标准。如何诊断须请教专业医师，不要自己胡乱诊断。冠心病的主要症状就是胸痛，但凡有以下几种表现的，请立即前往最近的正规医院就诊，最好是有胸痛

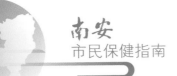
中心的医院：体力活动、情绪激动等诱发胸口疼痛，多为发作性绞痛或压榨痛，也可为憋闷感，疼痛有时向上放射至左肩、左臂，甚至小指和无名指，也可涉及颈部、下颌、牙齿、腹部等；胸痛剧烈，无法描述，持续时间长（常常超过半小时），含服硝酸甘油不能缓解，并有恶心、呕吐、大汗淋漓、脸色苍白、出冷汗，甚至四肢及口唇发绀、冰冷、不省人事、喘憋者，属于高危胸痛，此时应立即停止一切活动，就地休息，马上拨打"120"求救。切记不能忍也不能等，没有比生命更重要的事。

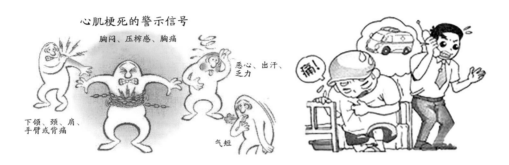

（三）冠心病的治疗方法

根据患者的不同类型、疾病的特点和分类、发病时间的不同采取不同的治疗措施，必须由专业的医师来做决定。冠心病的治疗方法大体有下面几种：

1. 非药物治疗

非药物治疗包括改善生活方式、合理饮食、适量运动、保持心理平衡。

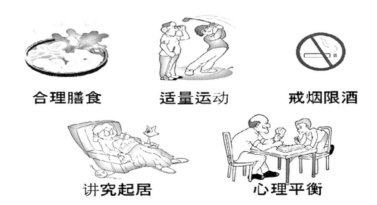

2. 药物治疗

药物治疗包括抗血栓（抗血小板、抗凝）、减轻心肌耗氧（β受体阻滞剂）、缓解心绞痛（硝酸酯类）、调脂稳定斑块（他汀类调脂药）。

3. 介入治疗

介入治疗适用于药物控制效果不佳的稳定型心绞痛、不稳定型心绞痛和心肌梗死患者。心肌梗死急性期宜首选急诊介入治疗，越早越好。

4. 冠脉搭桥

通过在冠状动脉间搭建血液通道来恢复心肌血流的灌注，缓解胸痛和局部缺血，改善患者的生活质量，并可以延长患者的寿命。

关于冠心病的防治，为方便记忆，有人按英文的首个字母顺序总结出"ABCDE"五个方面供大家参考：A——aspirin，抗血小板聚集，anti-anginal，抗心绞痛；B——beta-blocker，预防心律失常，减轻心脏负荷等，blood pressure control，控制好血压；C——cholesterol lowing，控制血脂水平，cigarette quitting，戒烟；D——diet control，控制饮食，diabetes treatment，治疗糖尿病；E——education，对患者及家属进行有关冠心病的教育，exercise，鼓励患者有计划地、适当地运动。

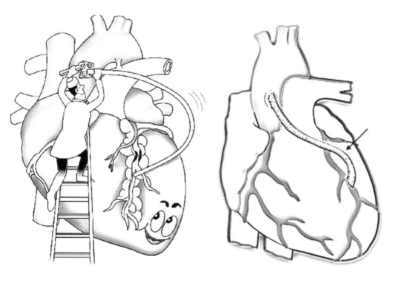

三、慢性心力衰竭

慢性心力衰竭是指由心肌梗死、心肌病、血流动力学负荷过重等任何原因引起的心肌损伤，造成心脏结构和功能的变化，最后导致心室泵血或充盈功能低下。形象地说，就是心脏跑不动了。

任何心脏的病变最终都会导致心衰，出现心衰也意味着疾病进入最严重的阶段，

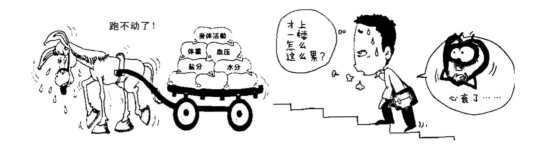

不及时处理将会严重影响健康和生活质量。因此，懂得识别心衰，从而及时采取治疗措施显得尤为重要。心衰的主要临床表现为呼吸困难、乏力和体液潴留，总结为三个字，那就是：喘、累、肿。有这三种主要表现之一，加上患有心脏病，就要高度怀疑已进展为心衰，少部分患者表现为长期的腹胀、乏力、精神不振。

心衰的治疗主要应注意减盐限水，要规律服药治疗，定期到医院随访，适量活动，关注体重变化情况。

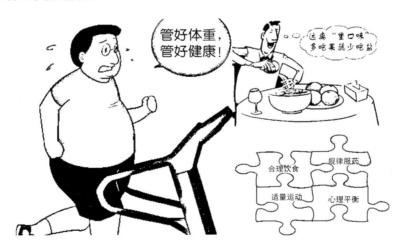

四、肥胖症

首先要明白，肥胖是一种病，不是什么"福相"。 肥胖的主要原因以饮食过多而活动过少为主，即摄入过多而消耗过少；另外，脂肪代谢紊乱也可导致肥胖。

那么，如何判断是否肥胖呢，有两

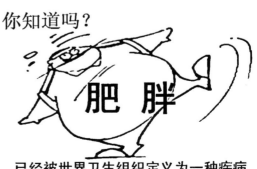

已经被世界卫生组织定义为一种疾病

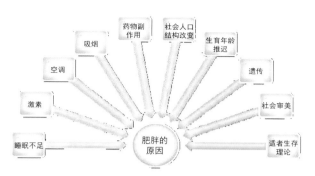

个简单的方法：一是测腰围，男性超过85厘米，女性超过80厘米即可考虑肥胖；二是测体重指数［体重指数（BMI）＝体重（千克）/身高（米）的平方］，超过25即可考虑肥胖。

肥胖既然是一种病，那就得治，可是如何治疗和预防肥胖呢？众所周知，肥胖的主要原因是吃得过多，而活动过少，那治疗的主要方法就是少吃多动，就是我们常说的"管住嘴，迈开腿"！如果这样还不行，那就要考虑药物或者手术治疗了。当然，这里还要注意一个常被忽略的问题：胖固然不好，太瘦也不行。

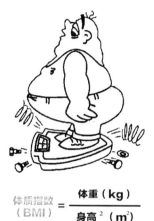

$$体质指数（BMI）＝\frac{体重（kg）}{身高^2（m^2）}$$

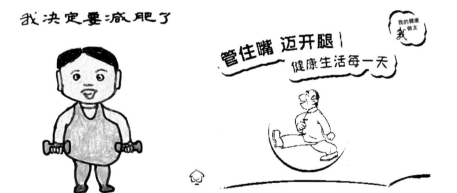

五、高脂血症

高脂血症就是俗话说的"血稠了，流不动了"，虽然这样理解不够科学，但足够接近真相。高脂血症会严重影响人体健康，主要是引起血管病变、堵塞。

高脂血症可分为原发性和继发性两类。原发性与先天性疾病和遗传有关，继发性多发生于代谢性紊乱疾病（糖尿病、高血压、黏液性水肿、甲状腺功能低下、肥胖、肝肾疾病、肾上腺皮质功能亢进），或与其他因素，如年龄、性别、季节、饮酒、吸烟、饮食、体力活动、精神紧张、情绪活动等有关。

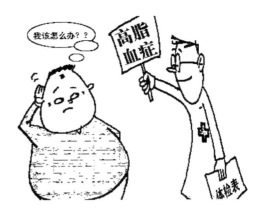

血浆中的血脂主要有胆固醇和甘油三酯，合理的血脂水平取决于人的年龄及并存的疾病情况，必须由专业人员来确定，有血管性疾病、高血压、糖尿病及高脂血症家族史的，以及40岁以上人群，建议定期检查血脂水平。

那么，高脂血症应如何治疗呢？首先要控制体重，加强运动，但运动要适量，且要因人而异。

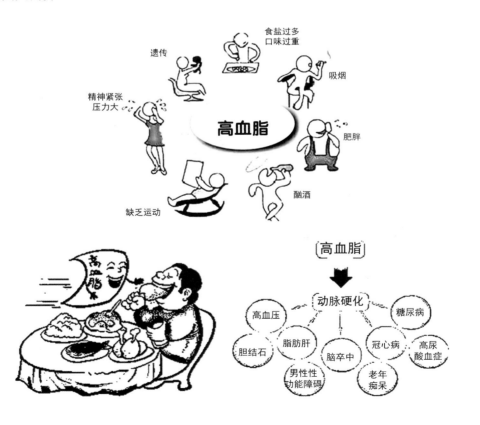

其次要戒烟和合理饮食，肉食、蛋、乳制品等食物（特别是蛋黄和动物内脏）应限量进食。食用油应以植物油为主，每人每天用量以25～30克为宜。

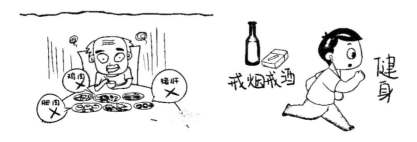

六、脑卒中（中风）

脑卒中是西医对急性脑血管疾病的一种命名，中医称之为中风。它是由大脑里面的血管突然发生破裂出血，或血管堵塞，突然造成大脑缺血、缺氧所致的急性疾病。

中风典型的表现：口角歪斜眼斜视，左手六右手七，双脚外翻行走步。但脑卒

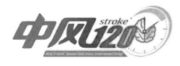

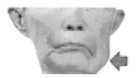

1看1张脸
不对称
口角歪斜

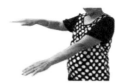

2查2只胳膊
平行举起
单侧无力

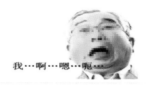

0（聆）听语言
言语不清
表达困难

我…啊…嗯…呃

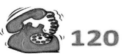

快打120
有上述任何突发症状

 120

第七篇 防控疾病高屋建瓴

169

中在微小血管病变时即发生，因症状轻微而不被重视，延误早期治疗，最后导致病变血管进一步被破坏，出现不可逆的症状，严重者可威胁生命。一旦发生脑卒中，应尽快到综合性医院就诊。强调早发现、早治疗（通常是发病后4.5小时内）、早康复。

而对于减少中风的风险，我们能做些什么？首先，控制好血压、血糖；其次，注意合理饮食；再次，进行适当的体育锻炼。生活中的一些细节常是脑卒中的诱因，所以建议平时注重日常生活细节，如醒来时不要立刻起床，冬天先让浴室温度上升后再入浴。

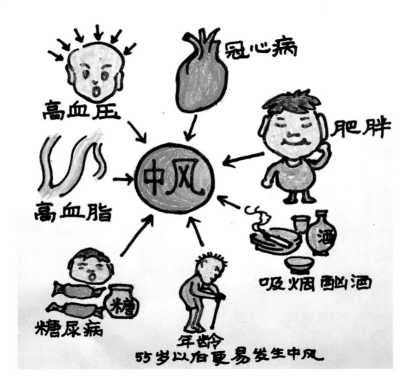

七、阿尔茨海默病

（一）屡次走失的老人

1月21日上午，洪先生正忙着备货，突然接到家人电话："老妈又不见了！"这是一年来第3次了。

洪先生的母亲今年69岁，平时身体不错，年初有一天上午出去村市场买豆腐，两个小时没回来，家里人找了半天，最后在村外寺庙里找到了；端午节那次就有点

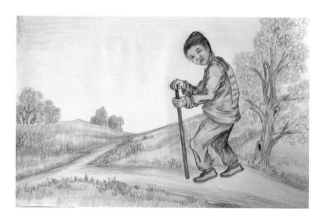

悬了，居然坐车去了市区，找不到回家的路，还好过路人看见帮忙打电话，家里人才能将她接回家。今天，家里忙着准备"尾牙"烧香，一时没注意，她又自己出去了。直到晚上，才在老房子角落里找到老太太。家人回想起来，发现母亲去年就有点问题，老忘事，无法从手机照片上说出一些亲戚的名字；还有一些"奇怪"举动，丢三落四，说了好几遍才听懂，经常说些莫名其妙的话，有时候呆坐着，有时候回到家一会儿又要出去，有时候会因为一点小事情而不依不饶，对儿媳妇骂上一两个钟头。

带她到医院检查后，医生诊断为"阿尔茨海默病"。医生介绍，这种病在出现明显症状而来就诊之前，常存在几年的无症状期，再经过10年左右的认知功能下降期，最后发展至重度痴呆期。许多患者就诊时已至痴呆期，导致家庭和社会负担加重。

（二）现状

每年9月21日为世界"阿尔茨海默病日"。阿尔茨海默病（Alzheimer's disease，AD），也称老年痴呆症，主要表现为认知功能下降、精神症状和行为障碍、日常生活能力逐渐下降。《世界阿尔茨海默病流行病学报告》数据指出，截至2015年，全世界共有4680万人罹患老年痴呆症，每3秒钟就有1例新发病例。根据2016年《中国老年人走失状况白皮书》测算，中国每年约有50万老人走失，平均每天约有1370人。白皮书数据显示，约72%的走失老人出现记忆力障碍，其中25%被确诊为老年痴呆症。现代社会家庭结构改变，子女与老人常没有时间和机会进行近距离接触交流，忽略了老人早期出现的记忆、情绪、性格变化，直到老人表现出明显痴呆，甚至走失、发生意外事故等，或生活自理能力明显下降的时候才到医院就诊。

（三）早期诊断和积极治疗

患者就诊后，通过详细的病史收集、神经系统体格检查和神经心理学评估，以及生物标记物检测（包括血液、尿液、脑脊液等）和神经影像学检测（如核磁共振、正电子发射计算机断层显像等），排除血管性、代谢性以及其他类型痴呆后，一般能够做出阿尔茨海默病的诊断。在基层医院，核磁共振是一种重要的检查手段，对诊断有重要意义。

治疗上，医生常使用一些药物来改善脑功能，配合中医中药等对改善症状有一定帮助。但这些治疗不能根本上改变患者的认知障碍。因此，在疾病早期给予充分的重视，尽早明确诊断和干预，才能延缓病情进展，减轻社会和家庭负担，提高老年人的生活质量。

八、糖尿病

（一）什么是糖尿病，糖尿病的症状是什么

糖尿病是一种慢性疾病，以慢性高血糖为主要特征。而慢性高血糖可导致眼部、肾脏、神经、心血管等各种组织损伤，使这些组织出现功能缺陷和衰竭。

糖尿病典型症状是"三多一少"，即多尿、多饮、多食以及体重下降。发病时的症状可能还有虚弱、乏力、皮肤瘙痒、视力下降等。

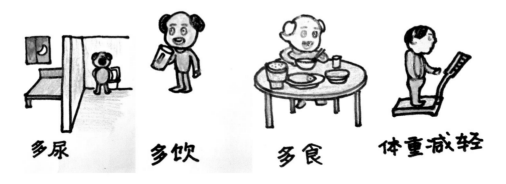

有糖尿病危险因素，如糖尿病家族史、肥胖、年龄大于40岁、血脂异常、高血压、久坐生活方式，以及有妊娠糖尿病危险因素或异常生产史等的患者，患糖尿病的可能性较大。

健康行为：
①出现"三多一少"的症状时及时就医。
②有危险因素人群应定期筛查血糖。

（1）糖尿病主要通过血糖水平来进行诊断，诊断方式如下：

诊断标准	静脉血浆葡萄糖水平
1. 典型糖尿病症状（多饮、多尿、多食、体重下降）加上随机血糖检测	≥ 11.1 mmol/L
2. 空腹血糖检测	≥ 7.0 mmol/L
3. 葡萄糖负荷后 2 小时血糖检测	≥ 11.1 mmol/L

确诊除了需要血糖水平符合以上三条中的一条外，还需要患者有典型的糖尿病症状，否则要另日重测，仍符合以上标准时方可确诊。

（2）糖负荷2小时血糖为7.8 ～ 11.1 mmol/L，以及空腹血糖为6.1 ～ 7.0 mmol/L的患者为糖尿病前期。

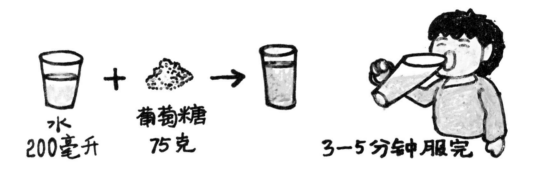

（3）诊断糖尿病所测的血糖是指静脉血糖，而不是扎指尖测得的毛细血管血糖，两者存在差异。空腹血糖是指空腹状态即8小时没有热卡摄入状态下的血糖。随机血糖是指测血糖不考虑上次用餐时间，一天中任意时间测血糖均可。

（三）糖尿病本身并不可怕，它的慢性并发症才是影响糖尿病患者寿命和生活质量的罪魁祸首

（1）糖尿病慢性并发症可致心、脑部、眼部、下肢、足部、肾和神经系统损害，致死致残率很高。

（2）心脑血管病变是糖尿病的常见死因。

（3）持续进展的蛋白尿伴肾功能逐渐损伤是糖尿病肾病的特点。

（4）糖尿病视网膜病变是糖尿病微血管病变中最重要的表现。

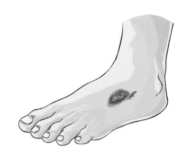

（5）糖尿病神经病变也较常见。

（6）糖尿病足（俗称"烂脚"）是最严重的并发症之一，其预防胜于治疗。糖尿病足患者截肢率高，花费高。

健康行为：

良好的血糖控制是延缓甚至杜绝慢性并发症发生发展的根本。

（四）糖尿病的急性并发症起病凶险，死亡率高

（1）糖尿病酮症酸中毒，表现为疲乏、食欲减退、恶心，呼气中有烂苹果味。

（2）糖尿病高血糖高渗状态，病情特点为严重脱水，严重高血糖，无酮症酸中毒症状，常伴神志改变，死亡率高。

（3）糖尿病乳酸酸中毒是糖尿病患者的一种较少见而严重的并发症，一旦发生，死亡率常高达50%以上。

（4）发生以上并发症时身体会发出危险信号，包括心慌胸闷、视物模糊、手脚麻木、出汗异常、口腔发炎、皮肤病变、小便泡沫多、血压变化等，对防治糖尿病并发症具有重要意义。

（5）低血糖是糖尿病最常见的急性并发症，轻者出现手抖、出冷汗、心悸、饥饿等症状，严重者会陷入昏迷或者癫痫发作。

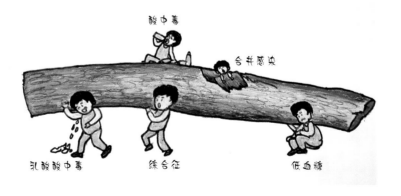

糖尿病常见的急性并发症

酸中毒　　合并感染

乳酸酸中毒　　综合征　　低血糖

健康行为：

①及早发现和治疗糖尿病是预防急性并发症的有效手段。

②糖尿病患者应随身携带糖果等高糖食物，防止出现低血糖。

（五）糖尿病是可防可治的疾病，做好检测和预防可以避免发病后长期用药以及延缓并发症的发生

驾好"控制饮食、适量运动、规律用药、监测血糖、接受糖尿病教育"这"五驾马车"，就能很好地控制糖尿病。

（1）一级预防针对尚未患糖尿病的人群，要调整进食观，选择合理的生活方式，因为过度摄入糖分、营养过剩、超重、缺乏运动是发病的重要原因。糖分摄入适当，低盐、低糖、低脂、高膳食纤维以及充足的维生素，是最佳的饮食配伍。对体重进行定期监测，通过运动和饮食调整将体重长期维持在正常水平至关重要。要杜绝吸烟饮酒，尤其是高危人群，如双亲中的一个或两个患糖尿病，而本人又肥胖多食且缺乏运动者，更应注意预防。

（2）二级预防针对已发展为糖尿病的患者，要定期测量血糖，尽早发现糖尿病。出现典型糖尿病症状时及早就医，并将血糖长期控制在正常水平或接近正常水平。

（3）三级预防也针对糖尿病患者，目的是预防与推迟糖尿病慢性并发症的发生和发展，减少患者伤残和死亡的发生。

（4）大多数患者需要终身药物治疗，目前没有根治的办法。但糖尿病是可以控制的疾病，只要管理好，同样可以拥有正常人的预期寿命和生活质量。

（六）饮食控制是糖尿病血糖控制的根本

（1）控制总热量、均衡饮食是基本原则，三餐进食要定时定量，避免随意增减食量。

（2）饮食疗法也应根据患者情况进行调整。消瘦患者可适当放宽热量摄入的控制；肥胖患者必须严格控制饮食，以低热量、低脂肪饮食为主。

（3）对于注射胰岛素治疗的患者，应注意在上午9:00—10:00和下午3:00—4:00或睡前加餐，以防止发生低血糖。体力劳动或活动多时也应注意适当增加主食或加餐。

（4）避免肥胖，维持理想且合适的体重。肥胖也是引起糖尿病的重要因素之一。

（5）少吃油炸、油酥、动物皮等含油脂高的食物。做饭多采用清蒸、水煮、凉

第七篇 防控疾病高屋建瓴

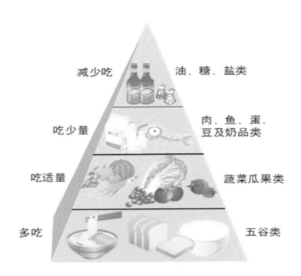

减少吃　油、糖、盐类

吃少量　肉、鱼、蛋、豆及奶品类

吃适量　蔬菜瓜果类

多吃　五谷类

拌等方式。烹调宜用植物油，如橄榄油、山茶油等。多摄入膳食纤维含量高的食物，如未加工的蔬果等。淀粉含量高的食物及中西式点心应减少摄入，有计划地吃。如果需要加餐，可以吃黄瓜和西红柿，并适当减少主食量。

（七）运动对糖尿病患者好处多多

糖尿病患者通过运动可以提高对胰岛素的敏感性，有效控制血糖，还可加速脂肪分解，减轻体重，改善脂代谢，有助于预防糖尿病心血管并发症。

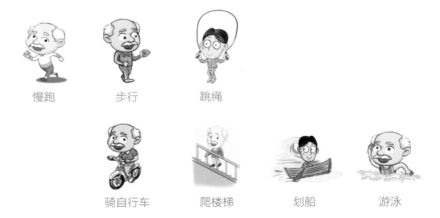

慢跑　　步行　　跳绳

骑自行车　爬楼梯　划船　游泳

（1）糖尿病患者应多采用有氧运动方式，运动强度中等及以下，以运动后心跳加快不明显、呼吸平缓为宜，如散步、太极拳、自编体操均可。运动时心跳以"170 —年龄"（次/分）为宜。

（2）运动的频率以每周3～5次为宜，持续时间为20～60分钟。

（3）由于我国糖尿病患者多为餐后血糖高，因此运动时间宜在餐后1～3小时内。

（4）注意：以下糖尿病患者群不适宜进行运动。

①1型糖尿病患者；②血糖极不稳定的脆性糖尿病患者；③收缩压高于180 mmHg的患者；④血糖高于14 mmol/L的患者；⑤严重心脏病患者；⑥经常出现脑供血不足的患者；⑦糖尿病肾病患者；⑧发生急性感染的患者。

九、痛风

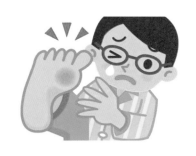

在人体内有一种名为嘌呤的物质，它分解代谢后可形成一种产物——尿酸。正常情况下，尿酸可以通过肾脏及肠道排出体外，但如果人体摄入含嘌呤的物质过多，或者体内嘌呤代谢发生紊乱，或者尿酸排泄减少，那么血清及体液中的尿酸就会异常升高，导致高尿酸血症。若尿酸持续升高，则会进一步积聚，形成尿酸盐结晶，这些结晶沉积于关节及其周围组织、皮下组织、肾脏组织等，会引起痛风性关节炎、痛风石、痛风性肾病等。

痛风的表现特点为关节从疼痛逐渐发展到发热肿胀，常见发作部位是脚趾关节，发作时疼痛较剧烈。慢性痛风可影响肾功能。

中重度饮酒、肥胖、高血压等都是痛风的危险因素，噻嗪类利尿剂等药物也会引起尿酸水平升高。尿酸生成增加或者排泄减少都可引起痛风发作。研究发现中重度饮酒、青少年体重过度增加、肥胖、高血糖、高血压、肾功能异常都是痛风发生的危险因素。

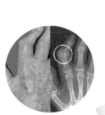

指关节痛风石沉积

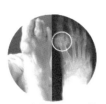

跖趾关节痛风石沉积

尿酸盐结晶体

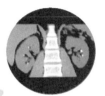

痛风性肾病

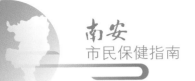

长时间应用某些药物会阻止尿酸经肾排泄，从而导致血尿酸水平升高，如噻嗪类利尿剂、小剂量阿司匹林、吡嗪酰胺、硝苯地平、普萘洛尔等。

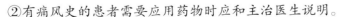

健康行为：

①限制饮酒量，注意控制体重、血压以及血糖可以减少痛风的发生。

②有痛风史的患者需要应用药物时应和主治医生说明。

诊断痛风通常需先排除其他引起关节疼痛的病症，而后了解病史与生活习惯，必要时需进行影像学检查。关节液中发现尿酸是痛风诊断最可靠的方法。需要排除感染、损伤或其他类型关节炎等引起的关节疼痛和炎症。诊断痛风需要做血液尿酸水平测试，再结合X光、超声波、CT或MRI检查软组织和骨骼。最可靠的诊断方法是从疼痛关节处取组织液，在显微镜下检查有无尿酸晶体。

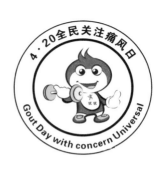

健康行为：

①了解痛风症状，关注自己和家人的身体状况。

②排除其他引起关节疼痛的症状，才能对症下药。

痛风可用中西医方法进行治疗，在药物治疗的同时，还要注意控制饮食、养成良好的生活习惯及定期监测。

痛风的治疗方式包括服用止痛药、降尿酸药物，限制高嘌呤饮食以及碱化尿液、多饮水等。止痛药主要用于痛风急性发作期和缓解期，常用的药物包括非甾体抗炎药、秋水仙碱、类固醇激素等。痛风患者应避免食用嘌呤含量高的食物和饮料。

痛风发作时，避免站立和行走，让疼痛部位得到休息；同时，抬高固定脚（与心脏同一水平或略高于心脏）来帮助减轻肿胀；也可于患处冰敷，还可以通过使用碳酸氢钠或枸橼酸合剂来减少尿酸结晶。同时，建议每天喝大量的水，一般在2000毫升以上，以及避免饮用含酒精饮品。

中医经方，包括当归拈痛丸、当归补血汤、加味四妙汤、四妙散、二陈汤等，以及单味中药，如威灵仙、金钱草、车前草等，可酌情使用。

痛风人群需要注意科学饮食，避免再次诱发痛风急性发作。具体应注意：

（1）应避免食用的食物：如豆芽、香菇、动物内脏、贝壳类和龙虾等甲壳类的海产品以及浓肉汤、肉汁等。　对于急性痛风发作、药物控制效果不佳或慢性痛风石性关节炎的患者，还应禁用含酒精饮料。

（2）应适度控制摄入嘌呤含量高的食物。痛风患者每天嘌呤摄入应少于150毫克，可选择嘌呤含量低的食物；在缓解期，可限量选用嘌呤含量中等的食物，如禽肉、鱼等，每天可食用60～90克。另外，煮过汤的肉类嘌呤含量明显降低，更适合痛风患者。

（3）可自由选用一些嘌呤含量低的食物，如五谷类、奶类、蔬菜等。

（4）不提倡长期采用限制嘌呤膳食的方式。

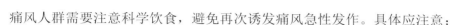

高嘌呤食物

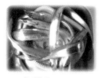

白带鱼
391 mg/100 g

贝类
>200 mg/100 g

香菇
214 mg/100 g

虾
137.7 mg/100 g

动物内脏
>150 mg/100 g

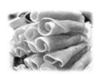

羊肉
111.5 mg/100 g

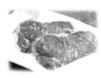

牛肉
111.5 mg/100 g

豆类
100 mg/100 g

低嘌呤食物有哪些？

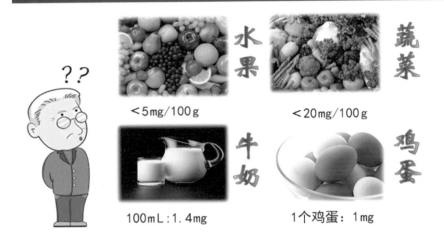

水果 <5mg/100g

蔬菜 <20mg/100g

牛奶 100mL：1.4mg

鸡蛋 1个鸡蛋：1mg

健康知识：

注：100克食物中嘌呤的含量

丙类（150～1000毫克）：动物内脏、浓肉汁、凤尾鱼、沙丁鱼、啤酒。

乙类（50～150毫克）：肉类、熏火腿、肉汁、鱼类、麦片、面包、贝壳类、粗粮、四季豆、青豆、豌豆、菜豆、黄豆类、豆腐。

甲类（0～15毫克）：除乙类以外的各种谷类，除乙类以外的各种蔬菜、糖类、果汁类、乳类、蛋类、乳酪、茶、咖啡、巧克力、干果、红酒。

生活方式的改变也可以减小痛风发作的风险，如选择清淡的饮食，限制饮酒，充分饮水，坚持运动，放松心态。

（1）清淡饮食：选择少油腻、低糖、少盐食物，少用辣椒等刺激性调味品。适量限制蛋白质摄入，脱脂或低脂乳类及其制品每日不超过300毫升，鸡蛋每日不超过1个。尽量不食用肉、海鲜等。盐分摄入每天应控制在2～6克。

（2）限制饮酒。

（3）充分饮水，每日不少于2000毫升。可选择睡前或清晨醒来时饮水。

（4）摄入足量的新鲜蔬菜，每日500克以上，有利于尿酸的溶解与排泄。同时，应注意补充其他维生素，尤其是B族维生素和维生素C。

（5）应每天在晚餐后1小时进行中等强度运动，每次30～40分钟，以运动后心率110～120次/分、微微出汗为宜。可选择慢速游泳、快走、慢跑、跳舞、骑车、

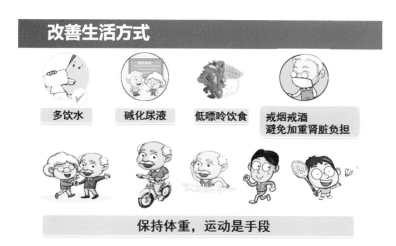

打太极等有氧运动，应避免短跑、俯卧撑等无氧运动。痛风发作时应停止锻炼，避免损伤病变关节。

（6）作息规律。

（7）痛风患者若要进行减重，应咨询医生制定适度的减重目标，防止加剧痛风发作。

十、骨质疏松症

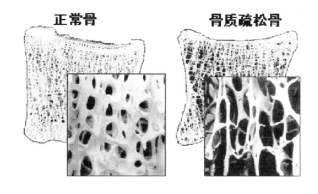

骨质疏松症是由多种原因导致骨密度和骨质量下降，骨微结构被破坏，造成骨脆性增加，从而容易发生骨折的全身性骨病。

（一）病因

（1）内分泌疾病：糖尿病、甲状旁腺功能亢进症、库欣综合征、性腺功能减退症、甲状腺功能亢进症、垂体泌乳素瘤、腺垂体功能减退症等。

（2）结缔组织疾病：系统性红斑狼疮、类风湿性关节炎、干燥综合征、皮肌炎、混合性结缔组织病等。

（3）慢性肾脏疾病。

（4）胃肠疾病和营养性疾病：吸收不良综合征、胃肠大部切除术后、慢性胰腺疾病、慢性肝脏疾患、营养不良症、长期静脉营养支持治疗等。

（5）血液系统疾病。

（6）神经肌肉系统疾病：各种原因所致的偏瘫、截瘫、运动功能障碍、肌营养不良症、僵人综合征、肌强直综合征等。

（7）长期制动：如长期卧床或太空旅行。

（8）器官移植术后。

（9）长期使用下列药物：糖皮质激素、免疫抑制剂、肝素、抗惊厥药、抗癌药、含铝抗酸剂、甲状腺激素、促性腺激素释放激素类似物或肾衰用透析液等。

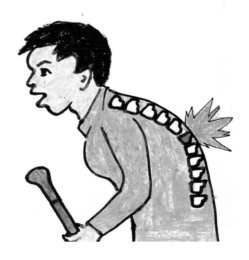

（二）症状

1. 疼痛

患者可有腰背酸痛或周身酸痛。

2. 脊柱变形

骨质疏松严重者可出现身高缩短和驼背。

3.骨折

非外伤或轻微外伤引发的骨折即脆性骨折。

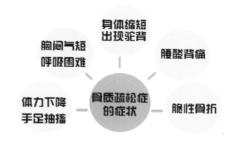

（三）危害

疼痛本身可降低患者的生活质量，脊柱变形，骨折致残，可使患者活动受限，生活不能自理，还会增加肺部感染和褥疮的发生率，且患者生命质量下降和死亡率上升也给个人、家庭和社会带来沉重的经济负担。

（四）检查

双能X线吸收法（dual-energy X-ray absorptiometry, DXA）的测定值是目前全世界公认的诊断骨质疏松症的金标准。临床上推荐的测量部位是腰椎1～4、总髋部和股骨颈。T值＝（测定值－同性别同种族正常成人骨峰值）/正常成人骨密度标准差。

诊断	T 值
正常	T 值≥－1
骨量低下	－2.5＜T 值＜－1
骨质疏松	T 值≤－2.5

（五）治疗

1.基础措施

（1）调整生活方式：

①选择富含钙、低盐和适量蛋白质的均衡膳食。

②适当进行户外活动。

③避免吸烟、酗酒，慎用影响骨代谢的药物等。

④采取防止跌倒的各种措施。

（2）服用骨健康基本补充剂：

①钙剂：平均每日应补充的元素钙量为500～600毫克。

②维生素D：成年人推荐剂量为200单位（5微克）/天，老年人推荐剂量为400～800单位（10～20微克）/天。治疗骨质疏松症时剂量可达800～1200单位（目前国内销售的钙剂和维生素D复合制剂中维生素D含量普遍偏低）。但是，若患者伴有

肾结石或高尿钙，则应慎用钙剂及维生素D制剂。

（3）药物干预：双膦酸盐类、选择性雌激素受体调节剂、雌激素类、促进骨形成的药物、锶盐、活性维生素D等。这些药物应在医生的指导下服用。

（4）外科治疗。

（六）预防

从青少年期就应加强运动，保证足够的钙质摄入，同时积极预防和治疗各种疾病，尤其是慢性消耗性疾病与营养不良、吸收不良等，预防各种性腺功能障碍性疾病和生长发育性疾病；避免长期使用影响骨代谢的药物等，尽量保持理想的峰值骨量，减小今后发生骨质疏松的风险。

成人期补充钙剂是预防骨质疏松的基本措施，但钙剂不能单独作为骨质疏松的治疗药物，而仅能作为基本的辅助药物。成年后的预防主要包括两个方面：一是尽量降低骨量丢失的速率和程度，对绝经后妇女来说，公认的措施是及早补充雌激素或雌、孕激素合剂；二是预防骨质疏松患者发生骨折，避免骨折的危险因素可明显降低骨折发生率。

十一、脂肪肝

（一）认识脂肪肝

（1）正常肝：正常人肝脏的脂肪含量约占肝重的5%。

（2）脂肪肝：当脂肪含量超过肝重的10%，或在组织学上超过50%的肝实质出现脂肪化时，称为脂肪肝。

（二）脂肪肝五大危害

（1）发展为肝硬化、肝癌。

（2）诱发高血压、动脉硬化。

（3）诱发或加重糖尿病。

（4）增加肠癌风险。

（5）削弱人体免疫与解毒功能。

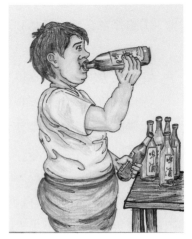

（三）易得脂肪肝的九类人

（1）长期嗜酒者。

（2）肥胖的人：体重指数（BMI）＝体重（kg）/身高（m）的平方，大于24为超重，大于28为肥胖。

（3）有糖尿病、高脂血症、高尿酸血症者及孕妇。

（4）有不良饮食习惯的人：长期喜欢吃肥肉、油炸、油煎食品等。

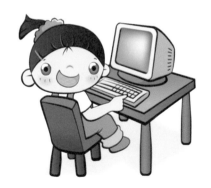

（5）不喜欢运动、经常久坐的人。

（6）经常接触工业毒物的工人：接触铜、苯、四氯化碳、氯仿等。

（7）经常服用有肝损害不良反应药物的人：四环素、雌激素、泼尼松、核苷类似物、胺碘酮等。

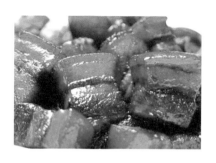

（8）老年人：年龄增大，新陈代谢功能逐渐衰退，运动量减少，故易患上脂肪肝。

（9）营养不良的人：恶病质、全胃肠外营养、重度贫血、炎症性肠病等。

（四）如何预防脂肪肝

（1）避免嗜酒。

（2）控制体重。

（3）坚持锻炼。

（4）合理膳食。

（5）控制血糖。

（6）降低血脂。

（7）远离毒物。

（8）心情开朗。

（五）脂肪肝的治疗

脂肪肝是可逆的，治疗时应注意以下几点：

（1）治疗原发病：戒酒、合理膳食。

（2）健康行为：适量糖类、高蛋白质、低脂肪、低胆固醇饮食，多进食粗粮、蔬菜、水果，避免零食，可食用少量红肉。

（3）改变生活态度，采取积极行动。

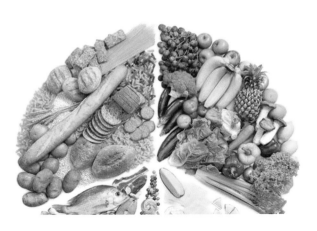

① 积极的心态：开心每一天。

② 改变饮食结构：控制晚餐总能量。

③ 改变生活习惯：戒酒、锻炼。

④ 采取行动——三个"一"：一个决心、一台秤、一张健身卡。

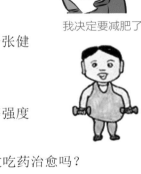

我决定要减肥了

（4）如何掌握运动时间？

最低强度运动约30分钟，低强度运动约20分钟，中等强度运动10分钟，高强度运动5分钟。循序渐进，贵在坚持。

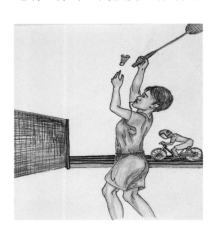

（5）脂肪肝能通过吃药治愈吗？

我们为预防和治疗脂肪肝开了一张重要处方——"管住你的嘴，迈开你的腿"。具体地说，就是以下四方面：多吃蔬菜少吃粮，多吃水果少吃糖，多食清淡少饮酒，多加运动少闲躺。

但若伴有转氨酶升高，则需要在医生的指导下服用保肝消炎的药物。

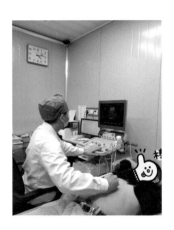

（六）如何检查脂肪肝

B超检查：脂肪肝症状和实验室检查无特异性，B超最常用，无创、安全，诊断准确性比较高，价格也不贵，体检时常常采用，平常定期门诊随访也多采用B超检查。

十二、传染病管理

（一）常见呼吸道传染病管理

1. 常见的呼吸道传染病

（1）流感：流行性感冒简称"流感"，为什么流感会致命？很多人以为流感是小病而不加理会，其实，每年死于流感的人并不少。流感病毒若入侵器官，可引起严重的并发症，如肺炎、支气管炎、充血性心力衰竭、肠胃炎、晕厥等，后果十分严重。

传播途径：以空气飞沫直接传播为主，也可通过被病毒污染的物品间接传播。

主要症状：发热、全身酸痛、咽痛、咳嗽等症状。

预防措施：接种流感疫苗是预防流感最有效的办法。流感病毒变异很快，通常每年的流行类型都不同。因此，每年接种最新的流感疫苗才能达到预防的效果。另外，要锻炼身体，增强体质，在流感季节要经常开窗通风，保持室内空气新鲜。

（2）麻疹：一种由麻疹病毒引起的急性呼吸道传染病，主要发生在冬、春季。凡是没有接种过麻疹疫苗者，90%以上接触麻疹病毒后会发病，1～5岁小儿发病率最高。

传播途径：患者是唯一的传染源，患者的眼结膜、鼻、口、咽等处的分泌物（如眼泪、鼻涕、痰等）以及尿和血液中都存在着麻疹病毒。

主要症状：麻疹的潜伏期为10～11天，开始时症状类似感冒，但同时伴有眼红、眼皮发肿、流泪、怕光、打喷嚏、咳嗽等症状。第4天起，从耳朵后面开始出现玫瑰色的斑丘疹，2～3天内皮疹遍及全身，随后疹退、脱屑，其他症状也逐渐消退。

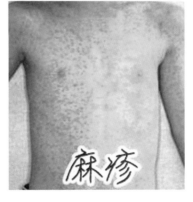

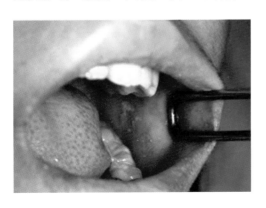

预防措施：尽量避免和患者及其家属接触是预防麻疹的关键措施。做好保健工作，按时接种麻疹疫苗；保持室内空气流通，麻疹多发季节少去公共场所；锻炼身体，增强抗病能力。

（3）水痘：一种由水痘带状疱疹病毒所引起的急性传染病。水痘患者多为

1 ～ 14岁的儿童。水痘在幼儿园和小学最容易发生和流行。虽然水痘属于急性传染病，但通常比较温和，不会引起严重的并发症。

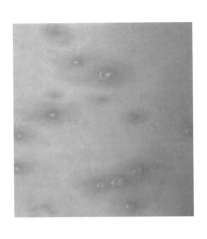

传播途径：水痘主要通过飞沫经呼吸道传播，接触被病毒污染的尘土、衣物、用具等也可能被传染。

主要症状：水痘病毒感染人体后，经过大约2周的潜伏期，患者可出现头痛、全身不适、发热、食欲下降等前期症状，继而出现有特征性的红色斑疹，后变为丘疹，再发展为水疱，常伴有瘙痒，1 ～ 2

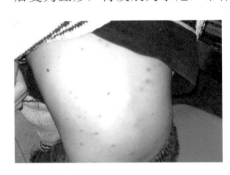

天后水疱开始干枯结痂，持续1周左右痂皮脱落。皮疹以躯干部最多，头面部次之，四肢较少，手掌、足底更少。

预防措施：接种水痘疫苗是最有效、最经济的预防措施。流行期间不去人多的公共场所、经常开窗通风等也很重要。

（4）风疹：由风疹病毒引起的急性呼吸道传染病。

传播途径：传染源主要是患者和先天性风疹的患儿，患者鼻咽部分泌物（如鼻涕、痰等）、血及尿中均带有病毒，主要经飞沫传播；一年四季均可传染得病，以冬、春季为多。

主要症状：以低热、上呼吸道轻度炎症、全身散布红色斑丘疹及耳后、枕部淋巴结肿大为特征。若孕妇在妊娠早期感染风疹，则可导致胎儿先天畸形。

预防措施：预防风疹最可靠的手段是接种风疹疫苗。在春季风疹高发期，尽量

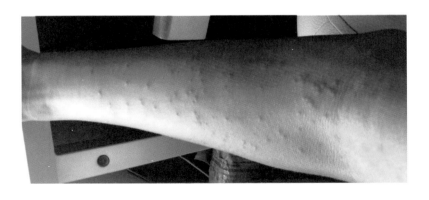

少去人群密集的场所，如商场、影院等地，避免与风疹患者接触。孕妇尤要当心，以免感染而殃及胎儿。开窗通风，保持室内空气流通，增加户外活动，加强体育锻炼，讲究个人卫生。

（5）流行性腮腺炎：简称"腮腺炎"，亦称"痄腮"，是一种通过飞沫传播的急性呼吸道传染病，冬、春季容易发生，且多发生于儿童。

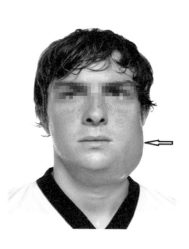

传播途径：患者是唯一的传染源，主要通过飞沫传播，少数通过用具间接传播，传播性强。

主要症状：大多数患者起病较急，有发热、畏寒、头痛、咽痛等全身不适症状。患者一侧或双侧耳下腮腺肿大、疼痛，咀嚼时更痛。并发症有脑膜炎、心肌炎、卵巢炎或睾丸炎等。整个病程可持续7～12天。

预防措施：及时隔离患者至消肿为止；接种腮腺炎疫苗。

（6）流行性脑脊髓膜炎：简称"流脑"，是由脑膜炎双球菌引起的急性呼吸道传染病。

传播途径：大多通过呼吸道飞沫传播。

主要症状：最初表现为上呼吸道感染，多数患者无明显症状，随后患者突发寒战、高热，体温可达40℃，头痛、呕吐反复发作，早期皮肤上可见出血点或瘀斑，1～2日内发展为脑膜炎，高热持续不退，头痛剧烈，频繁呕吐，出现惊厥甚至昏迷。

预防措施：免疫接种是预防流脑的主要措施。

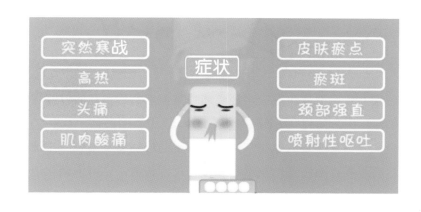

（7）手足口病：一种由多种肠道病毒引起的常见传染病。

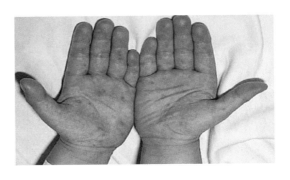

传播途径：主要经消化道或呼吸道飞沫传播，亦可经接触患者皮肤、黏膜疱疹液而感染。

主要症状：先出现发热症状，手心、脚心出现斑丘疹和疱疹（疹子周围可发红），口腔黏膜出现疱疹或溃疡，疼痛明显。部分患者可伴有咳嗽、流涕、食欲不振、恶心、呕吐、头疼等症状。少数患者病情较重，可并发脑炎、脑膜炎、心肌炎、肺炎等。

预防措施：勤洗手、勤通风，流行期间避免去人群聚集、空气流通性差的公共场所。出现相关症状要及时到正规医疗机构就诊。

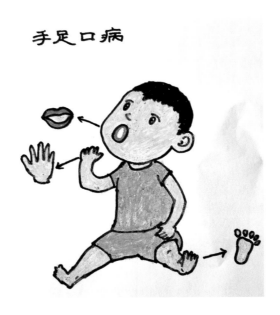

（8）人感染高致病性禽流感：由高致病性禽流感病毒引起的以呼吸道损害为主的人急性感染性疾病，简称"禽流感"。

传播途径：禽流感主要通过空气传播，病毒通过病禽分泌物、排泄物及病死尸体的血液、器官组织，被污染的饮水和环境等进行传播，亦可由消化道和皮肤伤口感染。

主要症状：禽流感的潜伏期一般为1～7天，早期症状与一般流感相似，主要有发热、流涕、咽痛、咳嗽等，体温可达39℃以上，伴有全身酸痛，有些患者可有恶心、腹痛、腹泻、结膜炎等。

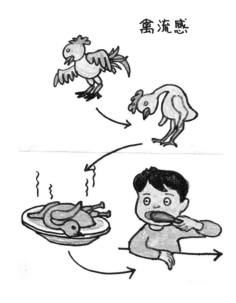

预防措施：养成良好的卫生习惯，饭前便后、接触禽类后要用流动水洗手；注意饮食卫生，不喝生水，进食的禽肉、蛋类要彻底煮熟，加工、保存食物时要注意生、熟分开；搞好厨房卫生，不生食禽肉和内脏，解剖活（死）家禽、家畜及其制品后要彻底洗手。

（9）结核病：过去俗称"痨病"，是由结核杆菌主要经呼吸道传播引起的全身性慢性传染病，其中以肺结核最为常见，也可侵犯脑膜、肠道、肾脏、骨头、卵巢、子宫等器官。

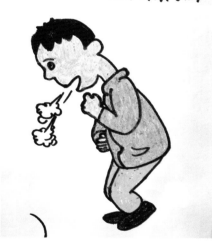

传播途径：活动期的排菌（也就是痰涂片阳性或者痰培养阳性）肺结核患者是主要的传染源；结核病的传播途径有呼吸道、消化道和皮肤黏膜接触，但主要通过呼吸道传播。

主要症状：结核病多缓慢起病，长期伴有疲倦、午后低热、夜间盗汗、食欲不振、体重减轻，女性有月经紊乱等症状。严重的患者可有高热、畏寒、胸痛、呼吸困难、全身衰竭等表现。肺结核患者往往伴有咳嗽、咳痰，痰中可带血丝。若结核杆菌侵犯脑膜、骨头、肠道、肾脏、卵巢、子宫等，可出现头痛、呕吐、意识障碍、消瘦、腹泻与便秘交替，还可出现血尿、脓尿、脾大、贫血等症状以及妇科疾病。

预防措施：首先，应该提高自身的免疫力，加强锻炼，保证充足的营养；其次，应注意房间通风，避免与已确诊的传染性结核病患者密切接触。

2. 怎样预防呼吸道传染病

（1）在人群聚集场所打喷嚏或咳嗽时应用手绢或纸巾掩盖口鼻，不要随地吐痰，

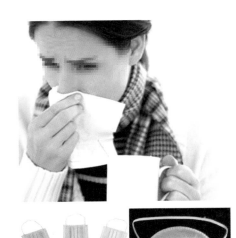

不要随地丢弃带有痰或鼻涕的手纸。

（2）勤洗手，不用污浊的毛巾擦手。双手接触呼吸道分泌物后（如打喷嚏后）应立即洗手或擦净、消毒。

（3）佩戴口罩，如N95或医用外科口罩等。

（4）避免与他人共用水杯、餐具、毛巾、牙刷等物品。

（5）注意环境卫生和室内通风，当周围有呼吸道传染病症状的患者时，应增加通风换气的次数，开窗时要避免穿堂风，注意保暖。衣服、被褥要经常在阳光下暴晒。

（6）多喝水，多吃蔬菜水果，保证睡眠充足，提高机体免疫力。

（7）尽量避免去人多拥挤的公共场所。

（8）避免接触猫狗、禽鸟、鼠类及其粪便等排泄物，一旦接触，一定要洗手、消毒。

（9）发现死亡或可疑患病的动物时，不要触摸。

（10）注射疫苗：麻疹、流感、甲流、水痘、麻腮风等疫苗。

（11）尽量不接触病患。

3. 一旦出现病状，该采取何种措施

（1）对于儿童，需要紧急医疗救助的警告迹象包括：

①呼吸急促或呼吸困难。

②皮肤呈青色。

③不饮用充足的流质。

④睡不醒或反应迟钝。

⑤孩子变得急躁，甚至不让人抱。

⑥类流感症状有所缓解，但复发，且伴随发热和剧烈咳嗽。

⑦发热，伴随出疹。

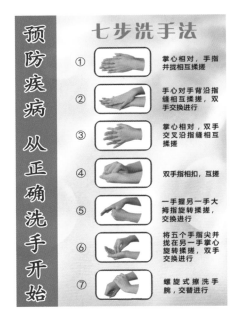

（2）对于成人，需要紧急医疗救助的警告迹象包括：

①呼吸困难或呼吸短促。

②胸部或腹部疼痛或有压迫感。

③突然头晕。

4.常见消毒方法

空气清洁法：室内空气要保持清新，可经常开窗通风换气，尤其是冬季。每次开10～30分钟，可降低室内病菌浓度。

（1）食醋消毒法：食醋中含有醋酸等多种成分，具有一定的杀菌能力，可用于家庭室内空气消毒。10平方米左右的房间，可用食醋100～150克，加2倍的水，放瓷碗内用文火慢蒸30分钟，熏蒸时要关闭门窗。

（2）煮沸消毒法、蒸汽消毒法和电子柜消毒法：适用于毛巾等棉布类以及某些儿童玩具、食具等，一般消毒30分钟即可。

（3）日光消毒法：阳光中含有紫外线和红外线，照射3～6小时能达到一般消毒的要求。被褥、衣服、床垫等都可以放到阳光下暴晒消毒。

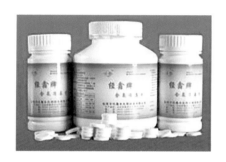 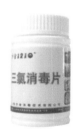 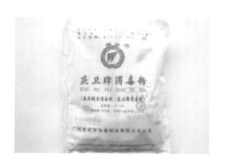

（4）冲洗浸泡消毒法：要经常用流动的水和肥皂洗手，特别是在饭前、便后、接触污染物品后。对于不适于高温煮沸的物品，可用5%漂白粉上清液（漂白粉沉淀后上面的清水）浸泡30～60分钟，也可用含有效氯500毫克/升的清洗剂浸泡5～10分钟，取出后用清水冲净。浸泡时消毒物品应完全被浸没。一些化纤织物、绸缎等只能采用化学浸泡消毒方法。

（5）漂白粉擦拭消毒法：漂白粉能使细菌体内的酶失去活性，致其死亡。桌、椅、床，厨房、卫生间地面等，可用1%～3%的漂白粉上清液擦拭消毒。

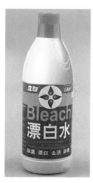

（6）酒精消毒法：常用75%的酒精对皮肤进行消毒，或将食具浸泡30分钟消毒等。

（二）肠道传染病

1. 什么是肠道传染病

肠道传染病是由病原微生物（如细菌、病毒、寄生虫）感染引起的以腹痛、腹泻、恶心、呕吐等消化道症状为主的传染性疾病。

2. 肠道传染病如何传播

肠道传染病可通过水、食物、苍蝇和日常生活接触等，经粪—口途径进行传播。

3. 容易感染肠道传染病的原因

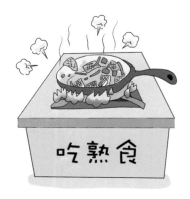

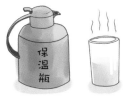

生活饮用水源被肠道传染病患者或病原携带者的粪便、呕吐物污染，或在水中洗涤患者的衣裤、器具、手等，都容易造成水源污染，可引起霍乱、伤寒、细菌性痢疾等疾病的暴发流行；食品在生产加工、储存、制作、运输、销售等过程中，被肠道传染病的病原体污染，可造成局部的流行或暴发流行；握手，接触患者的衣物、文具或患者接触过的门把手、钱币等也可造成病原体传播；到处活动的苍蝇、蟑螂等昆虫可造成病原体扩散。

4. 常见的肠道传染病包括哪些

常见的肠道传染病有霍乱、细菌性痢疾、甲型病毒性肝炎、伤寒、感染性腹泻、手足口病等。

5. 如何有效预防肠道传染病

把好病从口入关，养成良好的卫生习惯，吃熟食，喝开水，勤洗手。当发生腹痛、腹泻、恶心、呕吐等肠道症状时，及时去最近的医疗机构肠道门诊诊断和治疗。若出现群体肠道传染病现象，应在去医院的同时及时向疾病预防控制中心报告，并保留残余食物。

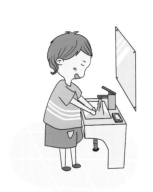

6. 什么时候需要洗手

在接触眼睛、鼻子及嘴前；吃东西及处理食物前；上厕所后；打喷嚏、咳嗽和擤鼻涕后，当手接触到呼吸道分泌物被污染时；护理或探望患者后；触摸公共场合的电梯扶手、升降机按钮、门柄等；接触钱币、医院各种检查单等易受污染物品后；接触动物或家禽后；外出回家后。

（三）虫媒传染病

1. 虫媒传染病概述

虫媒传染病是由病媒生物传播的自然疫源性疾病。常见的病媒生物有老鼠、蚊子、苍蝇、蟑螂、臭虫、虱子、跳蚤等。老鼠可以传播鼠疫、流行性出血热等；蚊子可以传播乙型脑炎、丝虫病、疟疾、登革热等；跳蚤可以传播鼠疫、斑疹伤寒等；苍蝇主要通过在食物及水源上停留，然后留下自身携带的各种细菌、寄生虫卵等病原体传播疾病。

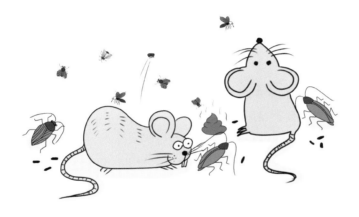

2. 虫媒传染病的预防

预防虫媒传染病的重要手段是控制或消除媒介昆虫，切断传播途径，并通过多种途径改善与提高人群免疫力，保护易感人群。具体措施包括加强疫源动物的管理，加强疫源检疫工作；改善环境卫生，必要时喷洒杀虫药物；接受免疫接种；加强个人防护，防止媒介昆虫叮咬；加强体育锻炼，提高自身的免疫力，增强体质。

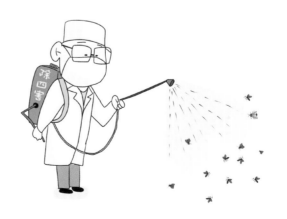

（四）性病

1. 什么是性病

性病，俗称"花柳病"，是通过性行为或类似性行为传播的20多种疾病的统称。我国目前将梅毒、淋病、非淋菌性尿道炎、生殖器疱疹、尖锐湿疣、软下疳、性病性淋巴肉芽肿和艾滋病8种常见且危害性较大的性传播疾病列为重点防治的疾病。

2. 性病是怎样传染的

性病主要通过性接触、血液、污染的生活用具这三条途径传播：

（1）性接触传播：通过各种性接触（阴道性交、口交、肛交等）传染。

（2）血液传播：通过接受被污染的血液、血制品，共用注射器、针头，以及胎盘、产道等传染。

（3）污染的生活用具传播：通过破损的皮肤黏膜接触被污染的生活用品，如马桶圈、浴巾、被褥等而传染，但一般的日常接触，如握手、拥抱、进食等是不会传染性病的。

3. 如何预防性病

（1）社会预防：坚决取缔卖淫嫖娼、吸毒贩毒和淫秽书刊出版物，加强健康教育，提倡洁身自爱，抵制社会不良风气。

（2）个人预防：洁身自爱，采取安全性行为；平时注意个人卫生，包皮过长者可做包皮环切；不吸毒，不与他人共用注射器、针头；配偶得了性病应及时到医院检查，治疗期间最好不过性生活，需要时使用避孕套；做好家庭内部的清洁卫生，防止衣物等生活用品被污染。

（五）艾滋病

1. 传播途径

艾滋病通过性接触、血液和母婴这三种途径传播。艾滋病病毒感染者及患者的血液、精液或阴道分泌物、乳汁、伤口渗出液中含有大量艾滋病病毒，具有很强的传染性。

2. 艾滋病的预防

（1）正确使用质量合格的安全套（避孕套）。

（2）拒绝毒品，避免不必要的注射、输血和使用血液制品，针灸、拔牙、理发、美容、修脚等服务行

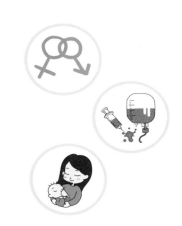

业所用的刀、针和其他会刺破或擦伤皮肤的器具必须经过严格消毒。

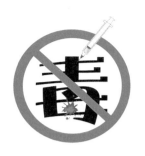

（3）怀疑或发现感染了艾滋病病毒的孕妇应到有关医疗机构进行咨询，接受医务人员的专业指导和治疗。

（六）慢性乙型肝炎（简称"乙肝"）

1.乙肝的治疗

（1）乙肝表面抗原携带者：定期复查，一般推荐每3个月检查一次肝功能、甲胎蛋白（alpha fetal protein，AFP）、肝脏彩超，每半年检查一次乙肝两对半、乙肝DNA测定，以了解疾病进展情况。

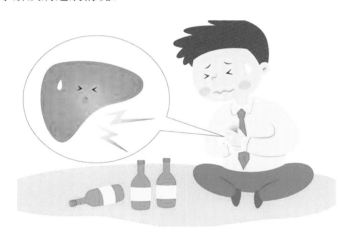

（2）慢性乙肝患者：这类患者主要是指既往有乙肝表面抗原携带病史，目前出现腹胀、乏力、黄疸甚至腹水等情况，并且肝功能出现异常的患者。这类患者首先需要进行保肝治疗，通过肝脏彩超、AFP检测、肝功能检查、乙肝DNA测定等了解病情，在条件允许的情况下需要进行抗病毒治疗，按医嘱定期复查。

2.乙肝患者日常注意事项

（1）禁忌酗酒：闽南有一个不好的风俗就是遇到喜事喜欢饮酒庆祝，酒文化十分盛行，这对乙肝患者是有害无益的。乙肝患者本身已有肝细胞损害，饮酒无疑会雪上加霜，促使病情加重，向肝硬化甚至肝癌方向发展。

（2）禁忌饮食过量：特别不应过多食肉。乙肝患者最好均衡饮食，尤其要自我控制体重，少食动物脂肪、油炸食品、咸肉、全脂牛奶等。

（3）禁忌过多的体力和脑力劳动：乙肝患者在病情平稳时，应生活规律，适当

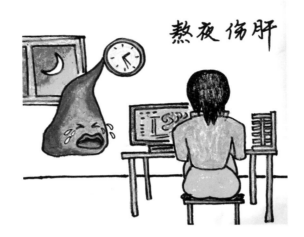

运动，活动以不感到疲乏、恶心、腰痛为宜；在病情波动期，最好卧床休息，静养康复。

（4）禁忌发怒、抑郁，乙肝患者务必保持心胸开阔，情绪乐观。

（5）禁忌纵欲：慢性肝炎病情不稳定时，一定要禁房事；处于病毒携带状态或病情稳定时期的患者，也应该主动控制性生活的频度。

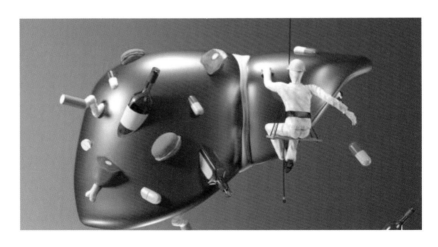

3. 合理饮食调养

（1）每日摄入的能量控制在2000～2500千卡。

（2）蛋白质的供给要充足：由蛋白质提供的能量应占全日总能量的15%，其中优质蛋白质宜占50%，如奶、蛋、瘦肉、水产品、豆腐等。

（3）脂肪的供给与健康人相当：要用植物油，禁食动物油脂。当肝功能较差时，

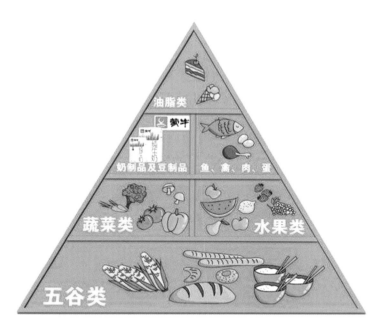

则应适当减少脂肪的供给，尤其要控制胆固醇的摄入量。

（4）碳水化合物的供给要适当提高：应占全日总能量的60%～70%，可适量地补充纯糖食品如白糖、葡萄糖、糖果。

（5）维生素：尤其是B族维生素、维生素C、维生素A的供给要丰富。

（6）选用新鲜的绿色食品：慎用食品添加剂，杜绝霉变（如发霉花生、大米）及各种腐败变质食品。

（7）宜用蒸、煮、烩、炖、汆、炒等烹调方法，不宜吃炸、煎、熏、烤食品。

（8）采用少食多餐的饮食方式，除一日三餐外，适量加餐，饮食要定时定量。

（9）饮食要清淡，易于消化。

（10）乙肝患者可以吃毛蛤等食物，但要注意：原料要鲜活，无变质，无污染；清洗干净；彻底加热。

十三、常见癌症

（一）生活中常见癌症的表现

1.肺癌

呛咳和血痰是肺癌最常见的初发症状，先是刺激性干咳，而后咳出白色泡沫样痰或痰中带血丝。超过2周，经治疗不能缓解的咳嗽、咳痰等呼吸道症状，尤其是

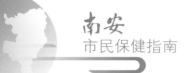

血痰、干咳，都要警惕肺癌的可能性。

2. 肝癌

肝癌早期症状：肝区持续性疼痛，性质为钝痛，食欲下降，容易疲乏，无精打采，腹部闷胀，腹泻，体重下降，越来越消瘦，皮肤和眼球发黄，尿色变黄，且随着时间逐渐加重。这些早期症状与慢性肝炎和肝硬化类似，所以极容易混淆。

3. 胃癌

无原因的上腹部饱胀不适，有烧灼和隐痛感，且服用胃药后无效，若这些症状持续3周以上，尤其要警惕胃癌的可能性。数据显示，胃癌的早期发现率只有10%，因为它的早期症状和慢性胃炎、消化道溃疡极为类似，所以极易误诊。

4. 肠癌

早期症状是便血，另一个症状是大便习惯改变，如大便时间、排便次数、大便性状、排泄时感觉等。

5. 食管癌

咽喉发紧，咽喉部不适；吞咽的时候容易噎气；进食的时候胸骨后有疼痛感，即使不进食的时候，胸骨后也有异物感或烧灼感，常有胸部闷胀，并且爱吐黏液。

6. 乳腺癌

乳腺癌不只女性会得，男性也应当警惕。女性主要表现为乳房肿块硬、活动性差，皮肤如橘皮样或出现酒窝征，乳头内陷、偏斜或固定等。男性乳腺癌则表现为乳房肿胀肥厚，凹陷或皮肤有刺痛感，乳头内陷或呈鳞片状，乳头有分泌物流出，乳房不适或有压痛。当出现以上症状时，一定要警惕乳腺癌的可能性，早期诊断，及时治疗。

7. 宫颈癌

白带增多、颜色变黄和阴道不规则流血是宫颈癌的早期症状。随着时间延长，白带会越来越多，甚至会出现有恶臭味的血性白带。中年或绝经后的妇女，当用力解大便时或性生活后阴道有少量出血时，则应当警惕宫颈癌的可能性。

8. 鼻咽癌

涕血及血衄性鼻出血、鼻塞、耳鸣、听力下降等，都是鼻咽癌的早期症状。需要注意的是，鼻咽癌早期出血量很少，常为鼻黏液中带有血丝，一般只有到了中晚期才会有明显的鼻出血。

9. 甲状腺癌

早期多无明显症状和体征，通常在体检时通过甲状腺触诊和颈部超声检查发现甲状腺小肿块而引起注意。典型的临床表现为甲状腺内发现肿块，质地硬而固定，表面不平，这是各型癌的共同表现。

10. 卵巢癌

卵巢位于子宫两侧，深居于盆腔中，一旦出现明显症状，则表明已经转移扩散了，预后极差。但实际上卵巢癌也有一些能观察到的早期症状，也就是"卵巢癌三联征"，即40岁以上、腹部不适、月经增多或紊乱。

11. 前列腺癌

前列腺癌是影响男性健康的第二大杀手。早期前列腺癌可表现为前列腺增生类似症状，也可无症状。中老年男性，如出现排尿困难、夜尿增多等前列腺增生表现，应就诊随访，特别是出现血尿时，应及时就诊明确诊断。

12. 白血病

儿童及青少年急性白血病多起病急骤。常见的首发症状包括发热、进行性贫血、显著的出血倾向或骨关节疼痛等。起病缓慢者以老年及部分青年患者居多，病情逐渐进展。此外，少数患者以抽搐、失明、牙痛、牙龈肿胀、心包积液、双下肢截瘫等为首发症状。

（二）预防常见癌的十条生活建议

（1）戒烟，包括一手烟和二手烟。

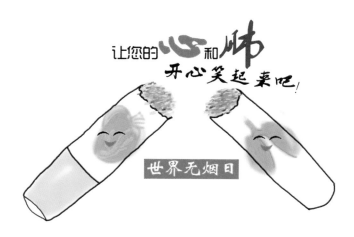

（2）尽量多吃新鲜的蔬菜和水果。

（3）减少红肉和动物脂肪的摄入。

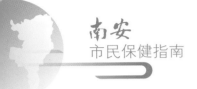

（4）减少酒精的摄入。

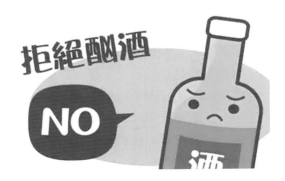

（5）加强体育锻炼。美国抗癌联盟研究表示，每天30分钟，一周5天的体育锻炼对预防肿瘤有非常重要的意义。锻炼有多种多样的方式，每个人可以选择适合自己的方式进行，只要坚持就有意义。

（6）了解工作和生活的环境。

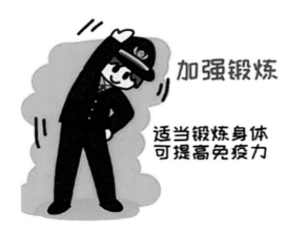

（7）了解家人的肿瘤病史。某些肿瘤有很强的遗传特性，如乳腺癌、直肠癌、卵巢癌等。但是，若有家人发生这些肿瘤，也不必过分担心，这并不意味着自己一定会得某种肿瘤，而是提醒你要在日常生活中注意这些肿瘤的早期症状，定期去做相关的医学检查，做到早期发现，甚至可以早期预防。

（8）安全的性行为。对中国人来说，这个话题可能比较敏感，大家都不愿意说出来。其实，性行为和肿瘤有着十分重要的关系。例如，HPV的感染和不安全的性行为有关，大量的研究证实HPV的感染和宫颈癌、口咽癌等有十分密切的关系。众所

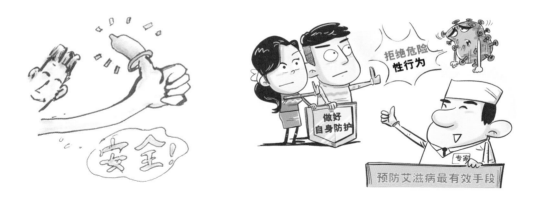

周知的艾滋病病毒也与许多肿瘤相关，所以安全的性行为对预防肿瘤有着十分重要的意义。

（9）定期体检。

（10）乐观的态度。癌症，或许你觉得它离你很远，实际上癌症影响着每个人的生活，对健康的人来说，预防癌症好像是科学研究上抽象的概念，其实只要我们稍微改变一下生活方式，就可以将患癌症的概率降低75%，听起来是不是不可思议？

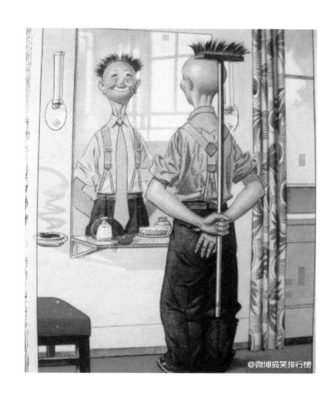

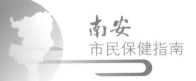

十四、无烟生活

（一）中国烟草流行现状

（1）中国吸烟人数超过3亿，约有7.4亿不吸烟者遭受二手烟暴露的危害。

（2）中国每年因吸烟死亡的人数逾100万。

（3）现在的吸烟者中将来会有一半因吸烟而提早死亡，吸烟者的平均寿命比不吸烟者缩短至少10年。

（二）香烟内常见的有毒物质

烟草烟雾中含有7357种化合物，其中至少含有69种致癌物及数百种有毒物质。烟草制品中的尼古丁可导致烟草依赖，烟草依赖是一种慢性成瘾性疾病。

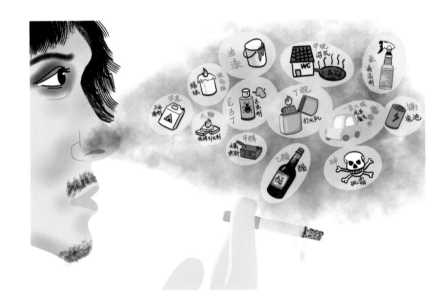

（三）正确认识吸烟的危害

（1）吸烟可以导致多种恶性肿瘤，包括肺癌、口腔癌、鼻咽部恶性肿瘤、喉癌、食管癌、胃癌、肝癌、胰腺癌、肾癌、膀胱癌、宫颈癌、结直肠癌、乳腺癌、急性白血病等。

（2）吸烟可以导致慢性阻塞性肺疾病（慢阻肺）、青少年哮喘，增大呼吸道感染的发病风险。

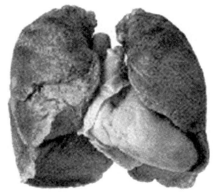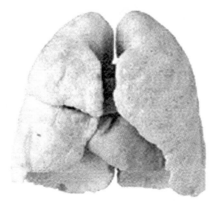

吸烟者与不吸烟者的肺

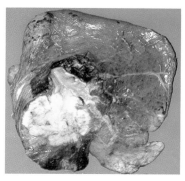

肺癌

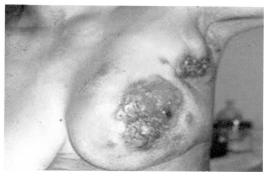

乳腺癌

（3）吸烟可增大结核患病和死亡的风险。

（4）吸烟可导致冠心病、脑卒中和外周动脉疾病。

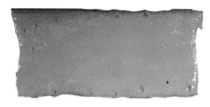

正常的动脉

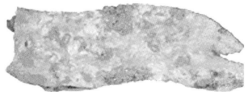

硬化的动脉

（5）男性吸烟可导致勃起功能障碍。

（6）女性吸烟可导致受孕概率降低、流产、死胎、早产、婴儿出生体重低，增加婴儿猝死率。

（7）吸烟可导致2型糖尿病，且能增大其并发症的发生风险。

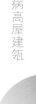

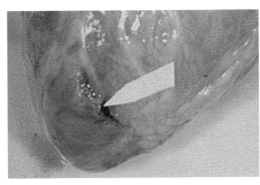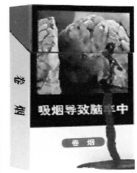

吸烟引发心肌梗死　　　　　　　吸烟导致脑卒中

（8）吸烟可导致牙周炎、白内障、手术后伤口愈合不良、皮肤老化、阿尔茨海默病、绝经后女性骨密度降低和消化道溃疡。

（四）不能忽视的二手烟危害

（1）二手烟暴露可导致肺癌、冠心病、脑卒中、乳腺癌、鼻窦癌。

（2）二手烟暴露可导致成年人急慢性呼吸道症状、肺功能下降、支气管哮喘和慢性阻塞性肺疾病。

（3）孕妇暴露于二手烟可导致早产、婴儿出生体重降低、婴儿猝死综合征、新生儿神经管畸形和唇腭裂。

（4）二手烟暴露可导致孩子更易患癌症、支气管炎、肺炎、哮喘、过敏性鼻炎等疾病，使孩子注意力不集中或出现多动症、学习能力障碍。长期暴露在二手烟中的孩子，身高和体重均低于无暴露的孩子。

（5）室内完全禁止吸烟是避免危害的唯一方法。

（6）在室内设置吸烟区（室）、安装通风换气设施等均不能避免二手烟暴露的危害。吸烟者应当尊重他人的健康权益，不在室内工作场所、室内公共场所、公共交通工具内和其他禁止吸烟的场所吸烟。

（五）带你纠正吸烟的误区

（1）吸烟及二手烟暴露均严重危害健康，即使吸入少量烟草烟雾也会对人体造成危害。

（2）不存在无害的烟草制品，只要吸烟即有害健康。

（3）"低焦油卷烟""中草药卷烟"不能减少吸烟带来的危害，反而容易诱导吸烟，影响吸烟者戒烟。

（六）如何科学戒烟

（1）想一想戒烟的好处，判断自己为什么想戒烟，给自己一个清晰的戒烟理由。

（2）增强戒烟意识。吸烟者本人的戒烟意愿是成功戒烟的基础，要时刻提醒自己戒烟与自己及家人的健康密切相关，勇于面对戒烟过程中可能会遇到的困难和障碍。

（3）选好实施计划的日子。可以选一个重要的日子，生日、节日或者自己喜欢的日子，最好选择在2周内，这样就有足够时间做好准备。

（4）做好戒烟前准备。洗好床单和衣服，洗掉烟味。扔掉家里的烟灰缸、香烟和打火机，改变与吸烟有关的习惯，减少"条件反射"，在家中及工作单位中打造一个干净清新的无烟环境。确保睡眠充足，充足的睡眠有助于减小压力。

（5）做好会出现尼古丁戒断症状的准备。吸烟者在戒烟过程中可能出现不适症状，有些人认为自己吸烟时没有疾病，戒烟后反而得病，便把生病归因于戒烟。但事实是，吸烟的危害是有潜伏期和滞后性的，吸烟者要明确并不是因为戒烟才得的病，相反，戒烟可以减少患病概率。

（6）选择无烟环境。享受户外活动或常去禁止吸烟的场所，如图书馆、电影院、博物馆等，减少与吸烟者的聚会，如去餐厅吃饭尽量选择无烟区。

（7）抑制吸烟的欲望。别人向你递烟的时候，婉转谢绝。尽量避免复吸，即使复吸了，也要尽快吸取教训，再次戒烟。

（8）寻找替代方法或转移注意力。想吸烟的时候，可以试试食用水果、葡萄干、小饼干等低热量食物来代替吸烟，也可以用听音乐、看书、做家务、户外运动等转移注意力。经常运动能提高情绪，冲淡烟瘾，并且有助于消耗热量，控制体重。

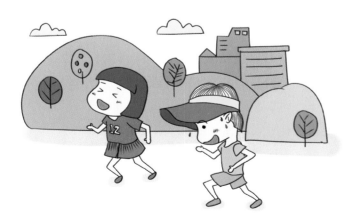

（9）获得专业帮助。如果已经试过靠自己的力量戒烟，然而情况还是反反复复，

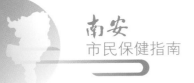

也许应该考虑向戒烟门诊寻求专业帮助。

（10）公共卫生服务热线电话为12320。

十五、关注精神卫生　享受健康人生

第一，区分精神卫生所包含的精神活动、精神症状、精神疾病、精神病四个方面的定义。

（1）精神活动是我们脑反映客观事物时所进行的复杂的机能活动，可以通过聊天、娱乐、动作等行为表现出来。

（2）精神症状是大脑功能出现异常时，临床上出现不受意识控制的异常精神活动，给患者带来很难消除的痛苦。

（3）精神疾病是指在心理、生理以及社会环境因素影响下，大脑功能失调，导致精神活动出现不同程度障碍的一类疾病。

（4）精神病是指在各种生物学、心理学以及社会环境因素影响下，大脑功能失调，出现以感知觉、思维等认知活动障碍为主的一类严重精神疾病，如精神分裂症、双相障碍等。

第二，如何早期发现精神病患者？

较为直观的表现包括语言异常，如突然变得话多或话少了；行为异常，如突然变得深居简出，回到家里就躲进自己的房间里，不待客、不洗澡、不换衣，生活懒散，或者变得疑心重，如无故怀疑配偶有外遇，怀疑别人要加害自己，怀疑别人翻了自己的箱子、抽屉等。

精神病的早期症状有时表现得很模糊，只有亲近的人才能察觉。家人应尽量客观地将患者目前的行为与过去及正常人的行为进行比较，分析他为什么这样，不要先入为主地认为他"个性本来是内向的"，或是某个生活事件造成的"思想问题"，或者是"压力太大了"，等等。如果找不出原因，应及早就医，请专科医师诊察，以便早期发现并治疗。

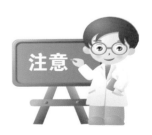

第三，生活中的精神疾病有哪些呢?

比较常见的如抑郁障碍、强迫障碍、焦虑障碍、睡眠障碍等轻性精神疾病，这类患者对自己所患的疾病有一定的判断和认识，能够主动就医，主动接受治疗。而重性精神疾病患者常常缺乏自知力，对自己的病情往往缺乏判断和认识，且拒绝就医和治疗，常见的有精神分裂症、偏执型精神障碍、双相障碍、分裂情感性精神障碍、癫痫所致的精神障碍和精神发育迟滞所致的精神障碍六类。

第四，常见的精神疾病的病因有哪些?

常见的精神病的主要病因有生物学因素和心理、社会因素。其中，生物学因素大致与遗传、神经发育、感染、躯体疾病、创伤、营养不良、毒物等方面有关，而心理、社会因素则与应激性生活事件、情绪状态、人格特征、性别、父母的养育方式、社会阶层、社会经济状况、种族、文化、宗教背景、人际关系等方面有关。这些致病因素往往相互作用，对不同的个体起到不同的作用。

第五，精神疾病的常用治疗方法有哪些?

（1）药物治疗：包括抗精神病药、抗抑郁药、抗焦虑药、抗躁狂药、抗强迫药、精神振奋药、镇静催眠药、抗癫痫药、脑代谢药和抗锥体外系反应药。

（2）非药物治疗：包括心理治疗、物理治疗（如电休克治疗、重复经颅磁刺激治疗、脑深部刺激术和经颅直流电刺激治疗）和工娱治疗等。

（3）中医中药治疗：中医治疗精神疾病的基本原则是整体观念和辨证论治，采用疏肝解郁、清热解毒、益肾化浊、健脾养心、安神定志、豁痰开窍、活血化瘀等治法，通过气机通调、五行相依、阴阳平衡，来达到治病求本的目的。

第六，日常生活中还有哪些症状可以求诊于精神科?

很长一段时间心情不悦，对诸事不感兴趣；无缘无故焦虑不安、紧张、担心、

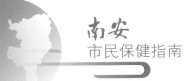
害怕；经常性地感到头晕、疲劳、腰酸背痛；睡不着、易惊醒、早醒；多年来怕到公共场所、怕当众讲话；反复性地考虑或动作；莫名其妙地工作效率或学习成绩下降；等等，都可以寻求精神专科医生的帮助。

第七，如何预防精神疾病？

（1）通过广播、电视、书刊等多种方式了解心理健康知识，增强心理健康意识，保持积极的生活心态和健康的生活方式，学会调适情绪困扰与心理压力，努力提升自己的心理素养。

（2）及时发现各种异常心理表现，消除心理疾病的病耻感，寻求专业人员的帮助。

（3）合理饮食，注意营养平衡。

（4）适度运动，作息规律。

十六、慢性阻塞性肺病

有一种病，我们乍一听可能不太熟悉，但它已成为"十大死因"中的第三大"杀手"，那就是慢性阻塞性肺病（chronic obstructive pulmonary disease，COPD），简称慢阻肺。

一项最新的流行病学调查显示，目前我国40岁以上人群慢性阻塞性肺病的总患病率达8.2%，患者已超过3800万，慢阻肺已成为城市第一大、农村第四大致死性疾病。然而，慢阻肺的危害性在中国尚未得到充分认识，50%以上患者根本没意识到自己患病，肺功能检测尚未被纳入常规体检项目。这些因素均导致慢阻肺的病死率日益升高。

（一）什么是慢阻肺

慢阻肺是慢性阻塞性肺病的缩写，是一种以气流受限为特征的疾病，包括慢性支气管炎和肺气肿。这种气流受限通常呈进行性发展，不完全可逆，多与肺部对有害颗粒物或有害气体的异常炎症反应有关。

（二）慢阻肺的主要病因

1. 遗传因素

目前已知某些遗传因素（也可以称为个体易感因素）如α_1胰蛋白酶缺失可增大

慢阻肺发病的危险性。

2.环境因素

慢阻肺的环境因素因地理区域而异。在中高收入地区，烟草烟雾为最大危险因素，而在低收入地区，室内空气污染（如使用生物燃料进行烹饪和取暖）是造成慢阻肺的重要原因。

3.吸烟

吸烟是引发慢阻肺最常见的危险因素（包括二手烟或者被动吸烟）。闽南地区吸烟人数众多，在密闭房间内打麻将，或者在KTV房间均容易吸入二手烟。吸烟者呼吸道症状、肺功能受损程度以及患病后病死率均明显高于非吸烟者。迄今已经证实戒烟能够有效延缓肺功能进行性下降。孕期妇女吸烟会影响胎儿肺脏的生长及在子宫内的发育，对胎儿的免疫系统功能有一定的影响。

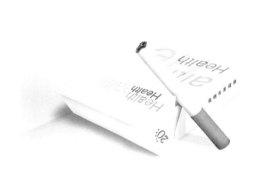
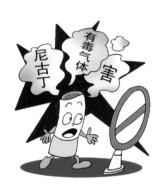

4.职业性粉尘和化学物质

泉州石材板材加工业、泥水加工业、水暖器材加工业、五金铸造业等行业发达，当吸入职业性粉尘（有机、无机粉尘）、化学物质（如蒸气、工业废气、过敏原刺激物）和其他有害烟雾时，如果浓度过大或接触时间过长，会导致气道的反应性增加，均可引起慢阻肺发生。

5.室内空气污染

在通风欠佳的居所中采用生物燃料烹饪和取暖所致的室内空气污染是慢阻肺发生的重要危险因素之一。家庭妇女烹调时产生的大量油烟和生物燃料产生的烟尘与慢阻肺发病有关，生物燃料所产生的室内空气污染可

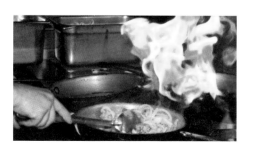

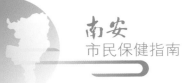

能与吸烟具有协同作用。

6.室外空气污染

目前，许多城市的空气污染（如雾霾、汽车尾气、工厂排放废气等），已经严重影响人们的身体健康。

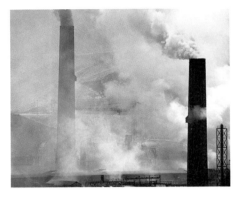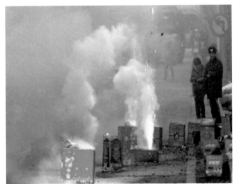

（三）慢阻肺主要症状与表现

1.慢性咳嗽

咳嗽通常为首发症状，初起咳嗽呈间歇性，早晨较重，以后早晚或整日均有咳嗽，但夜间咳嗽并不显著。少数病例咳嗽不伴咳痰，也有部分病例出现各种明显的气流受限，但无咳嗽症状。

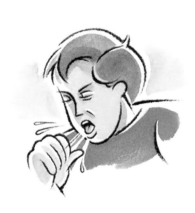

2.咳痰

咳嗽后通常会咳少量黏液性痰，部分患者在清晨较多。合并感染时痰量增多，并可有脓性痰。

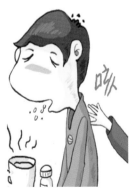

3.气短或呼吸困难

气短或呼吸困难是慢阻肺的标志性症状，是使患者焦虑不安的主要原因。早期仅于劳动时出现，后逐渐加重，以至于日常活动甚至休息时也会感到气短。

4.喘息和胸闷

喘息和胸闷不是慢阻肺的特异性症状，部分患者，特别是重度患者有喘息；胸部有紧闷感，通常于劳动后发生，与

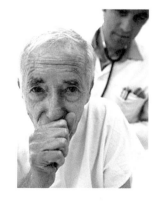

呼吸费力、肋间肌等容性收缩有关。

5. 全身性症状

在疾病的临床过程中，特别是较重患者，可能会发生体重下降、食欲减退、外周肌肉萎缩和功能障碍、精神抑郁或焦虑等，合并感染时可出现咳血痰或咯血等症状。

（四）怎样判断自己可能患有慢阻肺

发病初期患者常无明显不适，许多患者常常等到呼吸困难严重时才求医，而这时病情已经进展到中度以上。患者回答以下自测题有助于早期发现。

（1）你经常每天咳嗽数次？

（2）你经常有痰？

（3）你是否比同龄人更容易感觉到气短？

（4）你的年龄是否超过40岁？

（5）你现在是否吸烟，或者你曾经吸烟？

如果以上问题回答有3个"是"，则应立刻向医生咨询，并进行肺功能检查，有助于早期诊断并得到早期治疗。

（五）慢阻肺防治五要点

（1）戒烟，远离粉尘和二手烟，避免吸入有害的化学物质和有害气体。短期戒烟即可改善慢阻肺患者的肺功能，长期戒烟可延缓患者肺功能的下降。

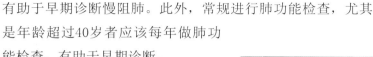

（2）咳嗽、咯痰一旦超过一周，应及时做肺功能检查，有助于早期诊断慢阻肺。此外，常规进行肺功能检查，尤其是年龄超过40岁者应该每年做肺功能检查，有助于早期诊断。

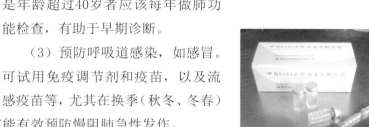

（3）预防呼吸道感染，如感冒。可试用免疫调节剂和疫苗，以及流感疫苗等，尤其在换季（秋冬、冬春）时，提前注射流感疫苗能有效预防慢阻肺急性发作。

（4）巧用支气管舒张剂：常用的支气管舒张剂包括

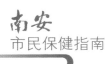

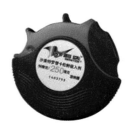
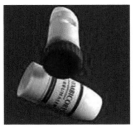
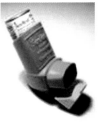
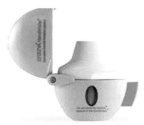

β_2受体激动剂、抗胆碱药及甲基黄嘌呤类，可根据症状、肺功能分级选择单用或合用方案。慢阻肺患者需要长期用药维持病情，不能擅自停药，需要在医生指导下减量或者停药。

（5）坚持呼吸功能锻炼可稳定病情，改善肺功能，尤其是老年患者。腹式呼吸锻炼：放松肩膀和颈部，一手置于胸前，另一手置于腹部肚脐处，吸气时胸部不动，腹部鼓起，呼气时，经口缩唇呼气，腹部内陷。缩唇呼吸：闭嘴，平静用鼻吸气，默数1、2，然后将嘴唇缩成吹口哨状缓慢呼气，默数1、2、3、4，吸呼时间比为1∶2。以上两种呼吸训练在轻松情况下进行，2次/天，10～20分钟/次，切忌过分使劲或勉强控制呼吸节律，以免引起胸闷、头晕等症状。通过腹式呼吸、膈肌运动和缩唇呼吸促使气体均匀而缓慢地呼出，可减少肺内残气量，增加肺的有效通气量，改善通气功能。

（六）生活饮食调理

（1）多去空气清新的地方做运动，多走动、锻炼，可以增加身体的耐受力。经常在空气新鲜的地方做适度运动，有益于身体恢复。

（2）尽量选择软烂食物。选用不太需要咀嚼的食物，如稀粥、蒸鱼、蔬菜汤等，有慢性肺病的人在咀嚼时容易发生呼吸困难。

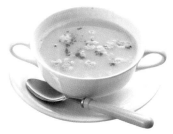
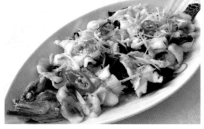
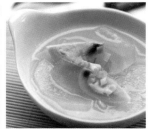

（3）多吃时令蔬菜和新鲜水果。

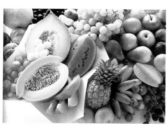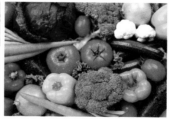

（4）饮食清淡。盐、辛辣食品及调味料会造成消化道、肺部、鼻窦、鼻腔等处分泌过多黏液，应少吃。

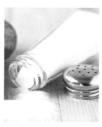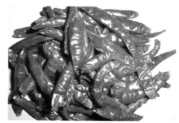

（七）慢阻肺的治疗目标

（1）防止疾病进展。既然得了慢阻肺，就不可能完全消除或完全治愈，但可以控制疾病发展的速度，阻止慢阻肺恶化。

（2）缓解症状。慢阻肺的症状主要是咳嗽、咯痰、气促，通过治疗，这些症状完全可以得到缓解。

（3）改善运动功能。随着慢阻肺的加重，患者运动能力越来越差，通过治疗可以改善运动能力。

（4）改善健康状态，提高患者的生存质量。

（八）常用吸入装置介绍

1. 定量吸入器

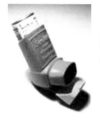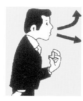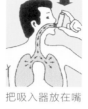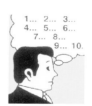

摘下盖子，
摇晃吸入器

起立，呼气

把吸入器放在嘴前，在开口用力吸气的同时，按下吸入器的顶部并继续慢慢吸气

屏气10秒或尽可能长，然后呼气

2. 准纳器

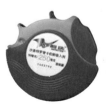

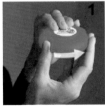

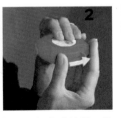

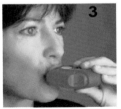

打开：用一手握住外壳，另一手的大拇指放在拇指柄上，向外推动拇指直至完全打开

推开：握住准纳器，将吸嘴对着自己，向外推滑动杆，直至发出"咔嗒"声，表明准纳器已做好吸药的准备

吸入：将吸嘴放入口中，从准纳器深深地平稳地吸入药物（切勿从鼻吸入），然后将准纳器从口中拿出，继续屏气约10秒钟，关闭准纳器

3. 都保

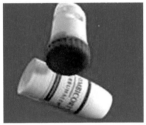

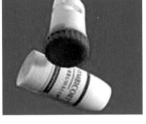

旋松并拔出瓶盖

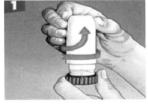

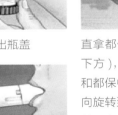

直拿都保（确保红色旋柄在下方），握住底部红色部分和都保中间部分，向某一方向旋转到底，即完成一次装药。在此过程中，你会听到一次"咔嗒"声

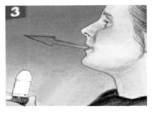

吸气前先用力呼气（不可对准吸嘴呼气）

然后将吸嘴置于齿间，用双唇包住吸嘴，用力且深长地吸气直到吸满

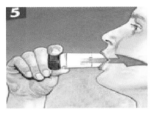

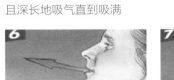

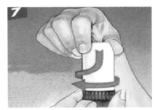

用力、迅速且深长地吸气，直到感觉吸满整个肺部

尽可能屏气5秒，然后恢复正常呼吸

旋回瓶盖

4. 粉吸入器

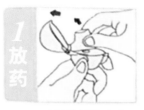

▶ 打开防尘帽和吸嘴

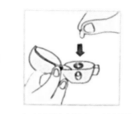

▶ 从包装中取出一粒胶囊，放于中央室

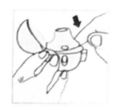

▶ 合上吸嘴直至听到一声"咔嗒"声

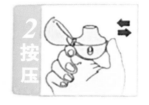

▶ 将绿色刺孔按钮完全按下一次，然后松开

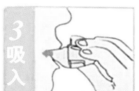

▶ 尽量深呼气。注意：不要对着吸嘴呼气

▶ 用嘴唇紧紧含住吸嘴，缓慢地平稳地深吸气。其速率应足以听到胶囊振动

▶ 将吸入器从口中拿出、尽可能屏气（可以重复吸入一次）

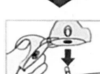

▶ 打开吸嘴，倒出用过的胶囊，关闭吸嘴和防尘帽，保存

只要3步

5. 易纳器

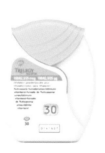

1. 打开　　　2. 吸入　　　3. 关闭

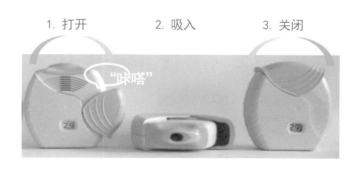

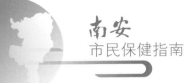

十七、常见肾脏病与尿毒症

（一）常见肾脏疾病

1.慢性肾小球肾炎

（1）什么是慢性肾小球肾炎？

慢性肾小球肾炎简称慢性肾炎，指以水肿、蛋白尿、血尿、高血压为基本临床表现，起病方式各有不同，病变缓慢进展、迁延，可出现不同程度的肾功能减退，最终将发展为慢性肾衰竭的一组肾小球病。

（2）慢性肾小球肾炎的临床症状有哪些？

①水肿：轻者晨起眼睑、面部肿胀，后出现踝部凹陷性浮肿，严重者可发生全身水肿。

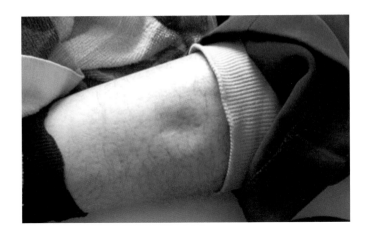

②尿异常改变：尿中可见蛋白、红细胞、管型，镜检可见畸形红细胞。

③高血压：随着病情发展，大部分患者出现高血压表现。

除此之外，慢性肾炎患者还会出现头晕、失眠、疲乏、贫血等症状。

（3）常见并发症：

常见并发症如感染、肾性贫血、高血压等。

（4）饮食原则：

①清淡、低盐饮食。

②优质低蛋白饮食，$50 \sim 75\,g/d$，晚期肾功能不全时，每日$0.5\,g/（kg \cdot d）$。

③膳食中应增加维生素B_2、维生素C等。

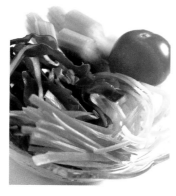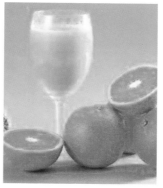

④限吃食物：出现少尿和高血钾时，避免吃含钾高的食品，如橙子、柑橘、杨桃等。

2.肾病综合征

（1）什么是肾病综合征？

肾病综合征也就是人们常说的"肾病"，是肾小球疾病的常见表现；最基本的表现是"三高一低"，即高度水肿、高度蛋白尿、高脂血症、低白蛋白血症。

（2）如何确定病因？

排除继发性和遗传性疾病后才能诊断为原发性肾病综合征，为了及时明确诊断，在无禁忌证情况下，应积极进行"肾穿刺"活检以明确病理类型，指导治疗，评估预后。儿童肾病综合征相对单纯，原发性占95%以上，一般无须做"肾穿刺"。

（3）常见并发症有哪些？

常见并发症有感染、血栓栓塞、急性肾衰竭等。

（4）治疗原则：包括特异性治疗（糖皮质激素、细胞毒药物或免疫抑制剂）及非特异性治疗。

特异性治疗是降低蛋白尿治疗的中心环节，需根据不同的临床表现、病理类型制订相应的方案，应在专科医生指导下规则使用激素，切忌随意减量或停药。非特异性治疗包括一般治疗、对症处理和并发症治疗。

① 急性期以休息为主，疾病稳定后可适当进行活动，防止血栓形成。

② 选用清淡、易消化、优质低蛋白 [1.2 g／（kg·d）]、低脂饮食；严重水肿者应严格限制钠盐和水的摄入量，摄盐限制在2～3 g/d。

③ 控制血压，控制目标为低于130/80 mmHg，减少并发症，保护肾功能。

④ 按时复诊，遵医嘱用药，不可随意加减药量、停药、延长用药时间。

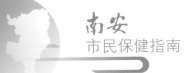

⑤ 切忌轻信"偏方""秘方"，以免进食会损害肾脏的中草药。

3. 糖尿病肾病

（1）什么是糖尿病肾病？

糖尿病肾病是糖尿病所致的肾脏疾病，临床主要表现为持续性蛋白尿；1型和2型糖尿病均可发生糖尿病肾病，且均与糖尿病病程有关。糖尿病肾病已成为发达国家慢性肾衰竭的第一原发病，在我国的发病率也在迅速上升。糖尿病肾病也是糖尿病致死的重要原因之一。

（2）临床表现：

① 蛋白尿：早期微量蛋白尿，后期是持续性、大量蛋白尿。

② 高血压：高血压发生率很高，且与肾功能恶化有关。

③ 水肿：随着病情进展，逐渐出现不同程度的水肿，严重者全身高度水肿，甚至出现胸水、腹水。

④ 肾病综合征：部分患者可发展为肾病综合征，此类型常在短期内发生肾功能不全。

⑤ 肾功能异常：特点为蛋白尿较多，肾小球滤过率不是很低，肾体积缩小不明显，贫血出现早，心血管并发症多且重，血压控制较难。

⑥ 糖尿病的其他并发症：视网膜病变、大血管病变、周围神经病变等。

（3）加重病情的危险因子：

①血糖控制不佳；②血压控制不佳；③摄入高蛋白；④血脂异常；⑤吸烟等。

（4）治疗原则：

① 调整生活方式：包括减肥、禁烟和加强体育锻炼。

② 低蛋白饮食：肾功能正常者蛋白质摄入量为每天0.8 g/kg，肾功能不全者每天0.6～0.8 g/kg。

③ 严格控制血糖：除饮食控制外，应在专科医生的指导下选择药物，规则用药，不要随意更改药物。

④ 严格控制血压：血压应严格控制在130/80 mmHg以下，合并明显蛋白尿（＞1 g/d）和肾功能不全者应控制在125/75 mmHg以下；降压药首选血管紧张素转换酶抑制剂（ACEI）和血管紧张素受体拮抗剂（ARB）等。

⑤ 纠正高脂血症：控制目标为胆固醇＜4.5 mmol/L，甘油三酯＜1.5 mmol/L，低密度脂蛋白＜2.5 mmol/L，高密度脂蛋白＞1.1 mmol/L。

4. 高血压肾病

（1）什么是高血压肾病？

原发性高血压造成的肾脏结构和功能的损害，称为高血压肾病，分为良性小动脉肾硬化和恶性小动脉肾硬化，并伴有相应的临床表现。

（2）临床表现：

① 良性高血压肾硬化症：多见于50岁以上，早期夜尿增多，后期出现蛋白尿以及肾功能损害的表现，同时伴随左心室肥厚、脑卒中等。

② 恶性高血压肾硬化症：表现为恶性高血压、血尿、蛋白尿、管型尿、少尿或无尿伴血肌酐迅速上升，短期内可发展为尿毒症。

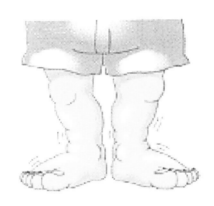

（3）治疗原则：

① 严格控制血压，合理选择降压药；控制目标为低于140 / 90 mmHg，有蛋白尿者，应控制在130 / 80 mmHg以下，需在医生指导下选择用药。

② 药物选择：ACEI、ARB、利尿剂、β受体阻滞剂等，以联合用药为主。

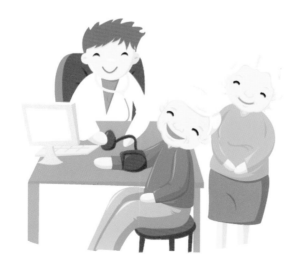

（4）高血压肾病的饮食：

① 改变饮食习惯：对于高血压患者，首先进行生活方式和饮食调整；对于肥胖者，减轻体重是最有效的非药物干预手段；饮酒与血压升高有关，并可增大脑卒中的发生风险；吸烟者需戒烟。

② 低盐、高维生素饮食：应控制食盐的摄入，避免盐腌食品。

③ 蛋白质摄入：肾功能正常时，蛋白质摄入量在50 g／d左右；如果出现肾功能异常，蛋白质摄入应减少为每日20 ～ 40 g／d。

（二）慢性肾脏病现状

慢性肾脏病包括肾小球肾炎、肾小管间质性疾病、肾血管性疾病以及遗传性肾脏疾病等多种类型。我国目前仍以原发性肾小球肾炎较为常见（尤以IgA肾病最常见），其次为高血压肾小动脉硬化、糖尿病肾病、慢性间质性肾炎、多囊肾等。但随着人口老龄化及人们生活方式改变，糖尿病、高血压病以及肥胖相关性肾病的发病率逐步升高，已成为严重威胁人类健康的一类疾病，为全球性公共卫生问题。

在我国，慢性肾脏病的发病率约10.8%，每年发展成终末期尿毒症的比例为每百万人口每年新增20 ～ 40个患者；按我市人口计算，南安市每年新增的尿毒症患者有30 ～ 60个，形势严峻，防治任务非常艰巨。

（三）什么是慢性肾衰竭

慢性肾衰竭是发生于各种慢性肾脏疾病终末期的一种综合征，常见的症状有：

（1）最早出现厌食、恶心、呕吐、腹泻，甚至拉黑便。

（2）贫血、面色苍白、皮肤瘀斑、鼻出血、月经过多等。

（3）疲乏、失眠、注意力不集中。

（4）皮肤瘙痒是常见症状。

（5）尿毒症面容：面部肤色萎黄，眼睑浮肿。

（四）引起肾衰竭的病因

常见的病因有：

（1）慢性肾小球肾炎。

（2）肾小管间质性肾炎，长期大量口服"止痛片"。

（3）高血压病。

（4）狼疮性肾炎、过敏性紫癜等。

（5）代谢性疾病，如糖尿病、痛风。

（6）慢性泌尿系结石引起尿路梗阻。

（7）先天性肾脏病：如多囊肾等。

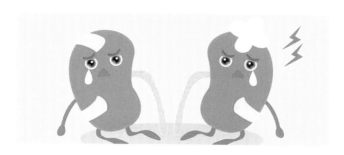

（五）尿毒症治疗方式的选择

1. 透析的时机

最好的透析时机：血肌酐≥8 mg/dL（≥707.2 μmol/L），肌酐清除率≤10 mL/min。此时透析可减少透析后的不良反应，减少毒素所致的各种并发症，有利于身体的康复，使患者保持良好的身体状况和较高的生活质量；但这并不是绝对的，透析开始的时机应依据患者的病情全面综合考虑，视患者的具体情况而定。若出现高钾血症、肺水肿、严重的酸中毒，则需紧急透析。

2. 治疗方式的选择

根据患者的不同情况，可选择血液透析、腹膜透析及肾移植。

（1）血液透析：俗称洗肾或人工肾，由透析机、透析器和透析液组成；将患者体内的血液通过管路引入透析器，通过透析机再返回人体内，达到清除体内毒素和水

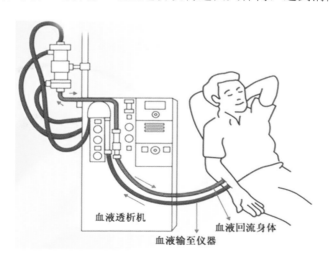

血液透析机　血液回流身体

血液输至仪器

分的目的。每周3次，每次4小时，周而复始，不能间断。

（2）腹膜透析：通过手术方式，在人体腹腔内植入一根腹膜透析管，通过严格的操作方法，可在家里每天将腹膜透析管放进腹膜透析液，每天4～6次，每次2000 mL，周而复始，不能间断。

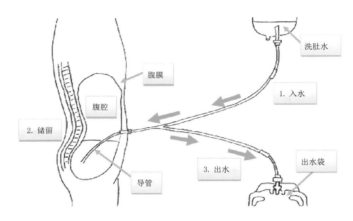

（3）肾移植：肾移植是公认的救治肾衰竭的最佳方法；经过严格的配对找到肾源，配型成功者可进行肾移植，移植后还需要长期服用抗排异药物。不过由于肾源少且费用较高，大多数患者无法进行肾移植治疗。

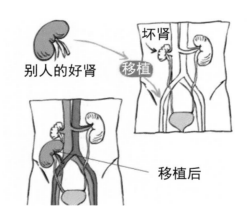

南安健康文化保健典故与历史名医选编

保健典故选编七——杨樵倡建九溪十八坝

南安市水头镇有个石壁水库，它的前身叫"自家陂"。它汇九溪十八坝之水以灌

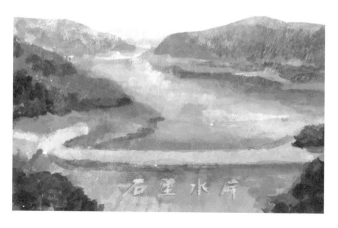

田。这个水利工程系五代十国时的闽王王审知所建，其倡议者却是一个叫杨樵的人。这有个缘故。

王审知有个夫人姓任，封号叫尚贤夫人。任夫人很贤惠，是王审知的贤内助和诤友，王审知对她十分宠爱。

有一年夏天，任夫人生了个脓疮。想不到这个疮很不好治疗，医生换了好几个，越医病情越严重。好端端的一个美人，病得骨瘦如柴，王审知忧心如焚，寝食不安，派人四处寻找名医。

一天，门吏盐铁发运副使右谏议大夫翁承赞带一个医生来见闽王，王审知端详一下这个人，不像农夫，不像樵子，不像道士，也不像和尚，不过看那鹤发童颜、神采奕奕的仪表，却给人一种天朗气清的感觉。不等翁承赞介绍，王审知已开口了："这位大概就是杨先生了，失迎！失迎！""岂敢！岂敢！杨樵山野之人，不懂礼仪，请多包涵！"翁承赞连忙上前施礼说："臣请杨先生来为夫人治病，深信会药到病除。"

原来要请杨樵的事，翁承赞已先请得王的准许，并事先做了介绍，因此，王审知对杨樵已有所了解。

杨樵名肃原，居南安水头朴兜高尾山，以采樵为业，家里只有一个母亲，母子二人相依为命，樵侍奉母亲很孝顺。有一天，杨樵上山砍柴，看见两个人在一棵大松树下的岩上对弈，一个白发苍苍，一个年青貌秀。杨樵站在背后，屏声息气，不敢惊动。过了一会儿，白发苍苍的老人拿出几个桃子来吃，顺手递给杨樵一个。杨樵接过，道了谢，咬了一口，觉得香甜异常，从来不曾吃过，心想，这样好吃的桃子，应该留给母亲尝尝，便把桃子装在怀里匆匆离山回家。他走着走着，不知什么时候把桃子丢了，为了找回这个桃子，他在这条路上来回找了几十趟，估计已过三昼夜，

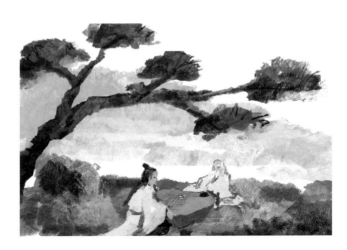

才回到家里。想不到在山中才三日，回家时已过了三年。

从此以后，他神气灵异，事理精明，采药治病，无不药到病除，晋江、南安一带传说纷纭。翁承赞建屋在晋、南交界处，就是后来称为官桥的翁屋，和杨樵交往甚密，对杨樵的医术十分赞赏。

为尚贤夫人生脓疮的事，翁承赞特地走访杨樵。杨樵素闻王审知勤政爱民，生活俭朴，夫人治家严谨、端庄慈善，所以翁承赞一请，杨樵就欣然应允。

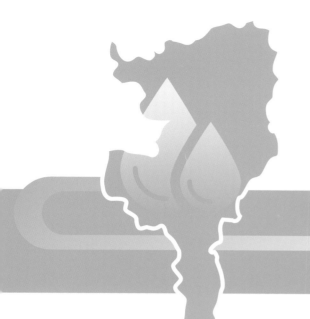

第八篇

养生民俗食疗保健

一、养生民俗

民俗庞杂多绪，大致可分为三类，即人生礼俗、岁时节俗和民间禁忌。而众多民俗中又包含很多养生民俗，其养生理论与实践以我国古代哲学和中医基本理论作为底蕴，尤为博大精深。其养生民俗保健方面大致包括生命保健、四季保健、信仰保健、心神保健等。

（一）生命保健

人生礼俗，一般指人的出生、婚姻和丧葬之俗。人生礼俗中蕴含着丰富的保健知识。

1. 养胎法

孕妈妈的睡眠、饮食、情绪会对胎儿产生影响，要想孕育一个健康的宝宝，科学养胎尤为重要。以下四方面需要做好：

（1）保证睡眠，采用左侧卧位睡姿。孕妈妈容易疲劳，尤其是孕早期，要尽可能多休息。注意营造良好的睡眠环境，卧室保持安静，无噪声打扰。一般在怀孕5个月之后，孕妈妈不宜长时间

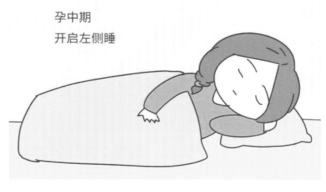

孕中期
开启左侧睡

227

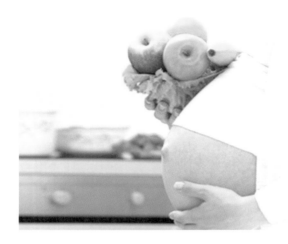

仰卧和右侧卧。如果仰卧，增大的子宫会压迫位于后方的腹主动脉及下腔静脉，使子宫的供血量明显减少，有些孕妇会觉得胸闷、气促，也会影响胎儿的健康。若采用右侧卧位睡姿，本来就右偏的子宫可随重力更加压向右侧，压迫右上腹的肝脏，出现不适感。而左侧卧位避免了以上的不适，更适合孕妇。

（2）劳逸结合，适当运动。孕妈妈要注意劳逸结合，只要身体状况允许，就应该经常到室外走动。一来可以呼吸新鲜空气，使人心情愉快；二来可以使肢体舒展，帮助增强免疫力。

（3）注意营养，少食多餐。在饮食方面，孕妈妈要注意营养均衡，荤素合理搭配，饮食宜清淡，少吃油腻、辛辣的食物，多吃易消化吸收的食物。还要保证蛋白质的摄入量，植物蛋白和动物蛋白要均衡摄取。遵循少食多餐的饮食原则。

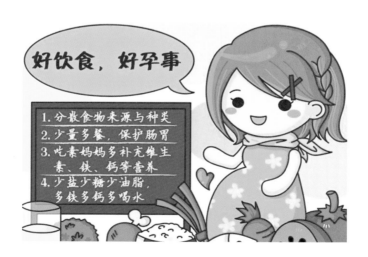

（4）调节情绪，保持心情愉悦。孕妈妈的子宫是胎儿生活的第一个重要环境，这会影响宝宝性格的形成和发展。在怀孕期间，若夫妻不合，家庭关系紧张，经常吵吵闹闹，孕妈妈的情绪起伏不定，胎儿也会感到痛苦，有可能会形成孤独、寂寞、懦弱、内向等性格。所以孕妈妈应避免过于激烈的情绪。

2.做月内

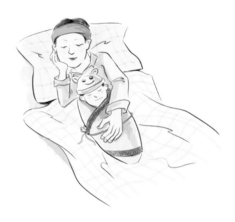

十月怀胎生子后，南安人很重视"做月内（坐月子）"，即对刚生产完的产妇进行特殊护理，以促其早日恢复健康。俗话说："月内做得好，毛病会减少。"南安"做月内"，一方面产妇处处谨小慎微，犹如囚徒，不得出房门一步，生活起居严加约束；另一方面，被伺候得无微不至，唯恐照顾不周，禁忌不严，落下经久难愈的疾病，贻害终身。在食疗养生、营养摄入均衡越发被重视的今天，"做月内"值得我们借鉴，但一些传统的做法仍值得我们深思。

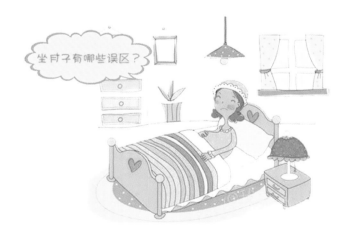

（1）关于不能洗头洗澡。旧时人多居住在茅草屋、木屋，门窗不密闭，气候寒冷时也没有吹风机、电暖气等设备，因此，洗头、洗澡易着凉感冒，而产妇产后身体虚弱，所以限制坐月子期间不能洗头、洗澡。现在电器设备齐全、方便，不必如此限制。油性发质的产妇，如果一个月不洗头，不但不卫生，还可能引发头皮毛囊发炎。因此产后一星期，在体力许可的情况下，洗完头发马上吹干，不要着凉即可。

（2）关于不能刷牙漱口。产妇在月子里每天要吃大量的糖类、高蛋白食物，如果不刷牙，就会形成龋齿或牙周病，并引起口臭、口腔溃疡等，所以传统的方式不一定适用。

（3）关于不能去别人家。旧时认为产妇的身体是污秽不洁的，如果进入月内房就会沾染不洁的秽气，这都是带有封建迷信的说法，现在很少人信。

（4）关于不能看书、看电视。月子里为了调剂妈妈的精神，抚慰产妇抚养孩子的劳累，听听音乐、看看书，这些都是很好的休息方式。需要注意的是，听音乐音响不能调得太高，不要过分刺激。看书、看电视的时间不要太长，否则眼睛容易疲劳。

（5）关于不吃水果。我们鼓励坐月子适当吃水果，因为在产后，产妇需要大量的营养物质帮助身体快速恢复。因此，更要强调饮食多样化，平衡膳食，而水果不仅可以增加食欲、预防便秘，还可以促进泌乳，帮助养育宝宝。

（6）关于营养多多益善。从现代医学和营养学角度来讲，产后新妈妈的胃肠道功能还未恢复，鸡鸭、猪蹄等食物油腻，脂肪含量又较高，不适合产后马上吃。所以产褥期比平时多吃些鱼禽肉蛋奶等动物性食品以补充优质蛋白质，这是非常必要的。但是，吃得过多会加重胃肠道负担，引起消化不良，致使其他营养缺乏。另外，过量的食物也是造成肥胖的原因。所以，吃得多不如吃得精、吃得巧。

总之，"做月内"远非简单的科学问题，它更是一种浓郁的文化现象。随着生活条件的改善，老祖宗的禁忌不要全盘照搬。

3. 做满月

婴儿出生满一个月，称作"满月"。主人要请理发匠为婴儿剃去胎发，俗称"剃满月头"，并以"龟粿粽"馈送亲友邻居，亲友邻居则回赠衣服、嬴巾（襁褓）、项链、手镯、脚镯等。

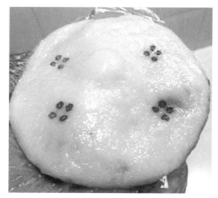

龟粿粽

（1）宝宝满月了，要不要剃胎毛？南安习俗，婴儿满月要剃个"满月头"，把胎毛甚至眉毛全部剃光，认为这样做，将来孩子的头发、眉毛会长得又黑、又密、又漂亮。现在医学认为，满月剃胎发毫无科学依据。头发长得快与慢、细与粗、多与少与剃不剃胎毛并无关系，而是与孩子的生长发育、营养状况及遗传等有关。婴儿皮肤薄、嫩，抵抗力弱，剃刮容易损伤皮肤，引起皮肤感染，如果细菌侵入头发根部破坏了毛囊，不但头发长得不好，反而会弄巧成拙，导致脱发。因此"满月头"还是不剃为好。

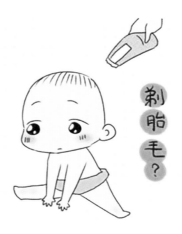

（2）什么情况下，该给宝宝剃胎毛？如果宝宝出生时头发浓密，且正好是炎热的夏季，为防止湿疹，建议将宝宝的头发剃短，但不赞成剃光头。已经长了湿疹的头皮不要剃刮，否则更易感染。

总之，长辈们提议的剃满月头，实际上就是对传统文化的继承，表达了对新生命的敬畏，本意是好的。对于长辈们的剃头建议，作为新生代的我们，固然要理性对待，但态度也不可太粗暴，不妨和长辈讲解当中的科学知识，让长辈内心舒畅地接受和改变。

4.做度晬

婴儿周岁，俗称"度晬（zuì）"。这一天，主人要为婴儿"做度晬"，敬神祀祖，设宴请客，还要制作大量的"四脚龟"和米粽分送亲友，祈求婴儿早日学会走路，健康长寿。筵席后，要举行"抓周"仪俗，又称"抓龟"。南安话叫"趖（suō）龟"。父母为周岁的婴孩穿上外婆家送来的新衣服鞋袜，抱到厅堂上，铺上草席，草席上的四角压着"四脚龟"，席上摆满书、笔、算盘、秤、尺、剪刀、玩具等，令婴孩任其抓取席上的东西，以他所抓着的东西，来预测他未来的一生和前途。如婴孩抓取书、笔，预示将来喜爱读书；抓取算盘、秤，则预示日后善于经商。

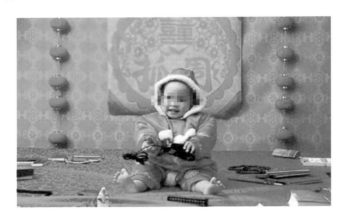

抓周物品没有特别的定义，只要寓意吉祥都可以用来抓。随着人们思想的进步，人们已经不相信抓周预测未来的说法，它已成为一种逗乐的游戏，作为长辈对晚辈的一种祝福形式。我们沿袭传统，又去除其中的糟粕，将祝愿和希望保存下来。不论宝宝抓到什么，抓或是不抓，都不会影响宝宝周岁给亲友带来的喜悦。让孩子能够有好的前程，还是需要家人细心呵护、科学教育，才能真正迎来美好的明天。

5. 做十六岁

男孩16岁叫"成丁"，女孩16岁叫"笄礼"，表示孩子已经长大了，因此16岁的生日仪式特别隆重，是一种"成年"仪礼。家里要备办"三牲"、寿面，最后一次答谢床母、檐口妈和夫人妈诸神的庇佑之恩，以糕、粿、粽、面线等物分送亲友邻居，并设宴招待。

设宴请客应移风易俗。南安民俗对于16岁"成丁"仪礼除了迷信之外，特别重视"宴请宾客"等物质上的东西。一方面，铺张浪费，给家人增加了额外的负担；另

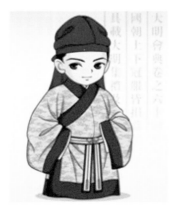

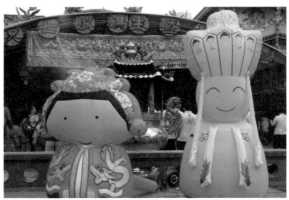

一方面，可能助长孩子的拜金主义和攀比心理，会对孩子的身心健康成长产生不利的影响。处于新时代的我们，要过就过一个富有时尚气息的16岁生日，革除16岁生日宴请的旧习俗，倡导16岁生日的新时尚。比如可以将办16岁生日宴的钱捐给慈善机构或希望工程，或请父母或老师为自己"祝辞"，或观看一部励志影片等。

6. 做寿

成年仪礼逐渐淡化后，寿庆仪礼就日益为人们所重视，并以50岁为分界，50岁前称"贺生""过生日"；50岁后为做寿，俗称"做大生日"，逢十举行，但南安民俗是做"九"不做"十"，因"九"与"久"谐音，寓意"岁寿长久"。如何健康地做寿呢？

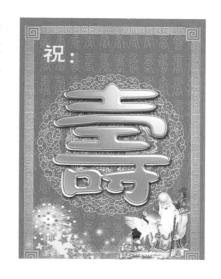

（1）饮食要清淡。《黄帝内经》里讲"饮食自倍，肠胃乃伤"，过寿时老人不自觉间过食，很容易出问题，轻则消化不良腹胀难受，重则上吐下泻，伤及老人元气。因此，后辈儿孙一方面要委婉劝老人注意控制饮食，另一方面也要劝告宾客不要对寿星劝吃劝喝。

（2）作息要规律。按照现在养生的说法，老人年龄大后，寿庆活动最好简洁一点，过分烦琐热闹反而影响老寿星的休息，老人休息不够可能加重原有高血压、糖尿病、心脑血管疾病等慢性基础病的病情。

7. 房事养生

房事即性生活，是人类的一种基本需求本能。男女之间的性活动，不仅具有原始的生殖繁衍功能，也是人们生活娱乐、健康保养的重要内容。因此，了解和掌握性生活保健法对人们的养生保健有着积极和重要的作用。

（1）节欲保精

首先，节欲保精是抗衰防老的重要一环。中医认为肾为先天之本，肾精充足，五脏六腑皆旺，抗病能力强，身体强壮，则健康长寿。反之，肾精匮乏，则五脏衰虚，多病早夭。节欲保精对于中老年尤为重要。其次，节欲保精有益于优生，保证生下的孩子健康、聪明。

（2）同房有术

房事养生是中医理论中养生方法的一种，即运用各种养生疗法和谐夫妻生活，

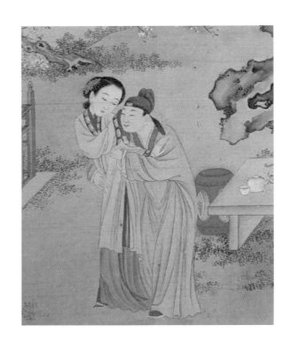

调节房事活动，以达到强壮复健、祛病延年目的的一种保健方法。下面介绍几种古人主张的同房方法。

①以静为强，心毋怵荡。性爱贵在宁心静气，排除恐惧、慌乱、烦躁等情绪，这可谓是性爱的"心理准备"阶段。

②先戏而乐，神合意感。古人明确认识到，前戏是一种乐趣，是性爱不可或缺的一部分，能激起春情，提高性欲。

③先肾后心，弗欲强之。任何一方未达到良好状态时，均不可勉强。男子不可自力不胜而强举妄为，更不可强迫女性。性爱要先有性的生理冲动，而后再根据心理冲动来实施，这就叫先肾后心。

④五欲达交，三五至合。这说明性前戏要求男女达到最佳状态，即男子"三至"、女子"五至"呈"五欲"之征。"三至""五至"是指一种适合性爱的状态。对男性来说，就是阴茎充分勃起（肝气至），阴茎粗大发热（心气至），勃起坚硬持久（肾气至）。对女性来说，包括脸、口、唇、眉间红润（心气至）；眼睑湿润，含情脉脉（肝气至）；低头不语、鼻部微汗（肺气至）；依偎男性，躯体依人（脾气至）；阴户开辟，阴液浸溢（肾气至）。"五欲"即男方激发女方性欲的五种方法：一是缓缓呼气和亲吻，使女方面部发热；二是轻柔拥抱紧贴；三是舌尖相互吮吸，使口内津液增多而滑润；四是轻柔抚摸敏感区域；五是紧抱对方并缓缓摇动，使女方咽部感到干燥而吞咽口水。

⑤徐徐迟久，以和为贵。从容安徐，抽送和洽，不疾不暴，柔舒持久，这是古人定义的实质性爱的理想状态和要求。

⑥乃观八动，审察五音。古人一向强调，相爱双方都应该获得满足。达到性高潮时，女性会有八种反应动作和五种呻吟声，可供爱侣观察。

⑦讲求法式，疗病益身。古代房中术包括许多性爱姿势，据说能治疗某些疾病，但其实应该将之视为一种艺术。

⑧弱入强出，行气补脑。性爱后，男性应该在生殖器还呈硬态（生态）时拔出，不能全部疲软（死态）时拔出。

（3）入房有禁

所谓禁忌，就是在某些情况下要禁止房事。若犯禁忌，则可损害健康，引起很多疾病。

①醉莫入房。一般认为酒对性兴奋有一定的促进作用，故有"酒是色媒人"之说。但切勿饮酒过量行房，更不能用酒刺激性欲，不然会带来很多危害。醉酒后性爱可能引发性功能障碍，精子质量会受到影响，可能危及下一代。酒精蓄积在体内，人体心脏、肝脏、肾脏的多器官都会受到不同程度的损害，可能诱发心脑血管疾病，严重者会猝死。醉酒后大脑意识不清楚，性爱动作可能不协调，会对性器官造成伤害。

②七情劳伤禁欲。当人的情志发生剧烈变化时，常使气机失常，脏腑功能失调。七情过极，再行房事，不仅易引起本身疾病，如果受孕还可影响胎儿的生长、发育。

③病期慎欲。患病期间，人体正气全力以赴与邪气作斗争，若病中行房，必然损伤正气，加重病情，导致不良后果。病后康复阶段，精虚气扇，元气未复，急需静心休养。若反而行房耗精，使正气更难复原，轻者旧疾复发，重者甚或丧命。

④妇女房事禁忌。妇女具有特殊的生理特点，即指经期、孕期、产期及哺乳期，这是正常的生理现象。针对妇女的特殊生理，需要注意一些房中保健要求。

经期禁欲。月经期性生活，易引起痛经、月经不调、子宫糜烂、输卵管炎、盆腔感染或宫颈癌等多种疾病，影响女方身体健康。

孕期早晚阶段禁欲。妇女在怀孕期间，对房事生活必须谨慎从事，严守禁忌。尤其是妊娠前三个月和后三个月内要避免性生活。早期房事易引起流产，晚期房事易引起早产和感染，影响母子健康。

产期百日内禁欲。孕妇产后，百脉空虚，体质虚弱，抵抗力低下，需要较长时间的补养调理，才能恢复健康。同时产褥期恶露未净，若再房事，更伤精血，邪气乘虚而入，引起多种疾病。

哺乳期内当节欲。在哺乳期内，喂养幼儿需要大量营养价值高的母乳。乳汁乃母体气血所化，若用劳损伤，气血生化之源不足，则乳汁质量不佳，影响婴儿的正常发育，还可引起软骨病、疳积、贫血等病。

8. 冬病夏治"三伏灸"

（1）什么是"冬病夏治"

冬病夏治是对某些好发于冬季或在冬季易加重的虚寒性疾病，在夏季给予针对性的治疗，提高机体的抗病能力，从而使冬季易发生或加重的病症减轻或消失，是中医学"天人合一"的整体观和"未病先防"的疾病预防观的具体运用。

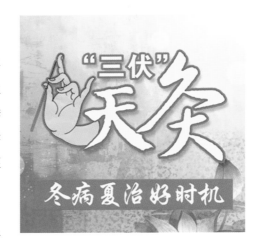

（2）什么是"三伏天"

三伏天是从夏至日后的第三个庚日开始，叫作初伏（10天）；夏至日的第四个庚日叫作中伏（10天，也有20天），立秋后的第一个庚日则是末伏（10天），随后季节变化开始进入秋季。此时为温煦阳气，是祛散寒气的最佳时机。一些慢性病如支气管哮喘、过敏性鼻炎患者，如能在此时进行天灸治疗，对于预防这些病在冬季的复发有很大的帮助。

（3）什么是"三伏灸"

三伏灸是冬病夏治最具有代表性的治疗方法，是在每年农历的初、中、末伏的第一天，根据所要治疗或预防的疾病，在相应部位贴上中药，以达到灸治效果的方法。目前常在穴位上进行隔姜灸激发人体阳气后再贴药。

（4）哪些疾病适合三伏灸

①哮喘、慢性支气管炎、过敏性鼻炎、慢性咽炎、过敏性咳嗽；

②虚寒性胃炎、慢性结肠炎、肠易激综合征；

③常年易感冒者；

④小儿遗尿、小儿消化不良、小儿发育不良；先天不足，阳虚体质者更佳；

⑤痛经、产后头痛等属寒证者；

⑥类风湿性关节炎、强直性脊柱炎、肩周炎、老寒腿等。

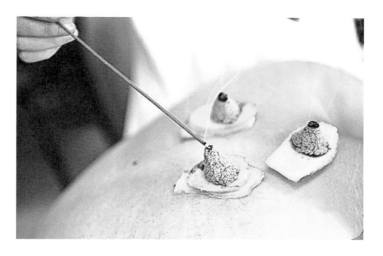

中医辨证属虚或寒的患者，对于没有明显疾病，但素体怕冷、怕风、平素易感冒、冬季生冻疮等属中医虚寒体质的患者，坚持三伏灸后亦可改善体质。

（5）注意事项

①贴药后出现麻木、温、热、痒、刺痛等感觉，均属药物吸收的正常反应，为确保疗效，一般成人要贴4～6小时，儿童贴1～2小时；若感觉异常不可忍受，应及时取下药饼，避免抓挠。

②部分患者敷贴后局部会出现水泡，需注意避免蹭破皮肤，可涂抹烧伤膏；若水泡直径超过1厘米，可无菌操作抽出液体，必要时无菌包扎。

③治疗期间禁食烟酒、生冷、肥甘厚味及辛辣刺激之物；敷贴24小时内禁冷水洗澡，禁风吹敷贴处，注意休息。

④三伏灸疗法3年为一疗程，慢性病患者长期坚持做有助于缓解症状，减轻发病频次，应尽量坚持做足疗程，病程长的患者可适当延长疗程。

⑤穴位贴敷只是治疗及预防疾病的一种手段，不能完全替代其他治疗，长期服药治疗的慢性病患者，勿私自减药、停药。

⑥请穿着宽松衣物就诊。

（6）三伏灸的认识误区

①误区一：能治百病。三伏灸对治疗哮喘、过敏性鼻炎、慢性咳嗽、慢性支气管炎等呼吸系统疾病有特别疗效，但并非能治百病。做三伏灸之前，一定要提前找医生诊断，看是否适合做。孕妇、心脏病患者、阴虚火旺体质者、皮肤严重过敏的人都不适合三伏灸的治疗。

②误区二：灸得越久越好。烧得太久皮肤容易起泡、溃烂。一般艾香烧上5～10分钟，让皮肤微红就可以了，真正发挥功效的是后头敷的"膏药"。

③误区三：赶早不赶晚。三伏灸要在阳气最旺盛的时候，就是中午最热的时候效果最好，但一般医院中午需要休息，所以可以选择上午10：30—11：30来做三伏灸，效果最佳，没必要一股脑儿地都赶在一大早来做。

（二）四季保健

"四时无灾，八节有庆"体现着南安人对一年四季（岁时节俗）的美好期盼。四时指春夏秋冬四季；八节指二十四节气中的八个气候变化节点——立春、春分、立夏、夏至、立秋、秋分、立冬、冬至。"四时八节"也泛指一年四季中的各节气。

1. 中医四季养生

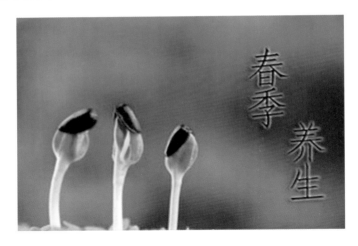

（1）春季养生

①精神调养：春天肝气生发，故易动怒，所以要力戒暴怒，更忌情怀忧郁，做到心胸开阔、乐观向上，保持心境愉悦的好心态。

②起居调养：晚睡早起，散披长发，舒展形体，在庭院中信步漫行，使意志舒畅；注意身体保暖，不要随意骤减衣服，防止受凉，以免发生春温、风温、流感、感冒等春季多发疾病。

③运动调养：晨起可在空气新鲜和避风的庭院外散步、打太极拳、练保健操、短距离慢跑等，不宜做过于剧烈的体育活动；可以观柳赏花、郊游、踏青，使自己情志与春季万物生发之气相和谐。

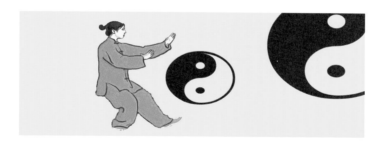

④饮食养生：饮食宜选辛、甘、温之品，忌酸涩；宜清淡可口，忌油腻生冷之物；宜饮用花茶，其性凉而不寒，较为中和；宜食大麦粥、黄花菜、菠菜、芥菜、韭菜、葱蒜等；不要服用温补性药酒，禁食动物肝脏。

（2）夏季养生

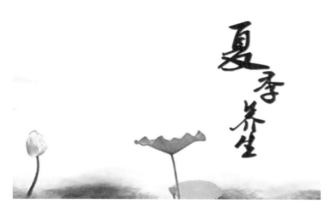

①精神调养：夏季心气最易耗伤，宜神清气和，快乐欢畅，胸怀宽阔，使心神得养。

②起居调养：晚睡早起，顺应自然，保养阳气，适当午睡，以保持充沛的精力；衣服要薄一些，衣衫要勤洗勤换；室内外温差不宜过大。

③运动调养：最好在清晨或傍晚较凉爽时进行。运动项目以散步、慢跑、太极拳、气功、广场舞为好。出汗过多时，可适当饮用盐开水、绿豆盐汤，切不可饮用大量凉开水，不要立即用冷水冲头、沐浴。

④饮食养生：可适当进食一些解渴消暑之佳品，如西瓜、绿豆汤、赤小豆汤等。饮食宜清淡不宜肥甘厚味，要多食杂粮以寒其体，不可过食热性食物，以免助热；不忘进食苦味食品，如苦瓜、百合。

（3）秋季养生

①精神调养：秋季天清地明，燥金当令，宜收敛神气，安神宁志，使肺气清。

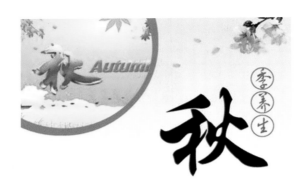

②起居调养：早睡早起，适当运动，要防太过剧烈和劳累，以免阴气外泄。

③运动调养：晨起可做一些较平和的运动，如打太极拳、保健操等，不能使身体大汗而加重身体的干燥。

④饮食养生：秋燥宜食润肺食物，如梨水、银耳、木耳、蘑菇、芝麻等；多吃果蔬和杂粮，少吃盐和糖；饮料应该以滋阴、去火的为主，如菊花茶、银花露、枸杞茶等。

（4）冬季养生

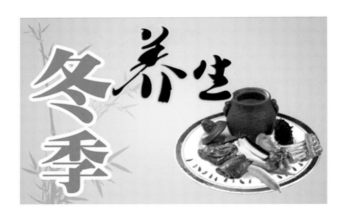

①精神调养：冬季在精神调养上要做到力求其静，控制情志活动，保持精神情绪的安宁，避免烦扰。

②起居调养：早睡晚起，保证充足的睡眠，保持室内温暖，避免严寒的侵袭。冬季坚持温水泡脚，能对冻疮有一定的预防作用，对患失眠症和足部静脉曲张的人，能减轻症状，易于入睡。

③运动调养：适宜长跑锻炼、跳绳运动、冬泳等；早上锻炼不要起得太早，一般在太阳出来后锻炼为宜，避免在大风、大雾、大寒、大雪中锻炼。

④饮食养生：冬季忌食寒性食物，宜食温性食物，如大枣、果仁、龙眼肉、羊肉、鸡肉等。

2.八节养生

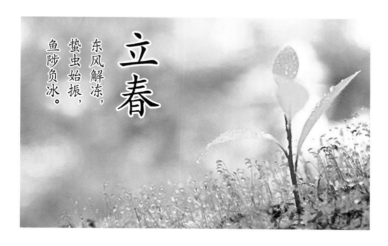

（1）立春养生读懂"五字诀"

①衣：立春过后还得"捂"

虽然立春意味着春天的来临，但冬季的低温并不会立刻回升，需要10～15天的过渡时间。如果过早脱掉冬装换春装，容易在一冷一热的气温变化中因为不适应而受寒，从而导致感冒、气管炎、关节炎等疾病。

②食：立春之后多吃辛温食物

立春养肝，宜多吃辛温发散的食物，如多用豆豉、葱、姜、韭菜、虾仁等有利阳气生发的食物来调味；还要少酸多甘，多食用口味微甜的甘润食品，如大枣、百合、梨、桂圆、银耳、萝卜等。

③住：多开窗保持空气清新

初春的天气刚刚由寒转暖，各种致病的细菌、病毒随之生长繁殖，为避免春季各种疾病的发生，家居生活中，要注意常开窗，使室内空气流通，保持空气清新。

④行：多去郊外走走

多去郊外走走，呼吸新鲜空气，调节身心情志。

⑤防：防躁动，重视心理保健

春季是人体肝阳亢盛之时，情绪易急躁，心理疾患患者会增多，需重视心理疏导。

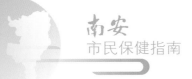

（2）春分养生七点健康秘诀要记牢

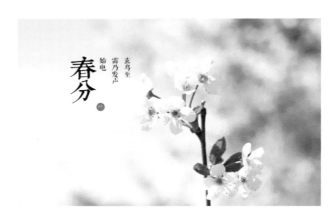

①早起早睡以养肝

立春开始后自然界生机勃勃，万物欣欣向荣，这时人们应当顺应自然界生机勃发之景，早睡早起，早晨去散散步，放松形体，使情志随着春天生发之气而不违背它，这就是适应春天的养生方法。违背了这种方法，就会损伤肝。

②防止旧病复发

古谚语："百草回芽，旧病萌发。"可见立春后是疾病多发的季节。春天的多发病有肺炎、肝炎、流脑、麻疹、腮腺炎、过敏性哮喘、心肌梗死、精神病等。要特别注意调养预防。

③不要过早减衣

由冬季转入初春，乍暖还寒，气温变化又大，过早减掉冬衣，一旦气温下降，就难以适应，会使身体抵抗力下降。病菌乘虚袭击机体，容易引发各种呼吸系统疾病及冬春季传染病。

④每天梳头百下

《养生论》说："春三月，每朝梳头一二百下。"春季每天梳头是很好的养生保健方法。有宣行郁滞、疏利气血、通达阳气的重要作用。

⑤少吃补品和盐

这段时间里，不论是食补还是药补，进补量都要逐渐减少，以便逐渐适应即将到来的春季舒畅、升发、条达的季节特点。与此同时，减少食盐摄入量也很关键，因为咸味入肾，吃盐过量易伤肾气，不利于保养阳气。

⑥多吃韭菜香菜

春季阳气初生，饮食的调养除了注意升发阳气，还要投脏腑所好，应适当吃些辛甘发散之品。食物可选择辛温发散的葱、香菜、花生、韭菜等，少食辛辣之物。

⑦春分饮食戒酸增辛

春分属仲春，此时肝气旺，肾气微，故在饮食方面要戒酸增辛，助肾补肝，同时，由于肝气旺，易克脾土，饮食方面要注意健运脾胃，健脾祛湿。饮食上可多吃姜、荞、淮山、枸杞等，同时也可结合药膳进行调理。

（3）立夏养生

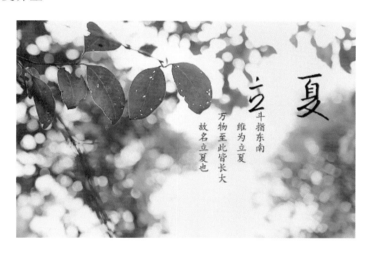

①学会养"心"

立夏后有利于人体心脏的生理活动。人们在春夏之交要顺应天气的变化，重点关注心脏，学会养"心"。养心可以多喝牛奶，多吃豆制品、鸡肉、瘦肉等，既能补充营养，又可达到强心的目的。

②进稀食有利补养

多进稀食是夏季饮食养生的重要方法。如早、晚进餐时食粥，午餐时喝汤，这样既能生津止渴、清凉解暑，又能补养身体。

③冰箱内取出食品别急吃

随着天气转热，人们爱吃刚从冰箱中取出来的水果、饮料等。有些人特别是肠胃功能较弱的儿童，在吃后半小时左右最易发生剧烈腹痛，严重的还会出现恶心、呕吐。

④晚睡早起加午休

由于"立夏"时天亮得早，人们起得早，而晚上相对睡得晚，易造成睡眠不足，所以要增加午休。

⑤饮食宜清淡

随着气温升高，食欲会大大降低，立夏时节的饮食要以清淡为主。

（4）夏至养生：重在健脾养心

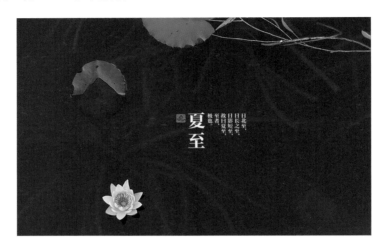

①饮食宜多吃"苦"

夏至除了清淡饮食，还可多吃苦菜类蔬菜，如苦瓜、香菜等，因为苦味食物具有除燥祛湿、清凉解暑、清心明目、促进食欲等作用。不过，苦味食物均属寒凉，虽然能清热泻火，但属于清泻类食物，体质较虚弱者不宜食用，否则会加重病情。

②宜晚睡早起

起居调养，以顺应自然界阳盛阴衰的变化，宜晚睡早起，顺应阳气的充盛，利于气血运行。此时天气是昼长夜短，中午午休一会儿，对恢复体力消除疲劳有一定好处。

③夏至前后半月最宜节气针灸

根据中医学天人相应理论，夏至是人体阳气最旺的时候，因此夏至的养生要注意保护阳气，慢性呼吸道疾病患者，以及夏天容易因吃寒凉食物导致胃痛、腹痛、腹泻的患者，可以在夏至前后15天适当开展夏至节气针灸治疗。通过夏至节气针灸治疗可以扶正固本，提高免疫力。

（5）立秋注意做好四方面调养

①精神调养：宜安养神气，宁神定志，忌抑郁恼怒，保持愉快的心情，以使肺气清肃，顺应秋季容平的气候特征。

②起居调养：宜早卧早起，早卧以顺应阳气的收敛，早起以使肺气得以舒展，

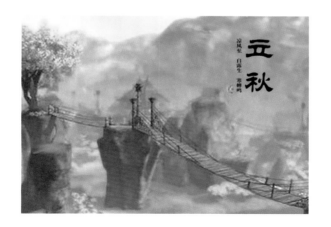

防止收敛太过。

③运动调养：立秋过后可逐渐增大运动量，可选择慢跑、散步、球类运动等，但仍应避免过度出汗。

④饮食调养：立秋节气因降水较多，湿气较重，饮食宜增咸减辛，助气补筋，以养脾胃。可适当少吃姜、葱、辣椒等辛味食物，多吃酸、咸味食物，如大麦、黑豆、豇豆等，多吃健脾祛湿的食物，如小米、薏米、扁豆、砂仁等。

（6）秋分如何养脾胃

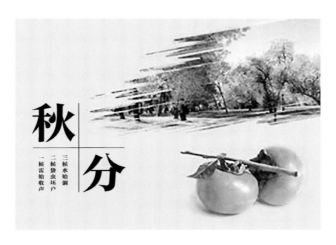

①起居

早睡早起注意保暖。秋凉之后，昼夜温差变化大，适当添衣，夜间睡觉时盖好被褥，做好腹部保暖，减少对胃肠道的不良刺激。

②饮食

依体质进行健脾食疗。饮食应以温、软、淡、素、鲜为宜，定时定量，少食多餐，不吃过凉、过烫、过硬、过辣、过黏食物，避免暴饮暴食，戒烟限酒。俗语说"秋粥宜人"，中医养生学家还提倡在秋季期间每天早晨吃粥。在配制这些粥品食疗时，不妨选用一些中药，如薏米、枸杞、芡实、淮山、黄芪、党参、茯苓等，可以提高保健强身、预防疾病的功效。

③精神

保持神志安宁。中医认为："思为脾志，敏感多疑则过思，过思则伤脾。"因此，秋分养脾胃，精神调养最主要的是培养乐观情绪，保持神志安宁，避肃杀之气；收敛神气，适应秋天平容之气。

④锻炼适度，户外有氧运动

罹患胃肠病的人，除了更要注意饮食卫生，静心调养之外，可适度进行户外有氧运动，如打太极拳、骑自行车、慢跑等，以提高自己的抗病能力。

⑤养胃

敲打按摩养胃排毒。一天之中，最佳养胃时间是7—9点，也就是辰时，又名食时，是我们吃早饭的时间。此时敲打按摩胃经排毒，效果最好。简单地说胃经在于人体的正面从锁骨顺两乳至第二个脚趾。在我们小腿正面偏外侧边缘是足阳明脉胃经经过的部位。我们可以沿着足三里开始，有痛感的地方要重点敲。长此以往，可以促进胃部毒素的排出，达到养胃的目的。

⑥秋分艾灸，防病保健

秋分过后，天气逐渐转凉，此时艾灸可以扶助阳气，提高机体免疫力，起到防病保健的作用。

（7）立冬养生原则

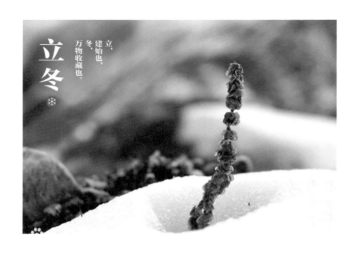

①饮食遵循滋阴潜阳的原则

饮食宜清淡，要多吃热量较高的食物，多吃新鲜蔬菜来避免维生素缺乏，多吃蛋白质、维生素、纤维素含量高的食物。

②运动遵循"秋冬养阴"的原则

适量的运动可增强身体抵抗力来抵挡疾病的侵袭。锻炼前要做热身活动。衣着要根据天气情况而定，以保暖防感冒为主。运动后要及时穿上衣服，以免着凉。此外，有心脑血管疾病的人应禁止做剧烈运动，如打球、登山等。

③生活起居遵循节律规律原则

睡觉与起床都要科学把握时间。在生机潜伏、万物闭藏的冬季里，要养精蓄锐，使阳气内藏。具体的方法是早睡晚起，以保证充足的睡眠，并注意身体的保暖，以免阳气外泄。

④精神遵循冬藏原则

在冬季，人体的代谢处于相对缓慢的时期，遇到不顺心的事情，要学会调控不良情绪，对于抑郁心中的不良情绪，可通过适当方式发泄出来，以保持心态平和。要保持精神情绪的宁静，避免烦扰妄动，使体内阳气得以潜藏。

（8）冬至养生

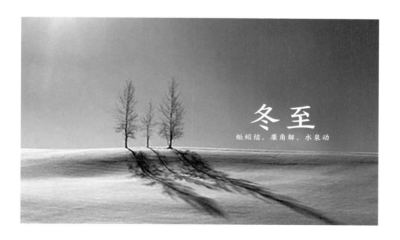

冬至
蚯蚓结，麋角解，水泉动

①保暖：从脚开始

冬至养生首先要多着衣、避寒邪，特别是要注重足部的保暖。

②运动：动中求静

冬季运动，首先要避免寒邪的侵袭，其次运动量不宜过大，要在动中求静，以臻安身静体、气定神闲的境界。八段锦、太极拳等平和的运动都是很好的选择。

③饮食：补充津液

冬至日不可吃太过辛辣刺激的食品，过食辛辣只会生阳动火，导致内热积聚，郁热上冲。过食羊肉、狗肉等肥甘厚味，易导致饮食不化，聚湿生痰生热。在补充热性食物的同时，也得吃一些补充津液的食物，如藕、梨、萝卜、白菜等。

④养心：宽厚畅达

养生也要重点养心，要养生先养善良、宽厚之心。保持精神畅达乐观，不为琐事劳神，不要强求名利，患得患失。

3. 南安岁时节俗

（1）1月节气：小寒、大寒

养生提醒：小寒养生应以暖脾胃、温肾阳为主，大寒时节更适宜女性进补。

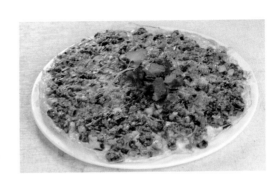

当季美食：海蛎。

俗话说"小寒胜大寒"，加之年底应酬多、工作忙，机体免疫力下降，要注意防寒，多吃羊肉、鸡肉、大枣、桂圆肉等性热食物。闽南沿海地区，农历十二月的海蛎最为肥美。

（2）2月节气：立春、雨水

养生提醒：万物生长之际，应顺应阳气生发。注意保持情绪稳定，不大喜大怒。

当季美食：围炉。

立春是二十四节气之首，此时应注意补养元气，避免情绪波动。多吃韭菜、春笋、山药、芋头等新鲜蔬菜及多汁水果，以补充人体水分。

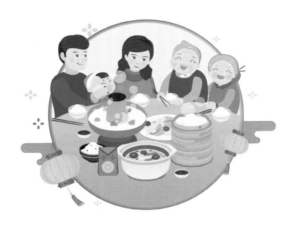

恰逢春节，闽南人最重视的年夜饭称"呷廿九暝"。一家人热闹"围炉"，鱼类、肉丸、鸡鸭必不可少。火锅热气翻腾，预示来年越来越旺。

民俗节日：尾牙。

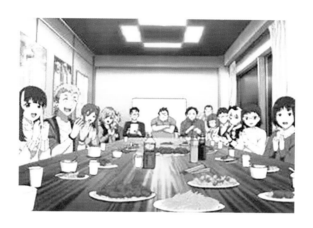

古代福建有个习俗，农历十二月十六日"尾牙"这天晚上，凡有雇佣店员、伙计的商行店主都要备办一顿丰盛的晚餐，宴请全体员工。席间，老板对来年聘用人员的变动采取多种形式给予表态以示去留，如对不称职者要予辞退，便在宴席上将一盘鸡的鸡头对准那位员工的席位，意即解雇；或是对要辞退的伙计，在其席位前反排筷子，意即辞弃；还有一种是老板亲自向那位准备解聘的伙计敬酒，表示辞行。

民俗节日：春节。

农历十二月二十三（二十四）为送神。传说当天灶君与诸家神上天述职，奏报人家善恶。此日备办贡品祭敬，目的是叫灶王"上天言好事，回驾降吉祥"。

除夕那天，在年夜饭之前中午之后，民间各地家家户户都要祭祀神明祖先。祭祀之后，全家团聚夜宴，俗称"围炉"。

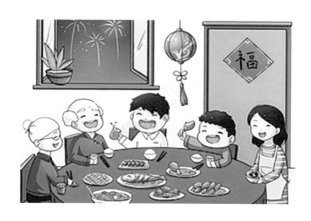

从正月初一到十五，闽南人称为"过年"，要待过了十五，"年"才算过去了。

（3）3月节气：惊蛰、春分

养生提醒：少酸味、多清淡。平衡膳食、加强身体锻炼。春分时节，容易引发高血压、皮肤过敏等疾病，所以要记得保持心情舒畅。

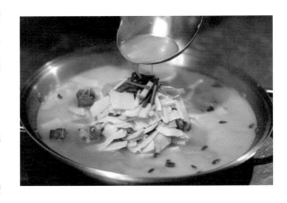

当季美食：冬笋猪心汤。

惊蛰后饮食调养主要以"春夏养阳"为原则，可适当多吃韭菜、菠菜、荠菜等。春天肝气旺，易伤脾，故惊蛰季节要少吃酸，多吃大枣、山药等具有健脾益气的甜味食物。惊蛰，闽南人习惯吃猪心，可试试清淡生津、通窍行气的冬笋炖猪心。

民俗节日：头牙。

二月初二被称为"头牙"，是一年中的第一个牙祭。头牙表示一年的开始。头牙过完，春节正式结束，一年忙碌的生活就正式开始了。人们在这一天祈求上天在这一年都风调雨顺，祈望有个好收成。

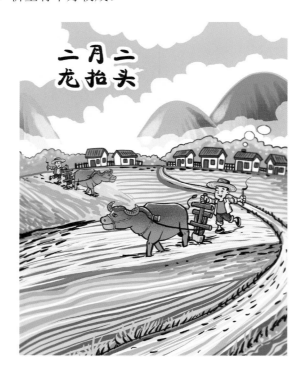

（4）4月节气：清明、谷雨

养生提醒：踏青、运动。这个季节容易受风寒，引发神经系统疾病。尽管这时候南安通常开始升温了，但乍暖还寒时，增减衣物需谨慎。

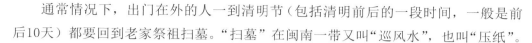

当季美食：润饼菜。

清明时节可多外出踏青。在闽南，谷雨时节还有拜神祭祖吃润饼菜的习俗。

民俗节日：清明。

通常情况下，出门在外的人一到清明节（包括清明前后的一段时间，一般是前后10天）都要回到老家祭祖扫墓。"扫墓"在闽南一带又叫"巡风水"，也叫"压纸"。

（5）5月节气：立夏、小满

养生提醒：切勿贪凉，防止外感风寒。炎热的暑气即将来临，老年人需注意呵护好心脏，不贪凉。

当季美食：虾面。

立夏预示着告别春天，夏日开始。为了不使身体在炎热中消瘦，南安有立夏吃虾面的习俗，以此表达健康度过夏季的美好愿望。

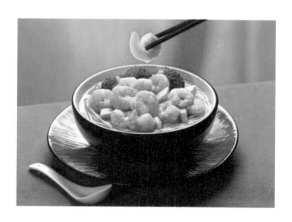

民俗节日：浴佛节。

浴佛节是为纪念佛教创始人释迦牟尼诞生而举行的佛教仪式。闽台民间过浴佛节已经从一种宗教仪式转化成求福灭罪的祭祀仪式。

（6）6月节气：芒种、夏至

养生提醒：芒种时节，天气炎热，人体消耗多，胃口差，更应注重饮食调养，宜清补。夏至时节，要注意祛湿，防暑气。

当季美食：杨梅。

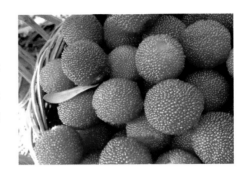

这个时节可多吃冬瓜、丝瓜、黄瓜、芹菜等新鲜、易消化的应季蔬果。五六月正是杨梅上市之际，酸甜可口的杨梅尽管有生津解渴之效，但易上火，还是不宜过多食用。

民俗节日：端午节。

在南安过端午，"扒龙船"是一定要进行的民俗活动，另外就是包粽子。在闽南的粽子按其口味可分为两大类：咸粽和碱粽。这一天，人们尤其注意驱蚊和去五毒，普遍会在门户上悬挂菖蒲、艾蒿。

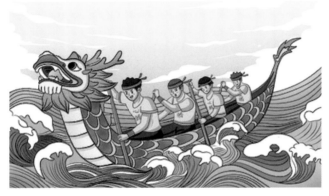

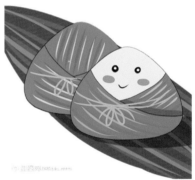

（7）7月节气：小暑、大暑

养生提醒：清热除烦，心平气和。夏季要有足够的睡眠，以顺应自然界阳盛阴虚的变化。大汗淋漓之际，切莫贪凉立即吹空调、电扇。

当季美食：烧仙草。

大暑是一年中最热的时节，此时阳气达到鼎盛，且多有暑雨湿气，饮食稍有不注意，就容易引发腹泻等消化道疾病。应多吃苦瓜、苦菜、莴笋等苦味食物。夏日炎炎，吃一碗闽南传统美食烧仙草，清热降火。

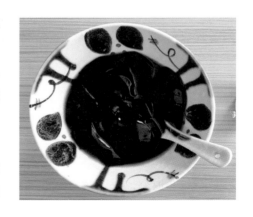

民俗节日：半年。

半年吃汤圆是南安流传已久的民俗。为了期待下半年的好年景和好运气，人们以汤圆这一象征圆圆满满、团团圆圆的民俗食品，作为半年必食的食品。

（8）8月节气：立秋、处暑

养生提醒：南方立秋后，天气不会马上转凉，暑湿还较重，此时应养脾祛湿，解秋乏。

当季美食：海鲜。

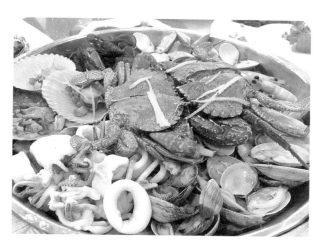

处暑时节，最宜食用巴浪鱼、鱿鱼、带鱼、青斑鱼、扇贝、蛏子等应季海鲜产品。椒盐虾姑、蒜香蒸扇贝等是让人赞不绝口的美食。不过吃海鲜可别配啤酒，容易引发痛风。

民俗节日：中元节。

中元节，佛教名为"盂兰盆节"，闽南称"七月半"。这一天有盛大的祭拜仪式，家家户户会摆祭品，祭祀祖先，又敬祭无祀亡魂。

（9）9月节气：白露、秋分

养生提醒：天气逐渐干燥，容易出现口干、皮肤干等秋燥现象。秋分后气候渐凉，是胃病多发与复发的时节，应特别注意胃部的保暖。

当季美食：莲子百合粥。

此时多吃芝麻、银耳、莲藕、百合、梨等具有滋阴润肺功效的食物，可多食莲子百合粥、黄芪山药粥。

中秋佳节临近，月饼纷纷上市。不过，月饼含有很多油脂和糖分，一定要适量。

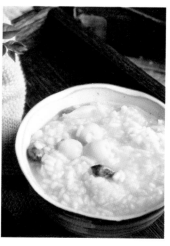

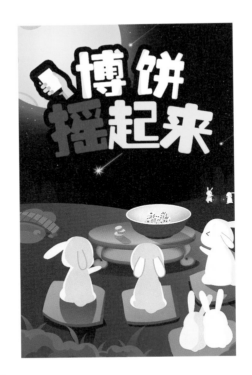

民俗节日：中秋节。

"博饼"是闽南民间中秋岁时节日的一种习俗。

（10）10月节气：寒露、霜降

养生提醒：霜降是秋季的最后一个节气，此时应注意健脾养胃。进入10月，天气干燥渐冷，可适当增添衣物。

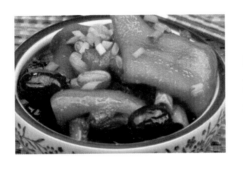

当季美食：花生红枣炖猪蹄。

在闽南有句谚语："一年补透透，不如补霜降。"这个时节应多吃鸭肉、红枣、豆腐、萝卜、柿子等食物。补虚弱、填肾精，来一份滋补肾阴的花生红枣炖猪蹄也是不错的。

民俗节日：重阳节。

重阳，登高放风筝。人们在放风筝时故意将线弄断，任风筝飘落别处，认为这样可以避灾免祸。

（11）11月节气：立冬、小雪

养生提醒："补冬"之际，温补为宜。

当季美食：四物番鸭汤。

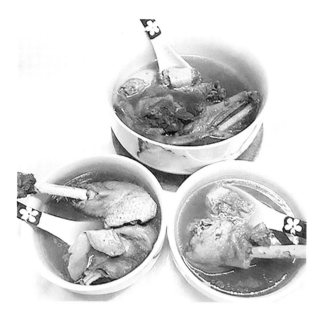

在南安，民间有立冬"补冬"的说法。常将番鸭和着中药四物（当归、川芎、赤芍、熟地）一起炖煮来进补。

民俗节日：下元节。

下元节，水官诞辰，宫庙社里会有谢平安仪式，古代又有朝廷是日禁屠及延缓死刑执行日期的规定。

（12）12月节气：大雪、冬至

养生提醒：防寒保暖、养肾。

当季美食：汤圆。

冬至气温低，最好吃些含糖量较高的食物以适应机体需要。生姜、红枣、桂圆

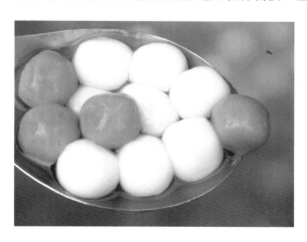

入红糖水中熬汤，加入汤圆煮熟，补血补气，是女性朋友在冬季里养颜美容的不可或缺之物。

民俗节日：冬至。

在南安，冬至最重要的民俗活动是家家户户搓圆，敬祖祀神，然后全家聚食，称为"添岁"。

（三）信仰保健

闽南民间信仰的特点是多神崇拜、三教合流、双重祭祀。在南安影响较大的有广泽尊王信俗、郑成功信俗、九日山祈风仪典、英都拔拔灯"游灯闹春"、雪峰寺禅法信俗等。

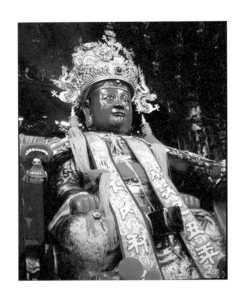

1. 部分信仰介绍

（1）广泽尊王信俗

南安诗山凤山寺所祀奉的广泽尊王，姓郭，名洪福。凤山寺自建寺以来，香火鼎盛，分寺遍及东南亚各国。广泽尊王在台湾是最受崇信神明，是两岸同根同源的血脉神缘。广泽尊王信俗不仅有仁义孝道的内涵，更是闽南民系的精神纽带。

（2）郑成功信俗

闽台民众尊崇民族英雄郑成功，300多年来，已经将郑成功奉为神明奉祀至今。

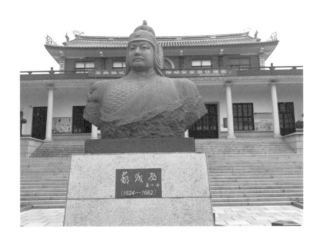

台湾尊郑成功为"开台圣王"，故乡南安石井尊为"国姓公""护国天尊"。闽台两地与郑成功相关的庙堂数百处，每年进香者数百万人次。郑成功信俗的内容有祭典、请神、进香、巡景，以及"三月三"敬祖习俗和传统的中秋博饼习俗。

（3）九日山祈风仪典

丰州九日山祈风仪典源于九日山海神崇拜，是"海上丝绸之路"文化的重要组成部分。九日山泉郡昭惠庙每年春、冬二度的"祈风仪典"是众多九日山海神顶礼膜拜的重要活动。

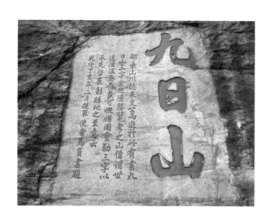
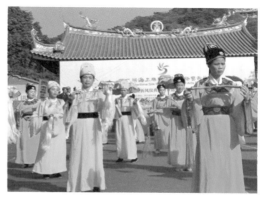

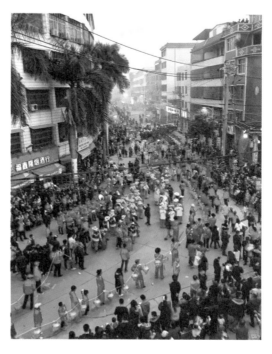

（4）英都拔拔灯"游灯闹春"

南安英都拔拔灯2008年入选《国家级非物质文化遗产名录》。其源于古代英溪的纤夫拉纤，是一种集民间信仰、岁时节令、民间音乐、民间舞蹈为一体的传统民俗文化游乐活动，其以质朴、粗犷的风格再现了劳动人民勇于拼搏、乐观向上的精神风貌。

2. 信仰的社会功能

在信众的意识中，儒家的道德信条、道家的哲学思想、释家的因果伦理经常交织融合在一起。但殊途同归，倡导的是为善戒恶、知荣明耻的理念。众

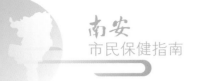
多的民间信仰活动形成了价值文化，渗透到人们生活的各个领域，包括思想、观念和行为，最终形成一种十分巨大的信仰力量，深刻而广泛地影响了闽南社会生活的各个方面。

（1）民间信仰的娱乐审美功能

闽南民间信仰活动往往以一种规模宏大的群众文化民俗活动出现，它既是民俗文化的一部分，也是广义宗教文化的一部分。通过民间信仰的各种文化活动，既可以"娱神"，也可以"娱人"，可以寓教于乐、陶冶情操、感化人心，起到了很好的审美娱乐作用，从而自觉地把外在的理念化成内在的要求，以达到社会的和谐，生活的安定、祥和。

（2）民间信仰的团结凝聚功能

闽南民间信仰的各种祭典礼拜、巡游绕境和迎神赛会的活动，充分地体现了人们集体性的声势浩大，是具有一定程式规范的礼仪制度。人们参与民间信仰活动，在感情上互相交流，在思想上互相沟通，大家为了一个共同的目的，达到了对许多问题的心理认同和理解，从而凝聚成一股力量，加强了团结，促进了社会和谐，是一座沟通人们心灵的桥梁。

（3）民间信仰的宣传教育功能

闽南民间信仰，无一不是提倡和宣扬与人为善、积德扬善、和气生财、平安是福等思想，虽然民间信仰是采用迷信崇拜，让人对天、地、鬼、神产生畏惧的手段来完成的，但其目的是十分明确的，正所谓"善有善报，恶有恶报；不是不报，时候未到"，"举头三尺有神明"。

当下我们以现代价值观念对闽南民间信仰进行重新诠释，经过现代的转换，使其成为宝贵的文化资产。积极引导民间信仰为构建和谐社会服务，在神与人的精神维系上，追求平安与和谐的统一。同时，对于民间信仰也要一分为二，取其精华，弃其糟粕，推陈出新，不断发展。

（四）心神保健

1. 宗祠文化

宗祠（祠堂）是族人祭祀祖先或先贤的场所，是我国乡土建筑中的礼制性建筑，是乡土文化的根，是家族的象征和中心。祠堂文化既蕴含淳朴的传统内容，也埋藏深厚的人文根基，是中华民族传统文化中的一个重要组成部分，以血缘为基石，以亲情为纽带，穿越漫漫的时空隧道，保持着后人与祖先心灵的沟通，是连接我们与

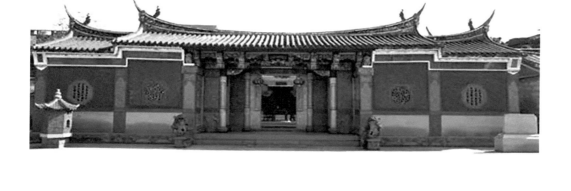

母体文化的血缘脐带。

南安溪美贵峰王氏祠堂以"孝、悌、忠、信、礼、义、廉、耻"传统道德为核心的开闽王氏族规，涵盖着为人处世的方方面面，在外要求子孙守国法、勤王事、务清廉，在内则要求勤奋节俭、富而有德、孝悌友爱。

祠堂文化的社会功能有：

（1）教化功能：指以祠堂为核心的传统文化对族众教育、感化的作用。

（2）规范功能：指祠堂文化对族众中每个成员的行为方式所起的约束作用。

（3）维系功能：指祠堂文化起着统一族众的行为与思想的作用，使社会生活保持稳定，使族众群体内所有成员保持向心力与凝聚力。

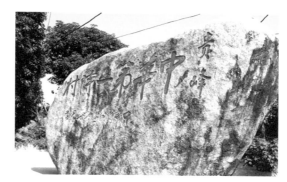

贵峰村被中华诗词学会评为"中华第一诗村"

（4）调节功能：通过祠堂文化活动中的娱乐、宣泄、补偿等方式，使人类社会生活和心理本能得到调剂。

2. 安神验方

神是人体生命活动现象的总称，有广义和狭义之分：广义的神指整个人体生命活动的外在表现，也就是人的精神状态；狭义的神是指人的精神、思维活动。中医学认为心主神志。如果心的功能正常，则人的精神饱满，意识清楚，思维不乱；如

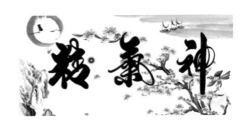

果心得了病，则会出现轻则失眠、多梦、健忘、心神不宁等症，重则可见谵妄、昏迷。因此，养心则安神。下面提供几个民间安神小验方：

（1）西洋参红枣茶。泡制方法非常简单，取六七片西洋参，加两三枚红枣，用沸水焖泡十几分钟即可饮用。枣可以事先掰开，更易于冲泡。茶汤喝完后可多次加水，反复冲泡。

（2）桂圆童子鸡：童子鸡1只（重约1000克），桂圆肉30克。将鸡去内脏，洗净，放入沸水中氽一下，捞出，放入钵或汤锅内，再加桂圆肉、调料和清水，蒸1小时左右，取出葱、姜即可。佐餐食。

（3）柏子仁炖猪心：柏子仁15克，猪心1个。将猪心洗净，用刀剖开，把柏子仁放入猪心内，放入砂锅，加水适量，隔水炖熟，以猪心透烂为度。食猪心喝汤。

（4）玫瑰枣仁心：猪心1个，枣仁20克，玫瑰花10克。将猪心去脂膜，洗净。把枣仁略炒，与玫瑰花共研末，灌入猪心中。将灌药的猪心盛碗中，隔水蒸或上笼蒸至熟透。食用时去猪心内药末，切片，拌调料服食。

二、食疗保健

（一）南安部分伴手礼

1. 英都麻糍

英都麻糍系南安英都特产。原料是上好糯米、猪油、芝麻、花生仁、冰糖等。口感香甜，软韧可口，健脾养胃。

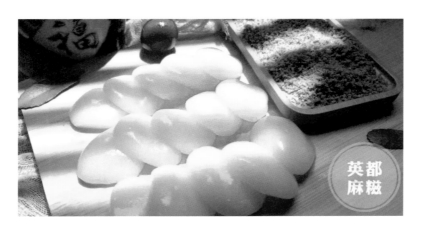

2. 福山面线

福山面线是南安乐峰特产。传统手工工艺结合南安独特气候，自然风干而成。南安习俗中在喜庆时都要吃一碗面线，营养丰富，祝福健康长寿。

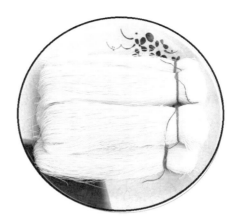

3. 洪濑鸡爪

洪濑鸡爪为南安洪濑特产。采用独特配方、上乘的选料，经过数千次的调试，运用纯熟技术手工制作，逐渐形成现在独特的风味。洪濑鸡爪质地饱满，颜色鲜艳，口感软弹，吃起来嫩中有脆，香中带辣，骨香十足，吃完后是齿颊留香，回味无穷，实在是家居、旅行、佐酒的上佳小菜。

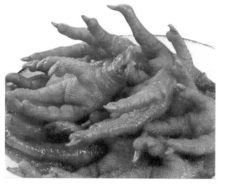

4. 洪濑黑粿

洪濑黑粿是南安特色糕点之一，又称"乌龟仔"。最初由鼠曲草杂糅进糯米团中蒸食成粿的食品，做好后形似乌龟，故最早被称为"乌龟粿"。之后，人们在乌龟粿中逐渐加入各种各样的馅料，慢慢地演变为今天的黑龟粿。当家里小孩满月或是为老者祝寿，一般都会备上黑龟粿，代表着亲人的浓浓祝福之意。

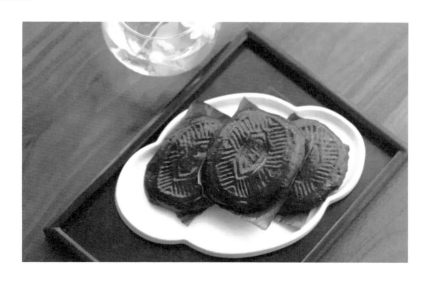

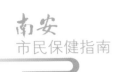
伴手礼食物美味，但很多食材都由糯米加工，经卤料炮制、油炸等处理，故进食量不宜过多，对于患有心脑血管疾病、糖尿病、高血压病、慢性胃肠疾病等人更需注意饮食节制。

（二）《中国居民膳食指南（2016）》核心推荐

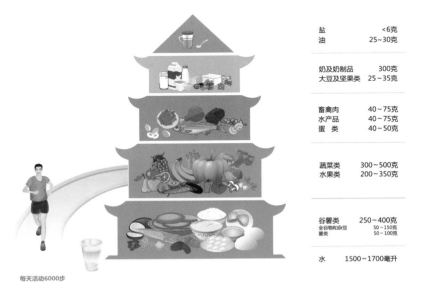

盐	<6克
油	25～30克
奶及奶制品	300克
大豆及坚果类	25～35克
畜禽肉	40～75克
水产品	40～75克
蛋 类	40～50克
蔬菜类	300～500克
水果类	200～350克
谷薯类	250～400克
全谷物和杂豆	50～150克
薯类	50～100克
水	1500～1700毫升

每天活动6000步

中国居民平衡膳食宝塔（2016）

1. 推荐一：食物多样，谷类为主

每天的膳食应包括谷薯类、蔬菜水果类、畜禽鱼蛋奶类、大豆坚果类等食物。

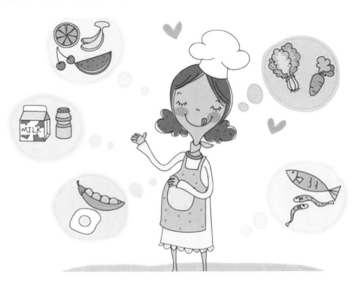

平均每天摄入12种以上食物，每周25种以上。

每天摄入谷薯类食物250～400克，其中全谷物和杂豆类50～150克，薯类50～100克。

食物多样、谷类为主是平衡膳食模式的重要特征。

2. 推荐二：吃动平衡，健康体重

各年龄段人群都应天天运动，保持健康体重。

食不过量，控制总能量摄入，保持能量平衡。

坚持日常身体活动，每周至少进行5天中等强度身体活动，累计150分钟以上。主动身体活动最好每天6 000步。

减少久坐时间，每小时起来动一动。

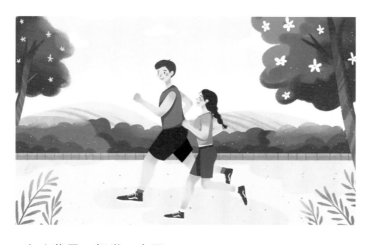

3. 推荐三：多吃蔬果、奶类、大豆

蔬菜水果是平衡膳食的重要组成部分，奶类富含钙，大豆富含优质蛋白质。

餐餐有蔬菜，保证每天摄入300～500克蔬菜，深色蔬菜应占一半。

天天吃水果，保证每天摄入200～350克新鲜水果，果汁不能代替鲜果。

吃各种各样的奶制品，每天液态奶300克。

经常吃豆制品，适量吃坚果。

4. 推荐四：适量吃鱼、禽、蛋、瘦肉

鱼、禽、蛋和瘦肉摄入要适量。

每周吃鱼280～525克，畜禽肉280～525克，蛋类280～350克，平均每天摄入总量120～200克。

优先选择鱼和禽。

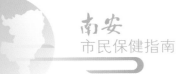
吃鸡蛋不弃蛋黄。

少吃肥肉、烟熏和腌制肉制品。

5. 推荐五：少盐少油，控糖限酒

培养清淡饮食习惯，少吃高盐和油炸食品。成人每天食盐不超过6克，每天烹调油25～30克。

少盐　　　　少油　　　　少糖

控制添加糖的摄入量，每天摄入不超过50克，最好控制在25克以下。

每日反式脂肪酸摄入量不超过2克。

足量饮水，成年人每天7～8杯（1500～1700毫升），提倡饮用白开水和茶水，不喝或少喝含糖饮料。

儿童、少年、孕妇、乳母不应饮酒。成人如饮酒，男性一天饮用酒的酒精量不超过25克，女性不超过15克。

6. 推荐六：杜绝浪费，兴新食尚

珍惜食物，按需备餐，提倡分餐不浪费。

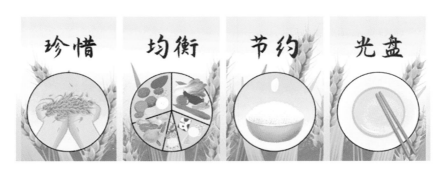

选择新鲜卫生的食物和适宜的烹调方式。

食物制备生熟分开，熟食二次加热要热透。

学会阅读食品标签，合理选择食品。

多回家吃饭，享受食物和亲情。

传承优良文化，兴饮食文明新风。

三、治未病

（一）什么是治未病

治未病主要指针对未来可能出现的疾患进行干预，防止疾病的发生、发展、传变、复发，在临床治疗中做到防患未然的一种战略思维。治未病最早源自《黄帝内经》所说："上工治未病，不治已病，此之谓也。"治，为治理管理的意思。"治未病"即采取相应的措施，防止疾病的发生发展。

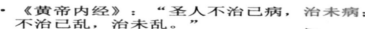

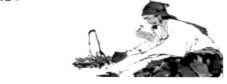

治未病

- 《黄帝内经》："圣人不治已病，治未病；不治已乱，治未乱。"

（二）治未病在"健康中国"建设中的作用

从几千年前古人提出的"上医治未病，中医治欲病，下医治已病"，到当下全社会倡导的防大于治的健康理念深入人心。大健康涵盖一个人生命全周期的养护过程，围绕人的衣食住行、生老病死，对生命实施全程、全面、全要素呵护。大健康倡导一种健康的生活方式，不仅是"治病"，更是"治未病"；消除亚健康，提高身体素质，减少痛苦，做好健康管理；帮助民众从透支健康、对抗疾病的方式转向呵护健康、预防疾病的新健康模式。"治未病"以增强体质为核心的健身、防病思想，遵循适应自然变化、增强机体抗病能力的基本原则，可以从功能的、整体的变化来把握生命，未病先防，有病早治，已病防变，病后调护。"治未病"是人类保健养生、防

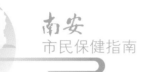

治疾病的最高境界，对全民健康素质的提高发挥重要作用。

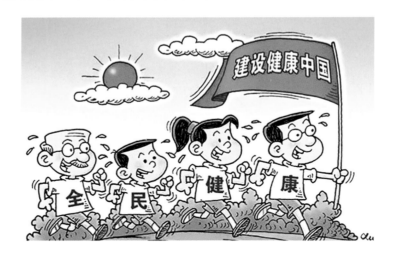

（三）中医治未病包括哪些内容

中医治未病思想涵盖健康与疾病的全程，主要包括以下三方面内容："未病先防""既病防变""瘥后防复"。

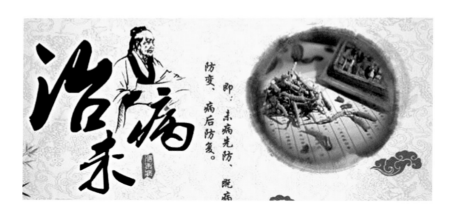

1．未病先防

"未病先防"是指在疾病发生之前，做好各种预防工作，以防止疾病的发生。要防病必先强身，欲强身必重养生。把精、气、神视为养生的核心，强调养生之道必须协调阴阳，谨慎起居，调和脏腑，动静适宜，养气保精，综合调养。养生是最积极的预防措施，有助于增进健康、延年益寿、提高生命质量。

2．既病防变

"既病防变"是指未病之时，注重防患于未然。一旦发病，当注意早期诊断和早期治疗。这是既病防变的关键，一方面可控制病邪蔓延，另一方面可以避免正气的过度损耗，易于治疗和恢复健康。

3. 瘥后防复

"瘥后防复"是指疾病初愈（机体功能尚未完全恢复），要防止疾病复发或滋生其他疾病。例如，支气管哮喘和过敏性鼻炎、慢性咳嗽等人群，可以在夏季贴"三伏贴"来预防冬季疾病复发或加重，即"冬病夏治"；发热、感冒初愈时，应先清淡饮食，尽量少食油腻、不易消化的食物，以防复发。

（四）中医治未病与体质辨识的关系

中医治未病是在中医理论指导下，研究自然环境、气候特征、人文背景等因素对健康的影响，运用中医药特有的方法和手段，达到"未病先防、既病防变和瘥后防复"的目标。其中尤为重要的是针对个体不同体质的辨析，建立的个体化防治的方法。体质辨识能够实现从个体预防到群体预防的转变，适用于亚健康及易病人群的识别与调控，有助于实施个体化诊疗及养生。体质辨识为"治未病"提供了方法、工具与评估体系。体质辨识是"治未病"的"抓手"。

（五）什么是中医体质辨识

所谓体质，是指人的先天禀赋（含遗传）和后天生活相融合而形成的身心整体素质，体现于人的形态、结构、功能、心性、伦理和适应环境（自然和社会）的能力等方面。中医体质辨识，是通过中医体检确定体质类型，中医师可根据各人的体质状况，分别配制方便、有效的中药，给予相应食疗、情志、起居等各方面的指导，逐步调理，达到养生益体的效果。

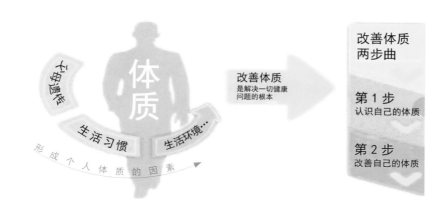

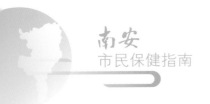
（六）中医体质分类有哪些

《中医体质分类与判定标准》将人体体质分为平和质、气虚质、阳虚质、阴虚质、痰湿质、湿热质、血瘀质、气郁质、特禀质九个类型。

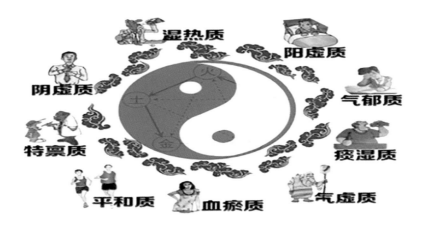

（七）中医体质辨识健康教育处方

1. 平和质调养处方

（1）平和质特征

总体特征：阴阳气血调和，以体态适中、面色红润、精力充沛等为主要特征。

形体特征：体形匀称健壮。

常见表现：面色、肤色润泽，头发稠密有光泽，目光有神，鼻色明润，嗅觉通利，唇色红润，不易疲劳，精力充沛，耐受寒热，睡眠良好。胃纳佳，二便正常。舌色淡红，苔薄白，脉和缓有力。

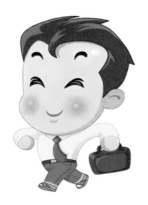

心理特征：性格随和开朗。

发病倾向：平素患病较少。

对外界适应能力：对自然环境和社会环境适应能力较强。

（2）调护方案

①饮食调养：饮食应有节制，不要过饥过饱，不要常吃过冷过热和不干净的食物。粗细粮食要合理搭配，多吃五谷杂粮、蔬菜、瓜果，少食过于油腻及辛辣之物。不吸烟酗酒。

②生活起居：起居应有规律，不要过度劳累。饭后宜缓行百步，不宜食后即睡。作息应有规律，应劳逸结合，保证充足的睡眠时间。

③体育锻炼：根据年龄和性别参加适度的运动。如年轻人可适当跑步、打球，老年人可适当散步、打太极拳等。

④情志调摄：保持乐观、开朗的情绪，积极进取，节制偏激的情感，及时消除生活中不利事件对情绪的负面影响。

⑤药物调理：一般不提倡使用药物。

⑥中医调养及疗法：平和体质调养原则是平衡阴阳，可多采用针灸里的节气灸疗法和平衡针灸疗法等中医干预治疗来调理身体平衡。

2．气虚质调养处方

（1）气虚质特征

总体特征：元气不足，以疲乏、气短、自汗等气虚表现为主要特征。

形体特征：肌肉松软不实。

常见表现：平素语音低弱，气短懒言，容易疲乏，精神不振，易出汗。舌淡红，

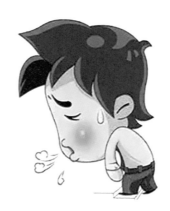

舌边有齿痕，脉弱。

心理特征：性格内向，不喜冒险。

发病倾向：易患感冒、内脏下垂等病，病后康复缓慢。

对外界适应能力：不耐受寒、暑、湿邪。

（2）调护方案

①饮食调养：可多食具有益气健脾作用的食物，如黄豆、白扁豆、鸡肉、香菇、大枣、桂圆、蜂蜜等。少食具有耗气作用的食物，如空心菜、生萝卜等。

②生活起居：起居宜有规律，夏季应适当午睡，保证充足的睡眠。平时要注意保暖，避免劳动或剧烈运动时出汗受风。不要过于劳作，以免伤正气。

③体育锻炼：可做一些柔缓的运动，如在公园、广场、庭院、湖畔、河边、山坡等空气清新之处散步、打太极拳、做操等，并持之以恒。平时自行按摩足三里穴。不宜做大负荷运动和出汗运动，忌用猛力和做长久憋气的动作。

④情志调摄：多参加有益的社会活动，多与别人交谈、沟通。以积极进取的态度面对生活。

⑤药物调理：常自汗、感冒，可服玉屏风散预防。

⑥中医调养及疗法：容易患感冒、内脏下垂等疾病,可运用腹针疗法、温箱灸疗法等中医干预治疗来温经通络、补气健脾，并持之以恒。平时可自行按摩足三里穴以健脾补气。

3. 阳虚质调养处方

（1）阳虚质特征

总体特征：阳气不足，以畏寒怕冷、手足不温等虚寒表现为主要特征。

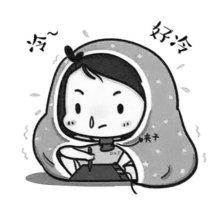

形体特征：肌肉松软不实。

常见表现：平素畏冷，手足不温，喜热饮食，精神不振。舌淡胖嫩，脉沉迟。

心理特征：性格多沉静内向。

发病倾向：易患痰饮、肿胀、泄泻等病；感邪易从寒化。

对外界适应能力：耐夏不耐冬；易感风、寒、湿邪。

（2）调护方案

①饮食调养：平时可多食牛肉、羊肉、狗肉、鳝鱼、韭菜、生姜、蒜、芥末、葱、花椒、胡椒等甘温益气之品。少食黄瓜、柿子、冬瓜、藕、莴苣、梨、西瓜、荸荠等生冷寒凉食物，少饮绿茶。

②生活起居：居住环境应空气流通，秋冬注意保暖。夏季避免长时间待在空调房中，可在自然环境下纳凉，但不要睡在穿风的过道里及露天空旷之处。平时注意足下、背部及下腹部丹田部位的防寒保暖。防止出汗过多，在阳光充足的情况下适当进行户外活动。保持足够的睡眠。

③体育锻炼：可做一些舒缓柔和的运动，如慢跑、散步、打太极拳、做广播操。夏天不宜做过分剧烈的运动，冬天避免在大风、大寒、大雾及空气污染的环境中锻炼。自行按摩气海、足三里、涌泉等穴位，或经常灸足三里、关元。

④情志调摄：多与别人交谈沟通。对待生活中不顺心的事情，要从正反两面分析，及时消除情绪中消极因素。平时可听一些激扬、高亢、豪迈的音乐以调动情绪，防止悲忧和惊恐。

⑤药物调理：可酌情服用金匮肾气丸等。

⑥中医调养及疗法：中医干预治疗，如传统调理手法有雷火灸疗法、热敏灸疗法等。

4．阴虚质调养处方

（1）阴虚质特征

总体特征：阴液亏少，以口燥咽干、手足心热等虚热表现为主要特征。

形体特征：体形偏瘦。

常见表现：手足心热，口燥咽干，鼻微干，喜冷饮，大便干燥。舌红少津，脉细数。

心理特征：性情急躁，性格外向，好动活泼。

发病倾向：易患虚劳、失精、不寐等病；感邪易从热化。

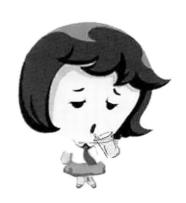

对外界适应能力：耐冬不耐夏；不耐受暑、热、燥邪。

（2）调护方案

①饮食调养：可多食瘦猪肉、鸭肉、绿豆、小豆、芝麻、荸荠、百合等甘凉滋润之品。少食羊肉、狗肉、韭菜、辣椒、葱、蒜、葵花子等性温燥烈之品。

②生活起居：起居应有规律，居住环境宜安静，睡前不要饮茶、锻炼和玩游戏。应早睡早起，中午保持一定的午休时间。避免熬夜、剧烈运动和在高温酷暑下工作。宜节制房事。戒烟酒。

③体育锻炼：只适合做中小强度、间断性的身体锻炼，可选择太极拳、气功等动静结合的传统健身项目。锻炼时要控制出汗量，及时补充水分。皮肤干燥甚者，可多游泳，不宜洗桑拿。

④情志调摄：平时宜克制情绪，遇事要冷静，正确对待顺境和逆境。可以用练书法、下棋来怡情悦性，用旅游来寄情山水，陶冶情操。平时多听一些曲调舒缓、轻柔、抒情的音乐。防止恼怒。

⑤药物调理：可酌情服用六味地黄丸、杞菊地黄丸等。

⑥中医调养及疗法：阴虚当补阴。可选用针灸疗法等中医干预治疗帮助补益受损之阴液，起到养阴和营的作用。

5．痰湿质调养处方

（1）痰湿质特征

总体特征：痰湿凝聚，以形体肥胖、腹部肥满、口黏苔腻等痰湿表现为主要特征。

形体特征：体形肥胖，腹部肥满松软。

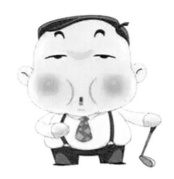

痰湿质

常见表现：面部皮肤油脂较多，多汗且黏，胸闷，痰多，口黏腻或甜，喜食肥甘甜黏。苔腻，脉滑。

心理特征：性格偏温和、稳重，多善于忍耐。

发病倾向：易患消渴、中风、胸痹等病。

对外界适应能力：对梅雨季节及湿重环境适应能力差。

（2）调护方案

①饮食调养：饮食应以清淡为原则，少食肥肉及甜、黏、油腻的食物。可多食葱、蒜、海藻、海带、冬瓜、萝卜、金橘、芥末等食物。

②生活起居：居住环境宜干燥而不宜潮湿，平时多进行户外活动。衣着应透气散湿，经常晒太阳或进行日光浴。在湿冷的气候条件下，应减少户外活动，避免受寒淋雨。不要过于安逸，贪恋床榻，以免气滞生痰酿湿。

③体育锻炼：因形体肥胖，易于困倦，故应根据自己的具体情况循序渐进，长期坚持运动锻炼，如散步、慢跑，打乒乓球、羽毛球、网球，游泳、练武术，以及适合自己的各种舞蹈等。

④情志调摄：保持心境平和，及时消除不良情绪，节制大喜大悲。培养业余爱好，转移注意力。

⑤药物调理：可酌情服用化痰祛湿方，常用药物有白术、苍术、黄芪、防己、泽泻、荷叶、橘红、生蒲黄、鸡内金。

⑥中医调养及疗法：中药熏蒸疗法、沐足疗法等中医干预治疗帮助祛风除湿，除痰祛湿。

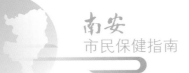

6. 湿热质调养处方

（1）湿热质特征

总体特征：湿热内蕴，以面垢油光、口苦、苔黄腻等湿热表现为主要特征。

形体特征：形体中等或偏瘦。

常见表现：面垢油光，易生痤疮，口苦口干，身重困倦，大便黏滞不畅或燥结，小便短黄，男性易阴囊潮湿，女性易带下增多。舌质偏红，苔黄腻，脉滑数。

心理特征：性格多心烦急躁。

发病倾向：易患疮疖、黄疸、热淋等病。

对外界适应能力：对夏末秋初湿热气候，湿重或气温偏高环境较难适应。

（2）调护方案

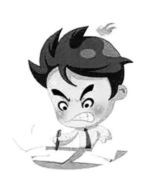

①饮食调养：饮食以清淡为原则，可多食赤小豆、绿豆、空心菜、苋菜、芹菜、黄瓜、丝瓜、冬瓜、藕、西瓜、荸荠等甘寒、甘平淡渗泄热的食物。少食羊肉、狗肉、鳝鱼、韭菜、生姜、芫荽、辣椒、酒、饴糖、胡椒、花椒、蜂蜜等甘酸滋腻之品及火锅、烹炸、烧烤等辛温助热的食物。应戒除烟酒。

②生活起居：避免居住在低洼潮湿的地方，居住环境宜干燥、通风。不要熬夜、过于劳累。盛夏暑湿较重的季节，减少户外活动的时间。保证充足而有规律的睡眠。

③体育锻炼：适合做大强度、大运动量的锻炼，如中长跑、游泳、爬山、各种球类、武术等。夏天由于气温高、湿度大，最好选择在清晨或傍晚较凉爽时锻炼。

④情志调摄：克制过激的情绪。合理安排自己的工作、学习，培养广泛的兴趣爱好。

⑤药物调理：酌情服用六一散、清胃散、甘露消毒丹等。

⑥中医调养及疗法：可通过平衡火罐疗法等中医干预治疗来调理全身脏腑，化湿除烦，也可通过刮痧疗法疏通经络、清热除湿。

7. 血瘀质调养处方

（1）血瘀质特征

总体特征：血行不畅，以肤色晦暗、舌质紫暗等血瘀表现为主要特征。

形体特征：胖瘦均见。

常见表现：肤色晦暗，色素沉着，容易出现瘀斑，口唇暗淡。舌暗或有瘀点，舌下络脉紫暗或增粗，脉涩。

心理特征：易烦健忘。

发病倾向：易患癥瘕及痛证、血证等。

对外界适应能力：不耐受寒邪。

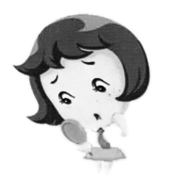

（2）调护方案

①饮食调养：可多食黑豆、海藻、海带、紫菜、萝卜、金橘、橙、柚、桃、李、山楂、玫瑰花、绿茶等具有活血散结、行气、疏肝解郁作用的食物。少食肥猪肉等滋补之品。

②生活起居：作息时间宜有规律，保证足够睡眠；但不可过于安逸，以免气机郁

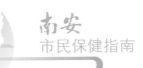

滞而致血行不畅。

③体育锻炼：可进行一些有助于促进气血运行的运动项目，如太极拳、太极剑、各种舞蹈、步行健身法、徒手健身操等。保健按摩可使经络畅通。血瘀质的人在运动时如出现胸闷、呼吸困难、脉搏显著加快等不适症状，应停止运动，去医院进一步检查。

④情志调摄：及时消除不良情绪，保持心情愉快，防止郁闷不乐而致气机不畅。可多听一些抒情柔缓的音乐来调节情绪。

⑤药物调理：可酌情服用桂枝茯苓丸等。

⑥中医调养及疗法：中医干预治疗以活血化瘀、疏经通络为原则。

8．气郁质调养处方

（1）气郁质特征

总体特征：气机郁滞，以神情抑郁、忧虑脆弱等气郁表现为主要特征。

形体特征：形体瘦者为多。

常见表现：神情抑郁，情感脆弱，烦闷不乐。舌淡红，苔薄白，脉弦。

心理特征：性格内向，不稳定，敏感多虑。

发病倾向：易患脏躁、梅核气、百合病及郁证等。

对外界适应能力：对精神刺激适应能力较差，不适应阴雨天气。

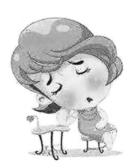

（2）调护方案

①饮食调养：多食芫荽、葱、蒜、黄花菜、海带、海藻、萝卜、金橘、山楂、槟榔、

玫瑰花等具有行气、解郁、消食、醒神作用的食物。

②生活起居：居住环境应安静，保证有规律的睡眠，睡前避免饮茶、咖啡等具有提神醒脑作用的饮料。

③体育锻炼：应尽量增加户外活动，可坚持较大量的运动锻炼，如跑步、登山、游泳、武术等。多参加群体的体育运动项目，如打球、跳舞、下棋等，以便更多地融入社会，解除自我封闭状态。

④情志调摄：培养开朗、豁达的性格。多参加有益的社会活动。结交知心朋友，及时向朋友倾诉不良情绪，寻求朋友的帮助。

⑤药物调理：可酌情服用逍遥散、舒肝和胃丸、开胸顺气丸、柴胡疏肝散、越鞠丸等。

⑥中医调养及疗法：中医干预治疗，传统调养手段有中医耳穴疗法通气血、行气开郁，中医五音疗法行气开郁。

9．特禀质调养处方

（1）特禀质特征

总体特征：先天失常，以生理缺陷、过敏反应等为主要特征。

形体特征：过敏体质者一般无特殊；先天禀赋异常者或有畸形，或有生理缺陷。

常见表现：过敏体质者常见哮喘、风团、咽痒、鼻塞、喷嚏等；患遗传性疾病者有垂直遗传、先天性、家族性特征；患胎传性疾病者具有母体影响胎儿个体生长发育及相关疾病特征。

心理特征：随禀质不同情况各异。

发病倾向：过敏体质者易患哮喘、荨麻疹、花粉症及药物过敏等；遗传性疾病如

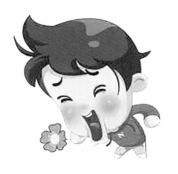

血友病、先天愚型等；胎传性疾病如五迟（立迟、行迟、发迟、齿迟和语迟）、五软（头软、项软、手足软、肌肉软、口软）、解颅、胎惊等。

对外界适应能力：适应能力差，如过敏体质者对易致过敏季节适应能力差，易引发宿疾。

（2）调护方案

①饮食调养：饮食宜清淡、均衡，粗细搭配适当，荤素配伍合理。少食荞麦、蚕豆、白扁豆、牛肉、鹅肉、蟹、茄子、酒、辣椒、浓茶、咖啡等辛辣之品、腥膻发物及含致敏物质的食物。

②生活起居：居室应通风良好。保持室内清洁，被褥、床单经常洗晒，以防止对尘螨过敏。室内装修后不宜立即搬进居住，让油漆、甲醛等化学物质气味挥发干净后再进新居。春季室外花粉较多时，要减少室外活动时间，以防止花粉过敏。不宜养宠物，以免对动物皮毛过敏。起居应有规律，保证充足的睡眠时间。

③体育锻炼：积极参加各种体育锻炼，增强体质。天气寒冷时锻炼要注意防寒保暖，防止感冒。

④情志调摄：合理安排作息时间，正确处理工作、生活和学习的关系，避免情绪紧张。

⑤药物调理：可酌情服用玉屏风散、消风散、过敏煎等。

⑥中医调养及疗法：中医干预治疗，如砭术综合疗法、董氏奇穴疗法能帮助温助阳气、平衡阴阳。

南安健康文化保健典故与历史名医选编

保健典故选编八——五台山景物散记

闽南名胜五台山，系戴云山南伸余脉，位于南安、永春的交界处。东西南北中五台并立，山势雄浑峻峭，峰台竞秀，景色绚丽。

五台山又名"乐山"。相传唐朝赣中名士李元普曾隐居此山，一面攻读医书，采制草药为民治病，一面将中原的灿烂文化与文明传授给乡民。因此，李元普在当地民众中享有很高声誉。有一乡民问其隐居缘由，李答曰："仁者乐山！"后人为了纪念他，便将"乐山"作为五台山的别名。

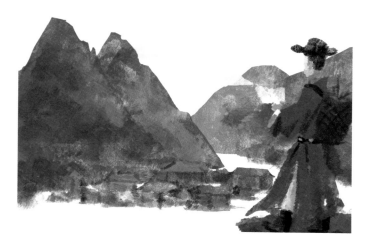

据有关志书记载，五台山的古刹海潮庵建于唐代，有个蜀僧尝挂锡而为该庵主持。广福庙建于宋代，颇具规模，高僧名尼云集，香火旺盛。诗人墨客纷至沓来，登奇览胜，即景吟咏，赞美五台山风光，至今还留下了不少碑文石刻。

元代至治元年（1321年）宗显手书的"五台"字迹潇洒大方，刚劲有力，至今已有700多年了，仍完好无损。

世态变幻，沧海桑田，因兵匪战乱，经年失修，游客几乎杳迹。

一唱雄鸡天下白。解放后，广大人民群众响应党的号召，开发荒山，向山要宝。20世纪60年代建立国营五台山林场，经过20多年的艰苦创业，先后营林5万多亩，蓄积量达13万立方米以上，一个以用材林为主的林业生产基地已经形成。今日的五台山，林木葱茏，茶果满岗，猪牛成群，稻菽飘香。

五台山素有"植物小王国"之称。这里所产"乐山茶"芬芳馥郁，色香兼优，喉韵极佳，早已远销东南亚诸国，深受侨胞和当地群众赞赏。七叶一枝花、青龙缠柱、胡毛将军、金线莲、金银花、观音竹、寸香茹等中草药，久负盛誉，名闻遐迩。

仲春时节，山上常有云雾缭绕，空气潮湿，奇花异卉，争芳斗艳。满山红（杜鹃花）、百合花、山茶花、月季花、含羞花、野菊花竞相开放，把五台山装点得分外妖娆。

观日台，那是最引人入胜的去处，若在清早，还可以观赏海上日出。朝阳初升，云海红波，赤日银浪，蔚为奇观。怪石嶙峋，千姿百态，"仙人骑鹤""双狮争球""海龙戏水""花经仙迹"等山水名胜尽收眼底。红彤彤、黄澄澄的野果挂满枝头，山

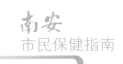

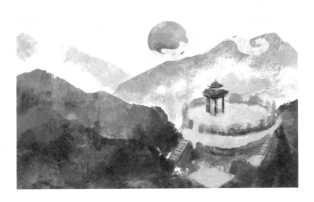

柿子、野山楂、水梨等比比皆是，别具风味。倘若游人错过用膳机会，可以自供美餐。

这里还是一个天然动物园。鹧鸪、山雉、钓鱼翁、野鸭子、刺猬、野猪、山獐、山羊，珍禽异兽，十分名贵。

五台山的开发前景，正像观日台上观日出一样，光明绚丽！

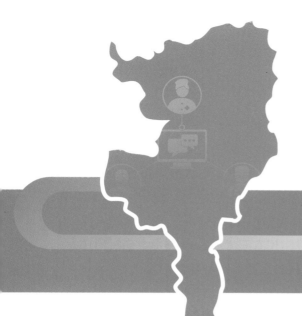

第九篇

就医指导医网健全

一、南安市医院

南安市医院是南安市医疗龙头单位，是南安市卫生系统规模最大，集医疗、保健、教学、科研为一体的三级乙等综合性公立医院，现编制床位650张。医院属卫健委国际紧急救援中心网络医院、福建省交通事故急救定点医院、南安市卫生突发事件处置主体医院、传染病留医主体医院，职工医保、城镇医保、新农合诊治定点主体医院，南安市白内障慈善复明基地，南安市胸痛中心、心衰中心、卒中中心，是南安市传染病收治唯一定点单位。

医院学科设置齐全，共设有一级诊疗科目20个，二级诊疗科目科室或专业组46个。

医院承担着福建省内医学高等院校的教学任务，是泉州医学高等专科学校非直属附属医院，漳州卫校实习医院，福建中医药大学临床教学基地，福建省儿科、内科住院医师规范化培训基地，省卫健委全科医师培训基地。

联系电话：0595-86394100

传真：0595-86382422

总值班电话：15359518087

微信公众号二维码：

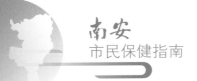
二、泉州市光前医院

泉州市光前医院于1951年创办，是以大专科（肿瘤）小综合为特色，集医疗、急救、预防、保健、康复、教学、科研为一体的泉州市卫生健康委员会直属、侨捐公办、二级甲等综合医院。占地6.85万㎡，总建筑面积6.35万㎡，现有编制床位500张，新病房大楼启用后，实际开放病床800余张；现有职工502人，其中主任医师10人、副主任医（技、护、药）师53人、中级职称医（技、护、药）师129人。

医院学科设置齐全，共设有临床科室23个、医技科室12个和职能科室15个。

医院是助理全科医师规范化培训基地、泉州医高专非直属附属医院。2015年底，肿瘤放疗科被确认为泉州市唯一的肿瘤放疗市级重点临床专科；2016年初，肿瘤内科荣膺福建省首批癌痛规范化治疗示范病房。医院依山傍水，环境优美，拥有先进的设备、现代化设施，是患者理想的诊疗场所。

电话：0595-86572003　86586786　86592120

传真：0595-86585153

E-mail：qzsgqyy@163.com

微信公众号二维码：

三、南安市中医院

南安市中医院始建于1988年7月，开设有内科、外科、妇产科、骨伤科、儿科、康复理疗科、眼耳鼻咽喉科、口腔科、急诊科、麻醉科、治未病科等临床科室及检验科、影像科、功能检查科等医技科室，并设有国家级中医特色专科（专病）"颈腰椎病专病"、省级农村医疗机构中医特色专科（专病）"骨伤科"、泉州市重点专科"骨伤科"等专科专病。妇产科被确定为省级农村医疗机构中医特色专科（专病）建设项目、泉州市级临床（中医）重点专科建设项目。

联系电话：0595-86277031

微信公众号二维码：

四、南安市妇幼保健院

南安市妇幼保健院创办于1983年8月，是原国家卫生部认证的集医疗、保健、教学、科研为一体的"一级甲等妇幼保健院"，被卫健委和世界卫生组织、联合国儿童基金会授予"爱婴医院"称号，是全市妇女儿童保健工作的指导中心和计划生育服务中心。

联系电话：0595-68991273

微信公众号二维码：

五、南安市康复院

南安市康复院创立于1960年，是隶属民政系统的福利性精神专科医院，承担南安市重症精神病患者的强制治疗任务、流乞精神病患者和社会精神患者的收容治疗工作，是医保定点单位、新农合诊治定点单位和心理危机干预网络定点医院。

联系电话：0595-86389120

微信公众号二维码：

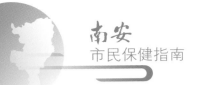
六、南安市皮肤病防治院

　　南安市皮肤病防治院成立于1958年，2004年12月撤并挂靠在南安市疾病预防控制中心，承担着全市的性病、麻风病、皮肤病等防治任务，开展皮肤病、性病、皮肤美容等诊疗业务。

　　联系电话：0595-86382410

　　微信公众号二维码：

七、南安市溪美街道社区卫生服务中心

　　南安市溪美街道社区卫生服务中心位于溪美街道崎峰社区，是一所非营利性公立社区卫生服务中心，是泉州市职工医疗保险、城乡居民医疗保险定点医院，南安市医院胸痛中心、卒中中心成员单位。

　　联系电话：0595-86386662

　　微信公众号二维码：

八、南安市柳城街道社区卫生服务中心

　　南安市柳城街道社区卫生服务中心是一家由政府举办的社区卫生服务机构，是南安市医院医联体成员单位，南安市医院胸痛中心、卒中中心、心衰中心成员单位。

　　联系电话：0595-86356608

微信公众号二维码：

九、南安市美林街道社区卫生服务中心

南安市美林街道社区卫生服务中心成立于2008年，是泉州市职工医疗保险、城乡居民医疗保险定点医院，曾获"泉州市文明单位"荣誉称号。

联系电话：0595-86289167

微信公众号二维码：

十、南安市省新镇卫生院

南安市省新镇卫生院位于省新镇镇区，是一所非营利性乙类公立卫生院，为国家医保定点医疗机构，同时也是中国人民解放军联勤保障部队第九一〇医院（原180医院）医联体单位，南安市医院胸痛中心、卒中中心、心衰中心成员单位。

联系电话：0595-86258120

传真：0595-86232120

微信公众号二维码：

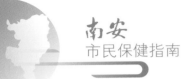

十一、南安市英都中心卫生院

南安市英都中心卫生院成立于1958年，服务范围包括英都镇及周边乡镇近20多万人口，是泉州市医保定点单位，南安市医院医联体成员单位，南安市医院胸痛中心、卒中中心、心衰中心成员单位。

联系电话：0595-86166584

微信公众号二维码：

十二、南安市仑苍镇卫生院

南安市仑苍镇卫生院创建于1953年8月，位于著名的中国水暖之乡——仑苍镇，是南安市医保定点单位，南安市医院医联体成员单位，南安市医院胸痛中心、卒中中心、心衰中心成员单位。

联系电话：0595-86181104

微信公众号二维码：

十三、南安市翔云镇卫生院

南安市翔云镇卫生院创建于1970年，是一所集医疗、预防、保健为一体的综合性公立丙类卫生院，医疗保险定点医疗机构，南安市医院医联体成员单位。

联系电话：0595-86101001

微信公众号二维码：

十四、南安市东田镇卫生院

南安市东田镇卫生院创办于1959年，是一所非营利性乙类卫生院，泉州市医保定点医院，南安市中医院、解放军联勤第910医院医联体成员单位，南安市医院胸痛中心协作单位，泉州一院心电网络诊断分中心。

联系电话：0595-86210626

急救电话：0595-86212120

微信公众号二维码：

十五、南安市南侨医院

南安市南侨医院是一所二级乙等综合医院，1958年创办，是泉州市医保（新农合）定点单位、交通事故医疗定点医院、福建医科大学附属二院医联体协作单位，被南安市慈善总会、残联定为"光明行动"定点医院。

联系电话：0595-86482411

微信公众号二维码：

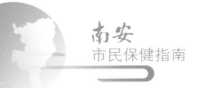

十六、南安市蓬华镇卫生院

南安市蓬华镇卫生院位于蓬华镇华美街22号，是一所非营利性丙类公立卫生院，泉州市医保定点单位。

联系电话：0595-86401418

微信公众号二维码：

十七、南安市梅山镇卫生院

南安市梅山镇卫生院始建于1956年10月，是一所集医疗、预防、保健、康复为一体的公立医院、非营利性丙类卫生院，主要承担着辖区基本医疗及国家基本公共卫生服务，是职工、城乡居民医疗保险定点医疗机构。

联系电话：0595-86585114

微信公众号二维码：

十八、南安市眉山乡卫生院

南安市眉山乡卫生院创建于1972年，是一所集临床医疗、预防、保健为一体的综合性卫生院，规范化预防接种门诊、爱婴医院，泉州市文明单位。

联系电话：0595-86428913

传真：0595-86426913

微信公众号二维码：

十九、南安市向阳乡卫生院

南安市向阳乡卫生院创办于1971年，是一所集医疗、卫生、计生、预防、保健于一体的全民所有制公立医院。

联系电话：0595-86522705

微信公众号二维码：

二十、南安市洪濑中心卫生院

南安市洪濑中心卫生院位于福建省南安市洪濑镇区，为二级乙等综合医院、甲类卫生院，是交通事故定点救治单位、城乡居民和城镇职工医保定点单位、孕妇产前筛查单位。

联系电话：0595-86682311

急救电话：0595-86693227

微信公众号二维码：

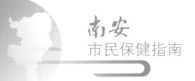

二十一、南安市乐峰镇卫生院

南安市乐峰镇卫生院成立于1996年，位于乐峰镇炉中村美中路，是一所非营利性丙类公立乡镇卫生院，是国家群众满意乡镇卫生院、医保定点医院、福建医科大学附属二院医联体成员单位、福建省痛风规范诊治联盟成员单位。

联系电话：0595-86565968

微信公众号二维码：

二十二、南安市洪梅镇卫生院

南安市洪梅镇卫生院（南安市世道医院）1979年创建，位于洪梅镇新联村，是一所综合性非营利性的公立卫生院，是福建医科大学附属二院、泉州市第一医院、泉州市正骨医院医联体成员单位。

联系电话：0595-86611037

微信公众号二维码：

二十三、南安市金淘镇卫生院

南安市金淘镇卫生院位于金淘镇金淘村，是金淘镇唯一一家公立非营利性医院，也是城乡居民和城镇职工医保定点医疗机构。

联系电话：0595-86411104

传真：0595-86431311

微信公众号二维码：

二十四、南安市九都镇卫生院

南安市九都镇卫生院位于九都镇新东街50号，是一所非营利性丙类公立卫生院，是泉州市职工医疗保险、城乡居民医疗保险定点医院。

联系电话：0595-86501456

微信公众号二维码：

二十五、南安市罗东中心卫生院

南安市罗东中心卫生院位于罗东镇罗东村，是一所非营利性乙类公立卫生院，是泉州市职工医疗保险、城乡居民医疗保险定点医院。

电话：0595-86568413

微信公众号二维码：

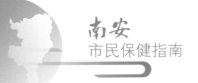

二十六、南安市码头中心卫生院

南安市码头中心卫生院位于著名侨乡码头镇区，是一所非营利性乙类公立中心卫生院，是国家级群众满意乡镇卫生院、南安市市医院医联体成员单位。

联系电话：0595-86468515

微信公众号二维码：

二十七、南安市康美镇卫生院

南安市康美镇卫生院位于康美镇开发区，是公立乙类卫生院，是泉州市职工医疗保险、城乡居民医疗保险定点医院，承担着康美镇6万多人口的基本医疗和国家基本公共卫生服务等工作，是南安市医院医联体成员单位，南安市医院胸痛中心、卒中中心、心衰中心成员单位。

联系电话：0595-86651521

微信公众号二维码：

二十八、南安市霞美镇卫生院

南安市霞美镇卫生院始建于1999年12月，是一所集医疗、预防、保健、康复为一体的现代化综合性公立医院，主要承担辖区基本医疗及国家基本公共卫生服务，是职工、城乡医疗保险定点医疗机构，福建医科大学附属二院及泉州市中医院医联体协作单位。

联系电话：0595-86761526

微信公众号二维码：

二十九、南安市丰州镇卫生院

南安市丰州镇卫生院坐落在闻名四方的九日山旁，始建于1958年，是一所非营利性城镇、职工医疗保险定点医疗服务机构。

联系电话：0595-86780120

微信公众号二维码：

三十、南安市成功医院

南安市成功医院位于石井镇石井社区，是一所非营利性乙类公立卫生院，是泉州市职工医疗保险、城乡居民医疗保险定点医院。

联系电话：0595-86087244

微信公众号二维码：

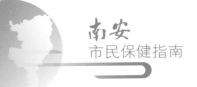
三十一、南安市海都医院

南安市海都医院位于福建省南安市经济重镇水头镇，现为二级乙等医院、甲类卫生院，是省道路交通事故定点救治单位、城乡居民和城镇职工医保定点单位。

联系电话：0595-86985927

急救电话：0595-86991120

微信公众号二维码：

三十二、南安市官桥中心卫生院

南安市官桥中心卫生院（南安市官桥医院）是非营利性公立甲类卫生院，承担着官桥镇的医疗卫生、预防保健及妇幼计生等工作。

联系电话：0595-86882322

微信公众号二维码：

三十三、泉州滨海医院

泉州滨海医院是福建省卫生厅同意设置的非营利性三级综合医院，是一所集医疗、急救、预防、保健、颐养、教学、科研为一体的新型现代化医院。

联系电话：0595-86662858

微信公众号二维码：

三十四、预防接种指导

（一）预防接种

预防接种也叫打防疫针，是通过注射或口服等方式，使疫苗进入人体，并形成免疫记忆，产生抵御某些细菌病毒的能力，保护身体不得某些疾病。通过开展预防接种，可以提高人群免疫水平，有效预防和控制传染病的发生和流行，甚至消灭一些严重危害人类健康的疾病。

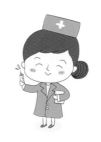

（二）预防接种应知应会

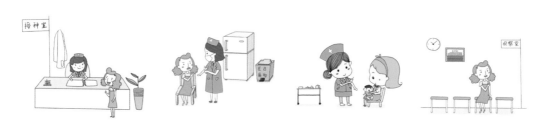

应到卫生健康行政部门认定合格的预防接种门诊进行预防接种；在接种前，要向接种人员如实提供接种者的健康状况，以便接种人员判断是否可以接种；接种疫苗后不要立刻离开接种点，应在观察室留观30分钟后才能离开；接种后如出现可疑情况，应立即咨询专业人员，必要时就医，以便得到及时、正确的处理。

国家免疫规划疫苗儿童免疫程序表（2016年版，根据文件适时调整）

疫苗种类和作用			接种年（月）龄														
名称	缩写	可预防疾病	出生时	1月（满月）	2月	3月	4月	5月	6月	8月	9月	18月	2岁	3岁	4岁	5岁	6岁
乙肝疫苗	HepB	乙型肝炎	1	2					3								
卡介苗	BCG	结核病	1														
脊灰灭活疫苗1	IPV	脊髓灰质炎			1	2											
脊灰减毒活疫苗1	OPV						1								2		
百白破疫苗	DTaP	百日咳、白喉、破伤风				1	2	3				4					
白破疫苗	DT	白喉、破伤风															1
麻腮风疫苗1	MMR	麻疹、风疹、流行性腮腺炎								1		2					
乙脑减毒活疫苗 或乙脑灭活疫苗2	JE-L	流行性乙型脑炎								1			2				
	JE-I									1、2			3				4
A群流脑多糖疫苗	MPSV-A	A群流行性脑膜炎							1		2						
A群C群流脑多糖疫苗	MPSV-AC	A群C群流行性脑膜炎												1			2
甲肝减毒活疫苗 或甲肝灭活疫苗3	HepA-L	甲型病毒性肝炎										1					
	HepA-I											1	2				

注：

① 选择乙脑减毒活疫苗接种时，采用两剂次接种程序。选择乙脑灭活疫苗接种时，采用四剂次接种程序；乙脑灭活疫苗第1、2剂间隔7～10天。

② 选择甲肝减毒活疫苗接种时，采用一剂次接种程序；选择甲肝灭活疫苗接种时，采用两剂次接种程序。

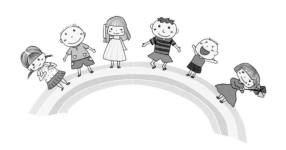

（三）什么是非免疫规划疫苗（自费）接种

按照国家政策划分，疫苗分为免疫规划疫苗和非免疫规划疫苗。免疫规划疫苗是指政府（政府承担费用）免费向居民提供，居民应当按照政府规定接种的疫苗，如乙肝疫苗、百白破疫苗、麻腮风疫苗等都是免疫规划疫苗；非免疫规划疫苗是指由居民自费（受种者或者其监护人承担费用）并且自愿受种的其他疫苗，如流感疫苗、肺炎疫苗、水痘疫苗、宫颈癌疫苗等。免疫规划疫苗和非免疫规划疫苗是一种行政分类，不是医学分类，随着国家经济实力的提高，有些非免疫规划疫苗已经或者会逐步纳入免疫规划疫苗。

南安市各预防接种门诊开放时间及咨询电话

接种单位	接种门诊开放时间	咨询电话	地址
溪美社区卫生服务中心	周一至周五（周六仅接种幼托儿童和学生）	86368662	南安市溪美街道崎峰社区凤美小区
柳城社区卫生服务中心	周一至周五（周六上午仅接种幼托儿童和学生）	86356062	南安市柳城街道南大路（柳城街道办事处隔壁）
美林社区卫生服务中心	周一至周五（周六仅接种幼托儿童和学生）	86289187	南安市美林街道南美社区南洪路4号
省新卫生院	周一、三、五全天，周二、四、六上午（周六上午仅接种幼托儿童和学生）	86235123	南安市省新镇东村蔡林

续表

接种单位	接种门诊开放时间	咨询电话	地址
仑苍卫生院	周一至周六	86185873	南安市仑苍镇仑苍街 290 号
英都卫生院	每月 3、5、8、10、13、15、18、20、23、25、28、30 日	86163072	南安市英都镇民山街 412 号
翔云卫生院	每月 9、10、19、20、29、30 日	86101001	南安市翔云镇翔云街 80 号
东田卫生院	周二、四，周六（周六仅接种幼托儿童和学生）	86217488	南安市东田镇东田街
金淘卫生院	周一、二、四、五、六	68989062	南安市金淘镇金淘街
眉山卫生院	每月 7、8、17、18、27、28 日	86428913	南安市眉山乡眉山街 72 号
南侨医院	周一至周六全天	86482153	南安市诗山镇潭美街 550 号
蓬华卫生院	每月 10、11、20、21、30 日	68996009	南安市蓬华镇华美街 22 号
码头卫生院	周一至周六	86458108	南安市码头镇圆桥岭街 58 号
康美卫生院	周二、四、六	86260190	南安市康美镇康元路 6 号
洪濑卫生院	周一、三、五全天，周六上午（周六上午仅接种幼托儿童和学生）	86693212	南安市洪濑镇江滨东路 91 号
洪梅卫生院	周二、四、六	86601801	南安市洪梅镇新联村
梅山卫生院	每月 9、10、19、20、29、30 日	86597413	南安市梅山镇芙蓉南路 66 号

接种单位	接种门诊开放时间	咨询电话	地址
罗东卫生院	周五、六	86553550	南安市罗东镇崇福街 184 号
乐峰卫生院	周五、六	86559168	南安市乐峰镇美中路 38 号
九都卫生院	每月 5、10、15、20、25 日	86501456	南安市九都镇新东街南路 50 号
向阳卫生院	每月 10、20、30 日	86522705	南安市向阳乡向阳街 51 号
丰州卫生院	周二、五全天，周六上午	86780615	南安市丰州镇燕山中路 20 号
霞美卫生院	周一至周五全天，周六上午（周六上午仅接种幼托儿童和学生）	86262833	南安市霞美镇霞美西路 121 号
官桥卫生院	周一、三、五、六全天，周二、四上午	26503817	南安市官桥西环路 35 号
水头海都医院	周一至周日	86991162	南安市水头镇厦盛街 229 号
石井成功医院	周一至周五全天，周六上午（周六上午仅接种幼托儿童和学生）	86093596	南安市石井镇成功南路 118 号

说明：接种门诊开放时间及咨询电话仅供参考，若有变动，以各接种门诊通知为准。

三十五、健康南安发展促进会

健康南安发展促进会是经民政部门审批，由南安籍在外工作的医药卫生领域的专家、教授、学者及在医药临床、公共卫生一线学业有成的乡贤、社会各界热心人士自愿组成的地方性、行业性、自律性、非营利性的社会团体。第一届理事会于2016年12月31日成立。

健康南安发展促进会的主要业务范围为：南安籍在外医学专家、学者充分发挥

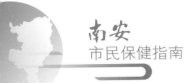
自身优势，通过政策对接、开展远程医疗、会诊、定期到二级及以上医院坐诊、择时举行义诊和专题医学讲座；协助南安市医务人员到上一级医院进修培训，业务上传帮带及扶持薄弱学科；南安市民在家门口即可享受省、市知名医院医学专家提供的医疗服务；南安籍乡贤、企业家以及社会各界有识之士慷慨解囊，踊跃捐助南安市健康事业活动，致力改善南安市卫生事业，开展医疗惠民公益活动等。

说明：相关机构单位信息截至2020年10月。

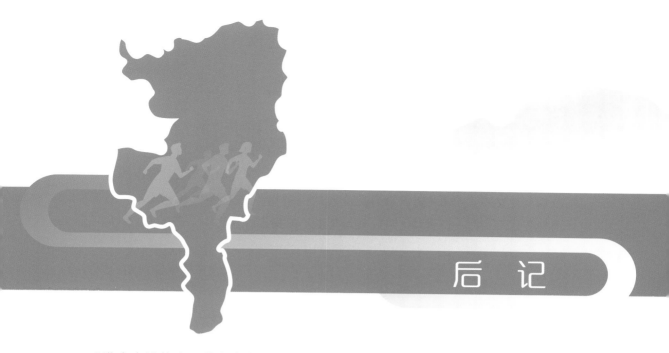

后 记

  "没有全民健康，就没有全面小康。"南安市委市政府高度重视人民健康，持续推进健康南安建设。2020年推出了普及市民健康生活知识的主要配套项目《南安市民健康手册》一书，将常见病多发病防治、治未病、健康保健及南安优秀传统文化与养生保健习俗等知识以图文并茂、简明易懂的形式呈现给南安市民。

  该书首次出版得到了各级领导、医界同仁及市民朋友的高度好评。2022年3月，新冠疫情肆虐，在市委市政府坚强领导下，全市上下自觉投身抗疫，危难显担当，夺取了最终胜利。《南安市民健康手册》作为健康读本，疫情期间公益送出近20000册到全市疫情防控一线，并作为南安曙光医院、健康驿站的配套读本，对于疫情时期的健康卫生宣传、防控知识普及、心理疏导等起到了积极的作用。

  随着经济社会的高速发展，百姓对健康生活的需求日益增加，特别是国家的健康战略绘就了健康中国的宏伟蓝图，也提出了新的更高要求。健康南安发展促进会顺应形势，着手筹划再版事宜。2022年上半年开始组织南安市相关医学专家，在第一版的基础上总结经验，几经研讨，数易其稿，最终确定再版名为《南安市民保健指南》。该书除保留原有的特色外，精益求精，不仅在版面上、图文上有新的突破，在内容上更体现了南安的文化元素，增加了南安历史名医、历史典故，在偏验方与疑难杂症中把泉州、南安的经典中医传承纳入其中。在公共卫生事件应急中介绍了公共卫生的相关法律、法规、政策，普及了公共卫生知识，内容更丰实，可读性更强。

  编写过程中，我们参考了大量的文献资料，立足南安，总结经验，对健康问题再思考，充分听取各方的意见和建议，使本书面貌焕然一新。福建省黄仲咸教育基金会对本书出版给予了大力支持；厦门大学出版社不遗余力，精心编辑，让本书精美呈现；书中的南安元素插图，系青年才俊洪志民、黄睿先生精心创作，部分照片

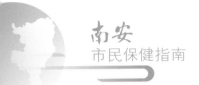

借用了一些公益图片；偏验方与疑难杂症篇章引用了中医界诸多名家贤达的偏方验方，原谅我们无法一一提及，在此一并感谢！

　　本书涉及学科内容较多，涵盖中西医学、民俗文化、历史地情，再版编纂期间，不断征求和吸纳各方意见，字斟句酌，认真改正。虽一丝不苟，总限于水平与能力，难免有表述不当或失误错漏之处，敬请读者不吝指正。

《南安市民保健指南》编写组

2023年1月